Wells I. Mangrum   Scott M. Duncan   Allen W. Song
Kimball L. Christianson   Phil B. Hoang   Elmar M. Merkle

Duke Review of MRI Principles: Case Review Series

杜克磁共振成像原理
病例解析

主　编　〔美〕威尔士·I.曼格鲁姆 等

主　译　郁万江

副主译　王东东　葛文静

 天津出版传媒集团

天津科技翻译出版有限公司

著作权合同登记号:图字:02-2015-230

图书在版编目(CIP)数据

杜克磁共振成像原理:病例解析/(美)威尔士·
I. 曼格鲁姆(Wells I. Mangrum)等主编;郁万江主译.
—天津:天津科技翻译出版有限公司,2018.11
书名原文:Duke Review of MRI Principles:Case
Review Series
ISBN 978-7-5433-3866-1

I.①杜… II.①威… ②郁… III.①核磁共振成像
-诊断-病案-分析 IV.①R445.2

中国版本图书馆 CIP 数据核字(2018)第 189507 号

ELSEVIER

Elsevier(Singapore) Pte Ltd.
3 Killiney Road,#08-01 Winsland House I,Singapore 239519
Tel:(65)6349-0200;Fax:(65)6733-1817

> Duke Review of MRI Principles:Case Review Series
> Wells I. Mangrum, Kimball L. Christianson, Scott M. Duncan, Phil B. Hoang, Allen W. Song, Elmar M. Merkle
> Copyright © 2012 by Mosby, an imprint of Elsevier Inc. All rights reserved.
> ISBN-13:9781455700844

This translation of Duke Review of MRI Principles:Case Review Series by Wells I. Mangrum, Kimball L. Christianson, Scott M. Duncan, Phil B. Hoang, Allen W. Song and Elmar M. Merkle was undertaken by Tianjin Science & Technology Translation & Publishing Co., Ltd. and is published by arrangement with Elsevier (Singapore) Pte Ltd.

Duke Review of MRI Principles:Case Review Series by Wells I. Mangrum, Kimball L. Christianson, Scott M. Duncan, Phil B. Hoang, Allen W. Song and Elmar M. Merkle 由天津科技翻译出版有限公司进行翻译,并根据天津科技翻译出版有限公司与爱思唯尔(新加坡)私人有限公司的协议约定出版。

《杜克磁共振成像原理:病例解析》(郁万江主译)
ISBN:9787543338661

Copyright © 2018 by Elsevier (Singapore) Pte Ltd.

All rights reserved. No part of this publication may be reproduced or transmitted in any form or by any means, electronic or mechanical, including photocopying, recording, or any information storage and retrieval system, without permission in writing from Elsevier (Singapore) Pte Ltd. Details on how to seek permission, further information about the Elsevier's permissions policies and arrangements with organizations such as the Copyright Clearance Center and the Copyright Licensing Agency, can be found at our website:www. elsevier. com/permissions.

This book and the individual contributions contained in it are protected under copyright by Elsevier (Singapore) Pte Ltd. and Tianjin Science & Technology Translation & Publishing Co., Ltd. (other than as may be noted herein).

Printed in China by Tianjin Science & Technology Translation & Publishing Co., Ltd. under special arrangement with Elsevier (Singapore) Pte Ltd. This edition is authorized for sale in the People's Republic of China only, excluding Hong Kong SAR, Macau SAR and Taiwan. Unauthorized export of this edition is a violation of the contract.

授权单位:Elsevier (Singapore) Pte Ltd.
出　　版:天津科技翻译出版有限公司
出 版 人:刘 庆
地　　址:天津市南开区白堤路 244 号
邮政编码:300192
电　　话:(022)87894896
传　　真:(022)87895650
网　　址:www. tsttpc. com
印　　刷:山东临沂新华印刷物流集团有限责任公司
发　　行:全国新华书店
版本记录:889×1194　16 开本　15.5 印张　400 千字
　　　　　2018 年 11 月第 1 版　2018 年 11 月第 1 次印刷
　　　　　定价:98.00 元

(如发现印装问题,可与出版社调换)

译者名单

主　译　郁万江

副主译　王东东　葛文静

译　者　(按照姓氏汉语拼音排序)

葛文静　李春梅　王东东　郁万江　周　炜

编者名单

Timothy J. Amrhein, MD
Division of Neuroradiology, Department of Radiology,
Duke University Medical Center, Durham,
North Carolina
T2 Contrast; Chemical Shift Type 2 Artifact;
Flow-Related Contrast; Time-of-Flight Imaging;
Phase Contrast

Mustafa R. Bashir, MD
Assistant Professor, Department of Radiology, Duke
University Medical Center, Durham, North Carolina
Perfusion Magnetic Resonance Imaging

Erica Berg, MD
Women's Imaging Fellow, Duke University Hospital,
Durham, North Carolina
Inversion Recovery

Kimball L. Christianson, MD
Fellow, Division of Abdominal Imaging, Department
of Radiology, Duke University Medical Center,
Durham, North Carolina
Proton Density; Gadolinium-Based Contrast Agents;
Motion, Pulsation, and Other Artifacts; Time-Resolved
Contrast-Enhanced Magnetic Resonance
Angiography; Diffusion MRI

Manjiri M. Didolkar, MD, MS
Instructor of Radiology, Harvard Medical School;
Attending in Radiology, Musculoskeletal Radiology,
Beth Israel Deaconess Medical Center,
Boston, Massachusetts
T1 Contrast

Scott M. Duncan, MD
Diagnostic and Interventional Radiologist,
Radiology Associates Inc., Jeffersonville, Indiana
T2 Contrast; Chemical Shift Type 2 Artifact; Flow-
Related Contrast; Time-of-Flight Imaging; Phase
Contrast

Quoc Bao "Phil" B. Hoang, MD
Assistant Chief of Radiology, Southeast Louisiana
Veterans HealthCare System, New Orleans, Louisiana
T1 Contrast; Preparatory Pulses; Inversion Recovery;
Motion, Pulsation, and Other Artifacts

Steve Huang, MD
Assistant Professor, The University of Texas MD
Anderson Cancer Center, Houston, Texas
Motion, Pulsation, and Other Artifacts

Ramsey K. Kilani, MD
Adjunct Associate in Radiology, Duke University and
Duke University Medical Center, Durham,
North Carolina
Diffusion MRI

Charles Y. Kim, MD
Assistant Professor, Department of Radiology, Duke
University; Attending Physician, Vascular &
Interventional Radiology, Duke University Medical
Center, Durham, North Carolina
Time-Resolved Contrast-Enhanced Magnetic Resonance
Angiography

Christopher D. Lascola, MD, PhD
Assistant Professor, Department of Radiology,
Assistant Professor of Neurobiology, and Director,
Molecular Neuroimaging Laboratory, Department of
Radiology, Duke University Medical Center, Durham,
North Carolina
Proton Density

Mark L. Lessne, MD
Assistant Professor, Department of Radiology,
Interventional Radiology Center, The Johns Hopkins
University School of Medicine, Baltimore, Maryland
Motion, Pulsation, and Other Artifacts

Matthew P. Lungren, MD
Resident (PGY 5), Duke University Medical Center,
Durham, North Carolina
Preparatory Pulses

Wells I. Mangrum, MD
Practicing Radiologist, Sacred Heart Hospital,
Eau Claire, Wisconsin
Susceptibility Artifact; Perfusion Magnetic Resonance
Imaging; Magnetic Resonance Spectroscopy;
Functional Magnetic Resonance Imaging

Elmar M. Merkle, MD
Chairman, Department of Radiology and Nuclear
Medicine, University Hospitals Basel, Basel,
Switzerland
T1 Contrast; Gadolinium-Based Contrast Agents;
Preparatory Pulses; Inversion Recovery; Susceptibility
Artifact; Motion, Pulsation, and Other Artifacts;
Time-Resolved Contrast-Enhanced Magnetic
Resonance Angiography; Diffusion MRI; Perfusion
Magnetic Resonance Imaging

Michael J. Paldino, MD
Instructor in Radiology, Harvard Medical School;
Staff Neuroradiologist, Children's Hospital Boston,
Boston, Massachusetts
Perfusion Magnetic Resonance Imaging

Jeffrey R. Petrella, MD
Associate Professor, Department of Radiology, Duke University School of Medicine; Director, Alzheimer Imaging Research Laboratory, Department of Radiology, Duke University Health System, Durham, North Carolina
Magnetic Resonance Spectroscopy; Functional Magnetic Resonance Imaging

Christopher J. Roth, MD
Assistant Professor, Department of Radiology, Duke University Medical Center, Durham, North Carolina
Functional Magnetic Resonance Imaging

Allen W. Song, PhD
Professor of Radiology, Psychiatry, Neurobiology, and Biomedical Engineering, and Director, Brain Imaging and Analysis Center, Duke University School of Medicine, Durham, North Carolina
T1 Contrast; Proton Density; Gadolinium-Based Contrast Agents; Preparatory Pulses; Inversion Recovery; Susceptibility Artifact; Motion, Pulsation, and Other Artifacts; Time-Resolved Contrast-Enhanced Magnetic Resonance Angiography; Diffusion MRI; Perfusion Magnetic Resonance Imaging; Magnetic Resonance Spectroscopy; Functional Magnetic Resonance Imaging

James T. Voyvodic, PhD
Associate Professor, Department of Radiology, Duke University Medical Center, Durham, North Carolina
Functional Magnetic Resonance Imaging

Rodney D. Welling, MD
Resident in Radiology, Department of Radiology, Duke University Medical Center, Durham, North Carolina
Proton Density

中文版前言

    MRI 至今在临床工作中已经应用 30 多年，是目前影像学检查中最复杂的成像技术，也是最抽象、最难理解的影像学检查技术。近年来，MRI 技术得到迅速发展，硬件和软件不断更新，临床应用领域逐步扩大。但对于初学者，甚至工作多年的临床影像科医师和技师而言，MRI 原理、脉冲序列、成像参数等物理学知识相对薄弱，在一定程度上限制了 MRI 的临床应用和优势的发挥。威尔士·I.曼格鲁姆等是美国杜克大学放射学系住院医师和专科培训医师，他们在培训期间，结合自身的实际情况，从临床应用的角度对 MRI 进行了深入的探索，从基本的 T1、T2 和质子密度等概念入手，结合具体病例阐述了 MRI 的原理、成像序列、功能成像等临床应用基础和临床应用价值，并且对成像过程中的各种伪影做出了较为详细的诠释，对于广大基层单位的影像科医师和技师而言具有重要参考价值。希望本书的中译本能够帮助大家进一步理解 MRI 的原理，提高大家的临床应用水平。

    因水平有限，翻译过程中难免有不当之处，恳请各位读者批评指正！

郁万江

青岛市市立医院放射科

2018 年 9 月于青岛

序列前言

　　《病例解析系列丛书》出版后反响十分热烈,受到读者广泛的欢迎,我为作者们感到高兴。在期刊和一些口碑评论栏目中,该书也受到了一致好评。作者为我们奉献了价格实惠、易读且基于实例的学习工具书,补充了之前《诊断必读》系列的相关内容,为填补相关领域空白做出了杰出的贡献。住院医师、研究员和执业放射科医师都向我反映说,学习《病例解析系列丛书》是他们复习备考专业认证资格考试的理想途径。

　　人们已经意识到,尽管一些学生利用非交互式的看书学习模式效果很好,但另一部分学生则希望采用问答的形式,甚至越难越好,以使其大脑更加兴奋来提高学习效率。《病例解析系列丛书》的内容设计格式(其中包括首先仅展示足以形成鉴别诊断意见的有限数量的图像,之后再提出几个临床和影像的相关问题)借鉴了医学考试的经验。唯一的区别在于,《病例解析系列丛书》之后会给出正确的答案和相关的解释。读者的知识水平可通过一系列不同难度的病例进行测试。《病例解析系列丛书》的内容还包括作者对病例的点评、对之前《诊断必读》系列知识的回顾,以及提供了最新的参考文献。

　　《病例解析系列丛书》包括了当前学科领域的所有知识,引入了放射学新模式和新技术,并提供了更多更新的病理图像。为了迎接考试模式从口试到机考的转变,新版《病例解析系列丛书》也做出了相应调整。我们的目标是通过使用互联网打造更具吸引力的学习平台。届时,可以采用多选题的形式,也可以实时链接到在线参考文献和《诊断必读》题库,并且提交的答案正确与否都会有交互反馈。请访问网站 www.casereviewsonline.com,了解《病例解析系列丛书》如何为专业人士解读病例、提供最好的训练。就我个人而言,我对未来充满期待。欢迎加入我们。

大卫·M.尤瑟姆

序 言

　　2001年,我们决定重新设计住院医师培训计划,结合后续的亚专科培训计划,形成一个住院医师培训和亚专科医师培训相结合的5年计划。我们将住院医师培训时间调整为3年,亚专科医师培训时间调整为2年,这就是所谓的"3+2"模式。在2年的亚专科医师培训时间内,有6个月的"智力开发"时间。我们期望多数培训医师利用这段时间进行经典的研究工作,但同时也允许其他"智力开发"式学员进行创新性研究。最具创新性的研究项目之一就是这个住院医师小组编写的这本教科书,本书融合了MRI基本原理及其广阔的临床应用内容。我们很高兴看到这一组住院医师的创新性成果,以及他们在此过程中展示出来的奉献精神和敬业精神。本书是由住院医师发起,由放射科医师和物理医师协助完成的。我们相信,如果给予培训医师适当的机会、鼓励和支持,他们会在住院医师/专科医师培训"智力开发"阶段做出更大的贡献。"3+2"培训模式可使培训医师在影像诊断方面获得实质性的进步,培训医师、教师和患者均可获益。

卡尔·E.瑞文

放射科教授,前任主任

杜克大学医学中心,私人诊所

北卡罗来纳州,达勒姆

前　言

我们还记得，当我们打开第一本 MRI 图书，看到长长的 MRI 扫描序列表的时候，我们感到害怕。但是，我们最终还是克服了恐惧，并且开始接触每个 MRI 扫描序列。我们曾提出这样的问题：这个序列的目的是什么？从这个序列中我们可以获得哪些临床信息？这个序列的局限性是什么？

在住院医师培训阶段，我们通过多种途径获得了这些问题的答案。首先，在杜克大学医学中心工作的时候，我们的导师教给了我们临床磁共振应用的精华，我们从中得到了大多数答案。其次，我们还通过阅读科研型医学博士们撰写的 MRI 有关书籍学会了 MRI 的物理学基础。最后，我们通过阅读临床博士们撰写的关于磁共振临床应用方面的书籍获得了部分答案。除此之外，还有一些非常好的著作，但是它们都有一些局限性。首先，临床博士撰写的临床 MRI 类的书籍侧重于某个器官或系统，没有说明同样的磁共振原理如何应用到其他器官或系统(如神经放射学、肌骨放射学、心脏 MRI、体部 MRI 等)；其次，临床 MRI 书籍常常按疾病排序，而不是按原理排序的；再次，这些书籍都不是以疾病为基础的。

对我们而言，我们会因为找不到一本以病例回顾为基础的 MRI 原理与临床应用的书而感到吃惊，甚至有时感到沮丧。我们发现，病例回顾形式的著作对于放射学的"教和学"都是非常好的方式。病例回顾系列课程的成功和板书式课程的尴尬揭示出，许多其他专业的住院医师也有同样的感受。

当我们决定尝试着解决这一矛盾，自己编写一部书的时候，我们中的 4 位还是杜克大学放射学系的住院医师。利用杜克大学"3+2"培训计划中的临床研究时间，我们从住院医师的第二年后半年开始编写，到专科培训阶段的早期就完成了。我们聘请了两位主治医师，艾伦·W.宋和艾尔玛·M.默克尔担任本书顾问，负责审阅资料，并核对内容。蒂姆·阿姆希恩目前是杜克大学第四年的放射科住院医师，将来的神经放射学家，后期也加入了本书的编写工作，作为共同作者编写了部分章节，并且提供了实质性的反馈意见。我们希望这本书能够帮助大家克服早期阶段对磁共振成像的惧怕，用出神入化的 MRI 临床应用取代内心的恐惧。

威尔士·I.曼格鲁姆

金泊尔·L.克里斯蒂安森

斯科特·M.邓肯

菲尔·B.黄

艾伦·W.宋

艾尔玛·M.默克尔

致　谢

我们感谢杜克大学医学院放射科的全体员工和住院医师,特别是艾尔玛·M.默克尔和丹尼尔·波尔,他们在本书早期阶段发挥了重要的作用。感谢住院医师培训主任查尔斯·麦克菲尔德和专科医师培训主任杰·贝克、詹姆斯·伊斯特伍德、克莱德·赫尔姆斯、特蕾西·杰斐和保罗·苏克尔等对本书的大力支持。衷心感谢我们的前任主任卡尔·瑞文,他构建了杜克大学医学中心放射学的框架,使得我们能够在住院医师培训和专科培训期间编写这本书。

感谢我挚爱的妻子塔米一直以来对我的信任和支持。能够娶你为妻我感到很幸运,我年少时一定做过好事。也感谢我的父母一路走来对我的忠告:"怀疑使得我们害怕付诸行动,使得我们失去最珍贵的东西。"感谢我的两个儿子,你们带给我无限快乐,我非常爱你们。

——威尔士

感谢奥利维亚、雷夫、马格纳斯和派雅等的关爱和支持。

——金泊尔

首先我要感谢威尔士的坚持和远见卓识,没有他这本书不可能开始,更不可能出版。我也感谢本书的共同作者,共同的奋斗使我们聚在一起,彼此的责任促使我们共同前进。

我要特别感谢蒂姆·阿姆希恩,他是非常关键的人,他在本书编辑和校正过程中的洞察力十分重要。蒂姆,我欠你一个人情。

最后,我要感谢我的妻子克里斯汀以及我的儿子卡特、泰勒和豪斯,感谢你们在本书编写过程中给予我的支持,没有你们我不可能做到。你们是我的全部!

——斯科特

献给我最好的朋友,我的妻子金,感谢你在本书编写过程中给予我的关爱、宽容和理解,感谢上帝让我的生活中有了你。我要感谢我的哥哥(杜克、徒安和可汗)和姐姐(黛安娜、兰·芳、尼基、蒂娜和琳达),感谢你们在生命中给予我的鼓励和支持。我还要感谢我的父母,恩格尔和霍尔,感谢你们为我做出的无数的牺牲,我希望你们能够分享儿子的成功,也希望你们为我感到骄傲。

最后,我要感谢琳达·格瑞和卡尔·瑞文,感谢你们给我一生为杜克医学中心工作的机会,能在这样的超凡团队中工作是我的荣幸!

——菲尔

献给我的家庭,特别是我的妻子简露,感谢她给予我的宽容和支持。

——艾伦

献给我的妻子克里斯汀娜,她是我求学期间的力量源泉,也献给我挚爱的女儿波拉和安娜。

——艾尔玛

目　录

第 1 章

T1 对比

Phil B. Hoang, Manjiri M. Didolkar, Allen W. Song, Elmar M. Merkle

病例 1

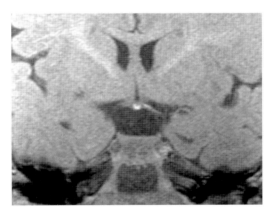

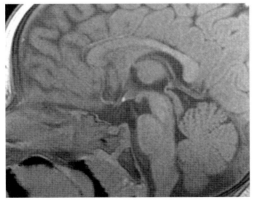

1.这些图像是什么加权图像?

2.在自旋回波序列中,哪个参数会产生最大 T1 加权?长 TR 还是短 TR?

3. T1 加权图像中呈高信号的组织的 T1 是长还是短?

4.通常在哪会发现神经垂体?

5.患者身材较小,诊断什么?

病例 1 答案

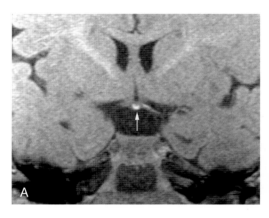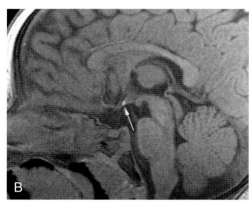

图 1-1　脑部冠状位(A)和矢状位(B)T1W 图像。下丘脑漏斗上部可见稍高 T1 信号(箭)。矢状位图像显示蝶鞍后部神经垂体点状高信号消失(B)。

1.这些都是 T1W 图像。

2.自旋回波序列中短 TR(400~800ms)产生 T1W 图像。

3. T1W 图像中呈高信号的组织(如脂肪)的 T1 较短。

4.神经垂体通常出现在蝶鞍后部。

5.诊断为异位神经垂体。

讨论

正常神经垂体在 T1W 图像上呈点状高信号是蛋白与抗利尿激素结合的结果。如果在正常的蝶鞍后部未发现点状高信号,往往提示神经垂体异位,临床上可导致儿童身材矮小。在 T1W 图像上识别位置异常的神经垂体可明确诊断。本例神经垂体异位于漏斗上部。

第 1 部分:基本自旋原理和 T1 弛豫

氢核在人体内含量十分丰富,是临床上最常用于磁共振成像的原子核。氢含有相当多的角磁矩,单个带正电荷的氢质子像一个不停旋转的小磁棒。在没有外加磁场的情况下,质子在不同方向上呈随机旋转运动。由于这种随机运动的存在,这些质子总的磁化矢量为 0。

在强大的外加磁场(B_0)中,上述氢质子与 B_0 平行(低能级)或反平行(高能级)排列,更多的质子是平行于 B_0 的方向排列,因为这样耗能较少。由于这些质子同时具有磁矩和角动量,它们围绕着 B_0 轴进动或摆动而不是原地自旋,在质子的磁矩中,这种进动包含纵向(M_z)和横向成分(M_{xy})。在外加磁场 B_0 的影响下,质子的进动具有一定的频率, 这种频率被称为 Larmor 频率。Larmor 频率决定了引发质子共振(或被激励)的射频脉冲的频率。Larmor 频率与主磁场的强度成正比,在 1.5T 磁场中,氢质子的 Larmor 频率为 63.8MHz,而在 3.0T 磁场中,其 Larmor 频率约为 127 MHz。

进动质子磁矩矢量(M_z 和 M_{xy})的总和产生一个平衡态的净磁化矢量(M_0),由于大多数质子平行于 B_0 方向排列,所以 M_0 主要位于纵轴方向(M_z)上。横向成分(M_{xy})对 M_0 不产生大的影响,因为质子间彼此的相位不同,其磁矩相互抵消。若 B_0 能量增加,低能级(平行)和高能级(反平行)质子的状态也会发生变化,低能级(平行)的质子数量会有所增加,净磁化矢量就会增加。然而, 检测磁共振信号的接收线圈只对变化的磁化矢量敏感,z 轴方向的初始磁化矢量虽然在进动中, 仍不能被探测到。所以,必须使用一些方法使得系统能够产生可被探测到的信号,以便被接收线圈采集,这就需要射频(RF)激励脉冲。

RF 脉冲(短时暴发的电磁能)使质子获得能量,为了实现这种能量的传递,RF 脉冲的频率必须与质子的进动频率相同。这种 RF 脉冲导致众多质子的能量级发生变化,由低能状态(平行)变成高能状态(反平行)。与此同时,质子获得了一致的相位,因为质子延续了其初始相位的同步性。这个过程分别产生了纵向磁化矢量的净减少和横向磁化矢量的净增加。从概念上讲,可以认为是净磁化矢量从纵向(B_z)向横向(B_{xy})的翻转，这样，质子的进动就可以被发现，信号的变化可以被接收线圈探测到。横向磁化矢量的大小与 RF 脉冲的幅度和持续时间有关。90° RF 脉冲使质子完全翻转到横向平面。

激励脉冲停止后，共振的质子"放松"，返回到其平衡状态，其返回过程中存在两个机制：横向弛豫(T2)和纵向弛豫(T1)。虽然横向和纵向弛豫同时发生，但其弛豫的速度却不同。简单地说，横向弛豫指的是自旋质子间(自旋–自旋)相互作用导致的相位离散，导致横向净磁化矢量减少，又称为 T2 衰减。这个问题将在第 2 章进一步阐述。

对 T1 弛豫而言，共振的质子会把能量传递给周围的原子核或称为"晶格"而回到其热平衡的状态。这种机制通常被称为自旋–晶格弛豫，这种弛豫导致纵向净磁化矢量增加。T1 弛豫呈指数变化，在 T1 时间，纵向磁化矢量达到最终状态的 63%，在 3 倍 T1 时间，纵向磁化矢量达到最终状态的 95%。组织的 T1 值决定了其 T1WI 的对比度，取决于质子向晶格传递能量的效率。T1 时间短的组织(脂肪)产生高信号，而 T1 时间长的组织(水)则产生低信号。

不同的 T1 弛豫主要是由于某分子特有的自然运动而产生的。简言之，分子的自然运动频率越接近 Larmor 频率，其向晶格传递能量的效率越高，这将导致短 T1 弛豫。小分子物质，如自由水(脑脊液)运动较快，大分子物质如蛋白质则运动较慢。这两种物质的运动频率差异很大，都表现为长 T1 弛豫，因为它们的运动频率与 Larmor 频率差异很大。中等大小分子的物质，如脂肪，其运动频率十分接近 Larmor 频率，所以表现为短 T1 弛豫。

T1 缩短指的是组织的 T1 弛豫减小，这造成组织在 T1W 图像上的信号增高。这种变化通常受对比剂的影响，因为对比剂可造成组织周围自由水的 T1 弛豫缩短。对比剂造成 T1 弛豫缩短的机制包括顺磁效应(钆、锰、正铁血红蛋白)和水化层(蛋白质、钙离子等)效应。最常用的顺磁性物质是对比增强序列中使用的钆螯合物，这种对比剂及其缩短 T1 的机制将在第 4 章进一步说明。

第 2 部分：T1 对比和脉冲序列

对任何 MR 图像的理解很重要的一点是，图像的对比度不仅仅取决于组织的 T1、T2 或质子密度等某一个指标的不同，而是这些指标共同作用的结果。然而，通过控制一定的参数，我们可以突出某种对比，而减少其他对比。所以我们通常使用 T1、T2 和质子密度加权图像来描述这些图像的对比。

自旋回波

常规自旋回波序列中，90°射频脉冲之后紧接着施加一个 180°重聚焦脉冲。180°射频脉冲在回波时间的中点施加，为的是让质子的相位重聚。对 T1 对比效果影响最大的因素是射频重复时间(TR)，即连续激励脉冲间的时间间隔。选择适当的 TR 可以优化组织的 T1 对比。在 SE T1WI 序列中，TR 一般为 400~800ms。若 TR 延长，大多数组织的纵向弛豫会趋于完成而能够产生信号，这可以增加图像的信噪比，但降低了组织的 T1 对比(线图 1–1)。

调整 TR 可以优化组织的 T1 对比，而调整回波时间(TE)却可以控制 T2 对比。TE 指的是激励脉冲发射到信号采集间的时间，这个参数对减少 T2 对比影响最大(线图 1–2)。为了减少 T2 对比(使得 T1 对比效果凸显出来)，TE 时间应当尽量缩短(15~25ms)。适当的 TE

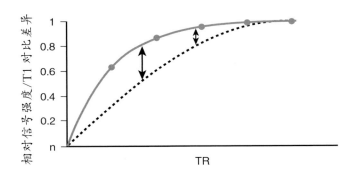

线图 1–1　施加激励脉冲后，组织恢复纵向磁化(M_z)，恢复速率由组织特异的 T1 决定。短 TR 使 T1 对比的差异最大化(长箭)。长 TR 使 T1 对比最小。

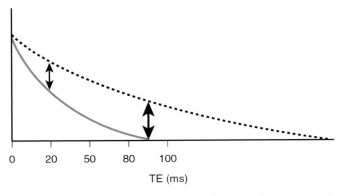

线图 1–2　横向磁化(M_{xy})衰减。短 TE(约 20ms)使 T2 对比的差异最小化。如使用长 TE(约 100ms)，则这些 T2 对比的差异将更加明显。

时间会产生明显的 T2 对比(线图 1-2)。

梯度回波(GRE)

这个序列所采用是可变翻转角(<90°)的激励脉冲,而重聚采用的是幅度和持续时间相同而方向相反的射频脉冲,这与常规 SE 序列使用的 180°重聚焦脉冲不同。在梯度回波采集信号时,翻转角的选择会影响 T1 对比。小翻转角的射频脉冲会使得纵向弛豫更快。因此,梯度回波 T1 对比序列采用的 TR 通常较短(<200ms),TE 也较短<10ms,以使 T2 对比最小化。

GRE 序列可采用大的翻转角(50°~80°),短 TR(约 100ms)和短 TE(<10ms)来实现 T1 对比的最大化。翻转角和 TR 对 T1 加权的影响最大,翻转角的影响可参考线图 1-3。应用大翻转角可突出 T1 对比,因为信号的强度依赖于组织特异的 T1。应用小翻转角,不同组织的大部分纵向磁化矢量未发生明显变化(线图 1-3,实线箭),其纵向磁化矢量(决定信号强度)在 T1W 图像上相似,所以降低了 T1 对比(见线图 1-3)。

与常规 SE 序列相比,GRE 序列具有成像速度快

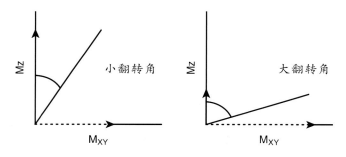

线图 1-3 大翻转角使大部分质子翻转到横向平面(虚线箭头),仅保留少量纵向磁化。与 SE 序列相似,组织间信号差异也取决于组织特异的 T1。

(因为 TR 短),降低 RF 能量沉积(因为没有 180°重聚脉冲)的特点,但其信号强度减弱。由于磁场不均匀和磁敏感效应(T2*),GRE 序列会造成不可挽回的信号损失,因为它未使用相位重聚脉冲。所以,与 SE 序列相比,GRE 序列的信噪比总体较低。

在 GRE 序列中应用短 TR 的一个重要的结果是在施加下一个激励脉冲之前仍存在着横向磁化矢量,这个横向磁化矢量会对其纵向成分产生影响,最终改变图像的对比。为了解决这一问题,可在下一个激励脉冲前使用扰相技术,避免残存横向磁化矢量的堆积形成稳态,从而使得纵向磁化矢量在下一个脉冲激励时主要为 M_Z 成分。

如果需要超短的采集时间,可采用超快 GRE 序列。这些序列可在 1 秒内获得图像,采用的是超短的 TR(<3ms)和小翻转角。由于这些参数不适宜于增强的 T1WI 序列,因此需要另外一些技术来放大 T1 对比效果。在激励脉冲之前施加一个预备脉冲来翻转纵向磁化矢量,以突出组织间不同的 T1 弛豫。这一部分将在第 6 章进一步阐述。

第 3 部分:临床应用

T1W 序列可提供重要的解剖学信息。在 T1W 图像上,自由水和脂肪信号强度差异大,反映了两种组织的 T1,脂肪的较短(1.5T MR 约 250ms),而水的较长(1.5T MR 约 2500ms)。正常的实质性器官(脑、肌肉、肝脏、脾脏和肾脏等)具有中等的 T1,在 1.5T MR 上从 490ms(肝脏)至 970ms(脑灰质)。这种 T1 对比形成的次要原因是细胞外水和大分子物质的比例。例如,正常胰腺由于其含有高蛋白和细胞内顺磁性物质,在 T1W 图像上属于腹部实性脏器信号最高的。骨髓则因红骨髓和黄骨髓的比例不同而呈现不同的信号强度。

病例2和3:同类病例

病例2

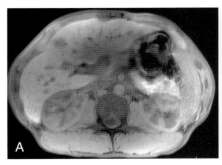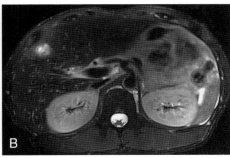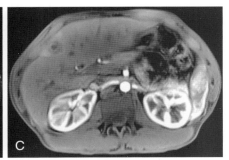

图1-2 (A)轴位上腹部脂肪抑制 T1W 图像。肝脏右前叶可见一边界不清的低信号灶。(B)轴位脂肪抑制 T2W 图像。病灶在 T2W 图像上以高信号为主,周边可见高信号。(C)轴位 T1W 图像增强扫描。病灶显示边缘性强化,病灶核心的周围肝实质可见强化,提示充血或水肿。

诊断:肝脓肿。

病例3

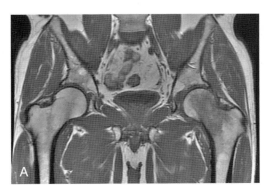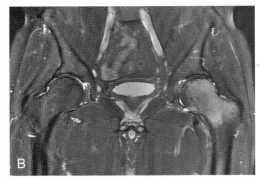

图1-3 (A)骨盆冠状位 T1W 图像。左侧股骨头和颈部可见均匀的低信号,比肌肉的信号略低。(B)脂肪抑制冠状位 T2W 图像:左侧股骨头和颈部呈现 T2 高信号。

诊断:左侧髋关节特发性短暂性骨质疏松症。

讨论

　　多数病变在 T1W 图像上呈低信号,主要是因为细胞外水含量增加,导致 T1 延长。认识到 T1W 图像上的这种信号异常,提示我们考虑用对液体敏感的序列进行验证,如 T2W 或 Gd 增强 T1W 序列。这在病例2中可见,这个病灶代表了许多病变的典型特征:T1W 图像上呈低信号,T2W 图像上呈高信号,增强 T1W 图像显示病灶强化。

　　病例3中,左侧股骨头和股骨颈的低信号是由于骨髓水肿所致,水肿导致骨髓的 T1 延长,而在 T1W 图像上呈低信号。不出所料,骨髓内细胞外自由水含量的增加,导致病变在脂肪抑制 T2W 图像上呈高信号(见图 1-3B)。

病例 4：4 个不同病例

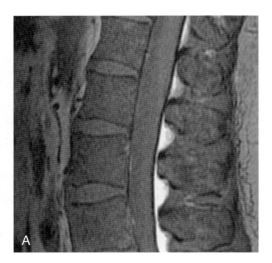

图 1-4A 腰椎矢状位 T1W 图像。下位胸椎和腰椎呈弥漫性低信号，比椎间盘的信号低。

诊断：乳腺癌转移。

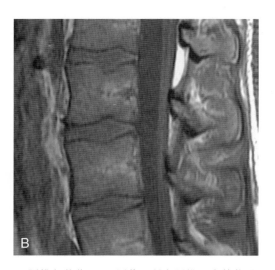

图 1-4B 腰椎矢状位 T1W 图像。所有腰椎呈中等信号，比椎间盘的信号略高。

诊断：红骨髓增生。

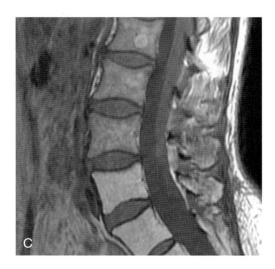

图 1-4C 腰椎矢状位 T1W 图像。上 3 个腰椎呈中等信号，比邻近椎间盘的信号略高，与红骨髓分布区一致。下位椎体呈不均匀高信号。

诊断：放射治疗后下位腰椎黄骨髓置换，上位腰椎红骨髓增生。

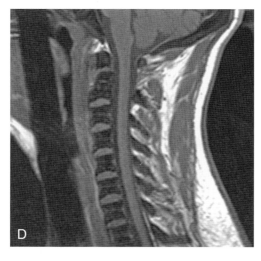

图 1-4D 颈椎矢状位 T1W 图像。颈椎椎体呈弥漫性低信号，偶然发现齿突 II 型骨折。

诊断：骨质疏松。

讨论

正常骨髓的信号取决于红骨髓和黄骨髓的比例。黄骨髓中近 80% 为脂肪细胞，导致黄骨髓在 T1W 和 FSE T2W 图像上均呈高信号。红骨髓中 40% 为脂肪，40% 为水，20% 为蛋白质，导致其呈中等信号。正常情况下，随着年龄的增加，脂肪和水的比例会增大。

T1W 序列对评价骨髓价值最高，尤其是对腰椎而言。一般来讲，在 T1W 图像上如果椎体的信号较邻近的椎间盘信号略高，则表示存在红骨髓 (图 1-4B)。图 1-4C 显示放射治疗后患者的骨髓变化，受到辐射的下位椎体骨髓完全被脂肪替代，而未受到辐射的椎体呈现红骨髓增生的信号特点。

T1W 序列对发现骨髓的浸润或局部侵蚀也很有价值。如果骨髓的信号比邻近的椎间盘信号低，往往提示骨髓浸润，如乳腺癌转移 (图 1-4A)，或者是骨髓置换，如骨髓纤维化和骨质疏松 (见图 1-4D)[11]。

病例 5

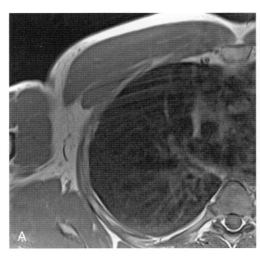 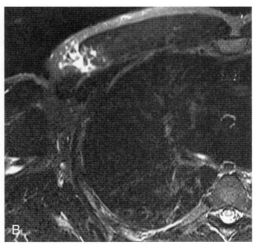

图 1-5　(A) 右侧胸部轴位 T1W 图像。未发现形态和信号异常。(B) 右侧胸部轴位短时翻转恢复 (STIR) 序列，与图 1-5A 同一层面。右侧胸大肌外侧局限性高信号。

诊断: 右侧胸大肌全层撕裂。

讨论

在 T1W 图像上，与正常组织 T1 相似的病灶确实不容易被发现。本例右侧胸大肌的全层撕裂由于出血和水肿，在 STIR 序列上很容易发现，而在 T1W 图像上撕裂造成的水肿与邻近的正常肌肉呈等信号，形态也未见明显异常。

病例 6~8:同类病例

病例 6

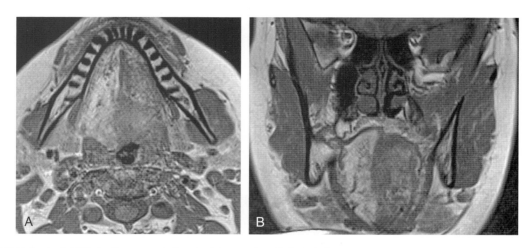

图 1-6 口咽部轴位(A)和冠状位(B)T1WI 显示右半舌肌呈现脂肪替代的高信号。可见右半侧萎缩的舌肌与正常的左半侧舌肌间分界清晰。

诊断:同侧舌下神经功能丧失导致的右半侧舌肌脂肪性萎缩。

病例 7

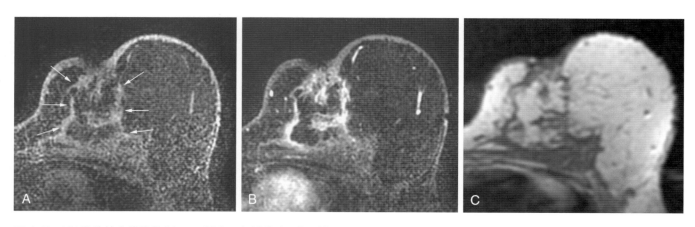

图 1-7 (A)乳腺轴位脂肪抑制 T1W 图像。左侧乳腺不规则软组织肿块(箭),表面皮肤增厚、变形。(B)轴位 T1W 增强扫描图像,病灶周边强化,中心不强化。(C)轴位 T1W 未加脂肪抑制图像。不规则强化的肿块呈低信号,周围围绕着大范围脂肪高信号。

诊断:活检诊断为脂肪坏死。

病例 8

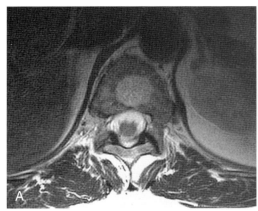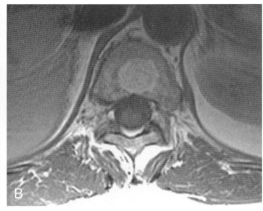

图 1-8　（A）下位胸椎轴位 T2W 未加脂肪抑制图像。椎体内可见类圆形高信号。（B）轴位 T1W 图像，与 T2W 图像同一层面。病灶与骨髓相比呈高信号，与腹腔内脂肪信号接近。

诊断：骨内血管瘤。

讨论

虽然多数病变在 T1W 图像上呈低信号，但这种低信号特异性较差，可见于良性和侵袭性病变。但 T1W 图像上呈高信号的病变较少，对于缩小鉴别诊断的范围很有价值，多数 T1W 图像上呈高信号的病变是良性的。本章后面的病例将对各种导致 T1 高信号的原因进行讨论。

T1W 图像上呈高信号最常见的组织是脂肪，正如本章前面所述，脂肪在 T1W 图像上呈高信号的原因是 T1 较短。病例 6~8 展示了临床上脂肪组织位于非常见部位的实例。

获取解剖学信息采用 MR T1W 序列最好。病例 6 中，右半侧舌肌萎缩和完全性脂肪化清晰显示，尤其是与左半侧舌肌对比。该患者是特发性右侧舌下神经功能丧失。

不规则性强化经常是乳腺 MRI 上的一个恶性征象，然而，不规则强化内部的脂肪高信号（图 1-7C）提示是脂肪坏死（病例 7）。识别非脂肪抑制 T1W 图像中的脂肪信号对于诊断良性病变至关重要。由于该患者具有侵蚀性表现，又有乳腺癌病史，所以做了穿刺活检，确诊为脂肪坏死。

T2W 图像上椎体内高信号（病例 8）往往提示一系列侵蚀性病变。但是，当在 T1W 图像上发现病灶内脂肪呈高信号时，则可诊断为良性骨内血管瘤[12]。

病例9和10:同类病例

病例9

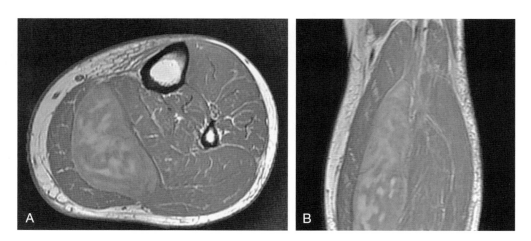

图1-9 (A)小腿轴位T1W图像。腓肠肌内侧头与比目鱼肌间可见巨大卵圆形肿块,在T1W图像上呈不均匀高信号。(B)小腿上部冠状位T1W图像。肿块位于腓肠肌内侧头与比目鱼肌肌间隔内。

诊断:跖肌腱撕裂合并亚急性血肿。

病例10

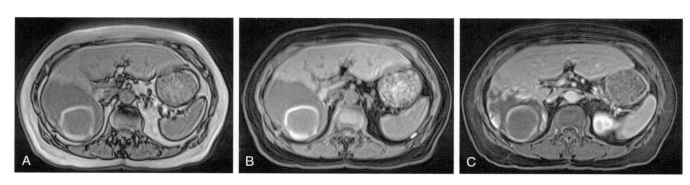

图1-10 (A)上腹部轴位反相位GRE T1W图像。可见肝右后叶巨大低信号病变,病变后部可见圆形肿块,肿块边缘呈高信号,中心呈低信号。(B)轴位脂肪抑制T1W图像。肿块的高信号边缘未变化。(C)轴位增强扫描静脉期脂肪抑制T1W图像。病灶边缘呈结节状强化。

诊断:巨大血管瘤合并内部血肿。

讨论

在T1W图像上呈高信号的组织除了脂肪以外,还可见于亚急性血肿(正铁血红蛋白)和含蛋白的液体,其余少见的原因将在本章后面的病例中讨论。

正铁血红蛋白是亚急性血肿的裂解产物。在血肿的氧化过程中,红细胞膜破裂,邻近的水分子可通过细胞膜自由扩散,与正铁血红蛋白中铁的5个不成对电子相结合,缩短了T1,在T1W图像上呈高信号。在血红蛋白的裂解产物(氧合血红蛋白、脱氧血红蛋白、正铁血红蛋白和含铁血黄素)中,只有正铁血红蛋白可引起T1高信号。

病例9中,通过T1W图像上小腿肌肉肿块内的高信号可确认为病灶内亚急性出血。在冠状位T1W图像上,肿块沿着肌间隔走行。综合病灶的位置和MR表现,结合其临床表现(急性疼痛),本例符合跖肌腱撕裂的 MR 表现特点。

病例 10 是肝脏巨大血管瘤的实例。可见一正铁血红蛋白产生的高信号环围绕着中低信号的血液代谢产物。本例也显示了多序列扫描诊断疾病的价值。高信号环状结构在 T1W 图像脂肪抑制图像上仍然呈高信号,表明其并非脂肪成分(图 1-10B)。增强扫描显示病灶边缘结节状强化(图 1-10C),是典型血管瘤的表现。

病例 11

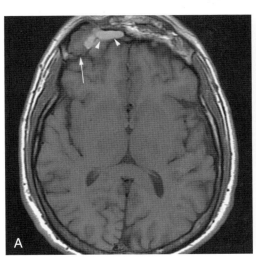
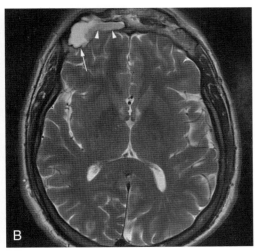

图 1-11　(A)第三脑室水平轴位 T1W 图像。右侧额窦内可见分叶状病灶。与脑白质对比,病灶内侧部分呈高信号(箭头),外侧部分呈中低信号(箭)。(B)同一层面轴位 T2W 图像。病灶呈与 T1WI 相反的信号特点,病灶内侧部分呈中等信号(箭头),外侧部呈高信号(箭)。

诊断:右侧额窦黏液囊肿。

讨论

大分子物质(蛋白质)缩短 T1 效应的机制与顺磁性物质不同。蛋白质通过其表面的亲水性侧链与自由水结合,产生结合水层,称为水化层效应。由于与蛋白结合,质子的运动频率减低,更有利于其能量向晶格传递,从而导致 T1 缩短。

病例 11 表明不同浓度的蛋白质对 T1 和 T2 信号强度的影响。右侧额窦中央部分轻度扩张的病灶代表黏液囊肿。由于引流受阻,使得分泌物增多,蛋白含量增加,导致 T1 信号增高。可以看到病灶内侧由于蛋白含量更高,其信号较外侧高[14]。

黏液囊肿的这种表现在 T2W 图像(图 1-11B)上得到证实。T2W 图像上信号的变化反映出在蛋白含量增高的区域自由水的含量降低。含蛋白的液体引起T2W 信号减低的机制较复杂,但主要是由于水化层效应和自由水的减少。

病例 12 和 13:同类病例

病例 12

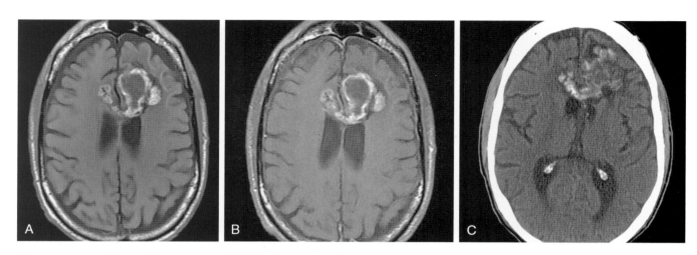

图 1-12   (A)轴位 T1W 图像显示跨越胼胝体前部的不规则形高 T1 信号。(B)轴位增强扫描,与图 1-12A 同一层面,病灶仍然呈高信号。(C)轴位 CT 平扫,显示双侧额叶病灶,含有连续性钙化。

诊断:多形性胶质母细胞瘤治疗后伴有微血管矿物质沉积。

病例 13

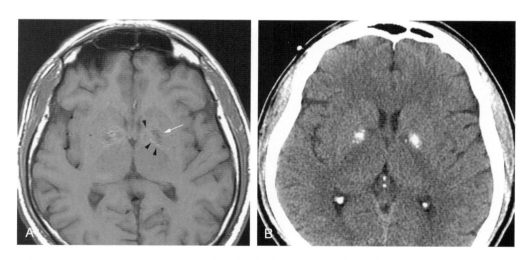

图 1-13   (A)轴位 T1W 图像显示双侧基底节区局灶性低信号(白箭),周围环绕着略高信号(黑箭头)。(B)轴位 CT 图像显示双侧基底节区高密度灶。

诊断:退变性基底节钙化。

讨论

由于缺少可活动的质子以及敏感效应,钙化灶(如骨皮质所见)在所有序列中均呈低信号。但是,某些情况下钙化灶在 T1W 图像上呈高信号。

钙离子缩短 T1 的机制是表面弛豫现象,与大分子的水化层效应类似[14]。水分子附着在钙形成的结晶体上,导致水质子的 T1 缩短。钙盐的表面积越大,结合的自由水越多,T1 信号越高。

在脑部,微血管病变上的钙盐沉积造成 T1W 图像上呈高信号,这是放射治疗和化学治疗的后遗症[10]。病例 12 表明认识这种反常表现的重要性。不规则的钙化区在增强后的 T1W 图像上也呈高信号,容易误解为病变有强化;仔细对比增强前后的图像可以确认病灶无强化;相应部位的 CT 扫描(见图 1-12C)也证实是钙化。

当钙化的浓度达到一定程度时(30%~40%),由于缺少质子运动和敏感效应,导致钙化的信号减弱,在所有序列上均呈低信号。病例 13 的 CT 上双侧基底节钙化,中央部分密度更高,在 T1W 图像上呈低信号,而周围部分由于钙化的密度较低,所以呈略高信号。

病例 14

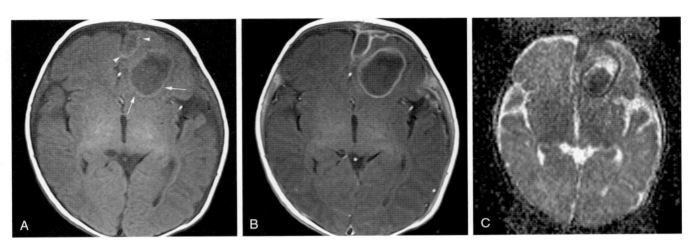

图 1-14　(A)第三脑室水平轴位 T1W 图像。左侧额叶低信号团块,周围可见薄层 T1 高信号(箭)。大脑镰前部左侧可见弯曲线状 T1 高信号(箭头)。(B)同一层面 T1W 增强图像。 左侧额叶和左侧镰旁团块呈边缘强化。大脑镰前部增厚并强化。(C)轴位 ADC 图显示病灶中央区域和边缘弥散受限。

诊断:左侧额叶脓肿,伴左侧大脑镰旁积脓。

讨论

脓肿形成过程中经常可见吞噬作用中巨噬细胞呼吸暴发产生的自由基(病例 14)。MRI 上表现为 T1 高信号包膜围绕低信号的脓肿区域[3]。这种信号变化源于正铁血红蛋白的积累和自由基的顺磁性效应。

由于髓鞘破坏的产物、巨噬细胞和自由基的存在,多发性硬化活动期斑块的边缘在 T1W 图像上常呈高信号[4]。

病例 15

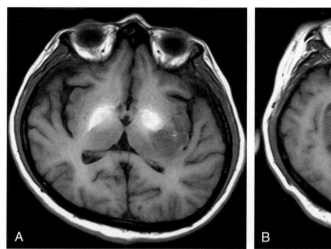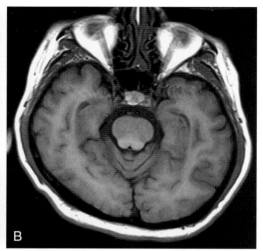

图 1-15 (A)颅脑轴位 T1W 图像可见双侧苍白球对称性 T1 高信号。后部基底节区类圆形低信号灶代表急性出血。(B)同一患者脑桥轴位 T1W 图像。脑桥被盖部和垂体前部可见 T1 高信号。

诊断:长期完全肠道外营养(TPN)继发锰沉积。

讨论

锰离子存在于正常食物中，也是全肠道外营养(TPN)配方的添加剂。锰离子主要由肝胆系统分泌，有时也可由胰腺和肾脏分泌。与 Gd 一样，锰离子是顺磁性物质，以前用作 T1 缩短的螯合物(Mn-DPDP、锰福地吡三钠盐、格帕沙星)，主要用于肝胆和胰腺成像(2004年 9 月后，格帕沙星在美国已经不再商品化)。

血液中过多的锰可引起神经症状，类似于帕金森病。临床上常见的两个锰中毒的原因为慢性肝病和长期的 TPN(病例 15)。TPN 患者通过正常调节旁路可使锰离子达到正常水平[8]。颅内其他潜在的锰离子沉积部位包括脑桥被盖部、垂体前部(图 1-15B)和胼胝体[8]。

其他引起基底节区 T1 高信号的原因包括数种不典型病程，如缺血缺氧性脑病、日本脑炎、钙质沉积(甲状旁腺功能亢进、甲状旁腺功能减退)、神经纤维瘤病Ⅰ型和糖尿病性高血糖[1,5]。

病例 16 和 17：同类病例

病例 16

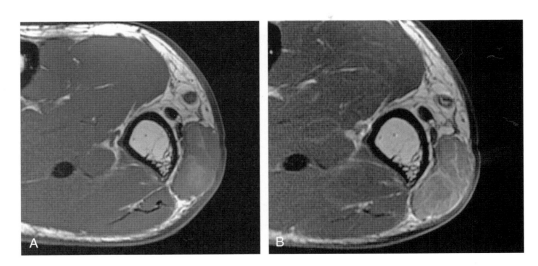

图 1-16　(A)右手拇指轴位 T1W 图像。右手拇指外侧卵圆形肿块，与肌肉呈等密度，内含高 T1 信号区。病灶与拇指皮质间可见脂肪间隔。(B)轴位增强 T1W 图像。肿块内部可见不均匀强化。

诊断：转移性黑色素瘤。

病例 17

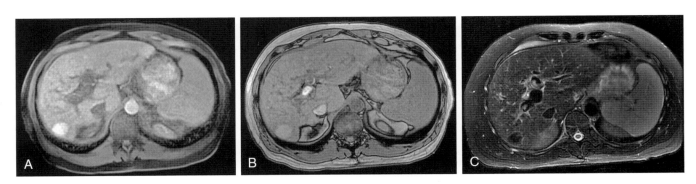

图 1-17　(A)上腹部轴位脂肪抑制增强 T1W 动脉期图像。肝右叶后部可见圆形高信号。(B)同一层面 GRE 序列反相位轴位 T1W 图像。病灶呈高信号。(C)轴位脂肪抑制 T2W 图像。病灶呈均匀低信号。

诊断：肝硬化，增生结节。

讨论

造成 T1 高信号有多重因素。黑色素瘤(病例 16)呈高信号是由于黑色素自由基的顺磁性效应和亚急性出血的产物(正铁血红蛋白)。Enochs 等提出另外一种机制，即黑色素与其他顺磁性金属离子，包括锰、锌等具有亲和力和结合能力[2]。

增生结节(病例 17)是肝硬化基础上的癌前病变，由于含有糖原和脂肪经常表现为高 T1 信号，其最重要的鉴别诊断是分化良好的肝细胞性肝癌。T2W 图像上低信号表现对于增生结节的诊断是重要的影像学证据。

本章要点

1. T1 代表被 RF 脉冲激励的质子能量传递给其周围晶格的效能。

2. 与 Larmor 频率相似的分子向周围晶格传递能量的速度快，导致其 T1 缩短而在 T1W 图像上呈高信号。具体实例之一是中等大小分子的脂肪。

3. 小分子(自由水)和大分子物质(蛋白质)的共振频率与 Larmor 频率差异较大，不利于向周围晶格传递能量，导致其 T1 延长。

4. MR 图像含有混合性多种对比(T1、T2 和质子密度)，操作者可以通过调节参数突出某种对比，使得某种组织信号增高，其他组织信号减弱。

5. SE 序列中，使用中等 TR(约 600ms)和尽可能短的 TE(<10ms)产生 T1W 图像。在 GRE 序列中，使用大翻转角、短 TR 和尽可能短的 TE 产生 T1W 图像。

6. 在 T1W 序列中，短 T1 的组织(脂肪、Gd 增强的组织、含蛋白的液体等)产生高信号，而长 T1 的组织(自由水、脑脊液等)产生低信号。

7. T1W 序列提供良好的解剖信息，并且可用于评价组织在静脉注射钆螯合物后的增强情况。

8. 多数病理组织由于细胞外含水量大，其 T1 延长，在 T1W 图像上呈低信号。

9. T1 缩短是指具有正常弛豫时间的组织在外源性对比剂的影响下，在 T1W 图像上呈高信号。

10. 顺磁性对比剂具有不成对的电子，可产生局部的强磁场，导致其周围质子的 T1 和 T2 都缩短。例如钆螯合物、正铁血红蛋白和黑色素等。

11. 水化层效应是指水中的质子结合在大分子(蛋白质)上，导致其进动频率降低，向周围晶格传递能量加快，T1 缩短。

12. 造成 T1 缩短的其他少见的介质包括钙离子、锰和自由基。

(郁万江　译)

参考文献

1. Caruso RD, Postel GC, McDonald CS, Sherry RG: High signal on T1-weighted MR images of the head: a pictorial essay. *Clin Imaging* 25:312-319, 2001.

2. Enochs WS, Petherick P, Bogdanova A, et al: Paramagnetic metal scavenging by melanin: MR imaging. *Radiology* 204:417-423, 1997.

3. Haimes A, Zimmerman R, Morgello S, et al: MR imaging of brain abscesses. *AJR Am J Roentgenol* 152:1073-1085, 1989.

4. Janardhan V, Suri S, Bakshi R: Multiple sclerosis: hyperintense lesions in the brain on nonenhanced T1-weighted MR images evidenced as areas of T1 shortening. *Radiology* 244:823-831, 2007.

5. Lai P, Chen C, Liang H, Pan H: Hyperintense basal ganglia on T1-weighted MR imaging. *AJR Am J Roentgenol* 172:1109-1115, 1999.

6. Bonneville F, Cattin F, Marsot-Dupuch K, et al: T1 signal hyperintensity in the sellar region: spectrum of findings. *RadioGraphics* 26:93-113, 2006.

7. Mengiardi B, Pfirrmann CWA, Gerber C, et al: Frozen shoulder: MR arthrographic findings. *Radiology* 233:486-492, 2004.

8. Uchino A, Noguchi T, Nomiyama K, et al: Manganese accumulation in the brain: MR imaging. *Neuroradiology* 49:715-720, 2007.

9. Henkelman RM, Watts JF, Kucharczyk W: High signal intensity in MR images of calcified brain tissue. *Radiology* 179:199-206, 1991.

10. Shanley DJ: Mineralizing microangiopathy: CT and MRI. *Neuroradiology* 37:331-333, 1995.

11. Helms CA, Major NM, Anderson MW, , et al: *Musculoskeletal MRI*, 2nd ed. Philadelphia: Elsevier Saunders, 2008.

12. Vilanova JC, Barceló J, Smirniotopoulos G, et al: Hemangioma from head to toe: MR imaging with pathologic correlation. *RadioGraphics* 24:367-385, 2004.

13. Siegelman ES: *Body MRI*. Philadelphia: Elsevier Saunders, 2005.

14. Tchoyoson Lim CC, Dillon WP, McDermott MW: Mucocele involving the anterior clinoid process: MR and CT findings. *AJNR Am J Neuroradiol* 20:287-290, 1999.

第 2 章

T2 对比

Scott M. Duncan, Timothy J. Amrhein

病例 1

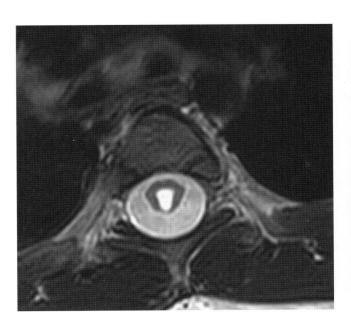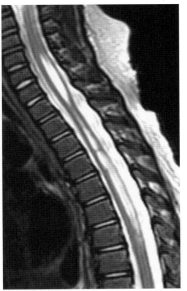

1.这些图像采用的是什么成像序列？如何确定？

2.在自旋回波序列中使用什么样的 TR 和 TE 参数能获得 T2W 图像？

3.什么样的组织具有长 T2？它们在 T2W 图像上呈高信号还是低信号？

4.脊髓中央管的最大直径是多少？

病例 1 答案

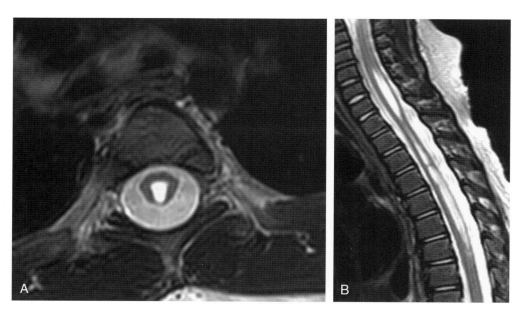

图 2-1　(A)胸椎轴位 T2W 图像可见中央管及周围白质呈高 T2 信号。(B)胸椎矢状位 T2W 图像。从颈髓到胸髓纵向走行的中央性高信号。

1.这些图像是 T2W 序列,因为以水为主的结构在 T2W 图像上呈高信号。这些结构包括脑部和脊椎内的脑脊液、胆囊、膀胱和四肢的关节液。

2.要获得 T2W 图像,需要采用长 TR,中等至长的 TE。

3.主要由水构成的组织具有长 T2,在 T2W 图像上呈高信号。其与长 T1 的组织形成对比,长 T1 组织呈低信号。

4.正常成年人脊髓中央管经常不显示,如果其直径>3mm 则认为是异常。

诊断:脊髓空洞症。

第 1 部分:基本原理和 T2 弛豫

RF 脉冲将纵向宏观磁化矢量翻转到横向平面后,由于自旋-自旋相互作用,质子间逐步失去了相位一致性。这种现象称为 T2 或横向弛豫(或衰减)。与此同时,磁化矢量通过 T1 弛豫(或恢复)逐步恢复到起始状态。本章重点阐述 T2 弛豫。

RF 脉冲产生横向(或 xy 方向)磁化矢量。磁化矢量翻转到横向平面的即刻,所有质子自然地具有相同的相位,即相位一致[1]。RF 脉冲关闭后,由于局部微磁场的不均匀性和自旋-自旋相互作用,质子间的进动频率略有不同,逐渐出现质子相位离散,横向磁化矢量消

失。需要强调的是,横向弛豫或衰减是由于相位离散的结果,而不是失去了磁性。

为什么所有的水质子处于同一外部磁场中却出现相位离散呢? 这是由于磁场内部故有的不均匀性导致不均匀的磁性微环境,结果使得不同质子的进动频率略有差别。磁场的不均匀性有两个因素:一个是外部磁场的不均匀性(T2'),另一个是相邻质子间的微量相互作用(T2 效应)。两种因素共同导致的信号丢失称为 T2* 衰减。外部磁场的不均匀性造成的信号丢失远远大于 T2 效应。不幸的是,外部磁场的不均匀性独立于人体之外,不能够提供患者的信息。值得庆幸的是,静磁场引起的相位离散可通过 180°重聚脉冲得以校正,这一点对于理解自旋回波图像非常重要。T2 效应产生的相位离散不能校正,但可以提供质子的微磁场环境信息,有助于组织的鉴别。

现在我们继续解释 T2*。只有当磁化矢量位于横向平面时,才能探测到 MR 信号。施加 RF 脉冲后,磁化矢量翻转到横向平面,但质子仍然沿着各自的 z 轴以 Larmor 频率旋转,产生的 MR 信号表现为正弦波形。当磁化矢量正对着探测器时达到波峰,当磁化矢量反向于探测器时(-180°)达到波谷。而且,RF 脉冲关闭后,即刻出现快速的相位离散,信号连续下降,产生的波形,被称为自由感应衰减(FID)。如线图 2-1 所示,FID

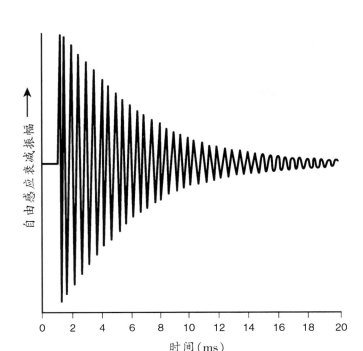

自由感应衰减振幅 →

时间(ms)

线图 2-1　自由感应衰减。

曲线看似振荡波形,很快降到零点。FID 代表的是探测到的 MR 信号,呈 T2* 指数衰减。

提供患者信息的 T2* 成分就是 T2 弛豫。T2 弛豫类似于 T2* 弛豫,呈指数变化,弛豫的速率是 T2。如前所述,T2 取决于质子的局部磁场环境和质子间的相互作用,最终导致质子间相位离散。总体来说,所有的分子均受局部磁场的影响,而局部磁场随时间而波动。大分子物质局部磁场相对变化较慢,这种静磁场的变化导致某些区域磁场较强,某些区域磁场较弱。这些变化导致质子间具有不同的进动频率,从而导致显著的失相位。相反,小分子物质(如水)运动快,导致比较均匀的磁场变化(小分子物质的强磁场和弱磁场随时间相互平均),导致局部磁场的均匀性增加,造成较少的相位离散,T2 延长。与 T1 不同,T2 较少依赖于外加磁场的强度。人体内大多数组织的 T2 为 30~60ms。脑脊液

主要由自由水构成,其 T2 是 1000ms。

T2W 序列适用于病灶的检出和评价,因为病理组织内水分常增多,与正常组织相比,病理组织在 T2W 图像上往往呈高信号。

第 2 部分:T2 对比和脉冲序列

用于产生横向弛豫时间权重的序列通常有两类:自旋回波(SE)序列和梯度回波(GRE)序列。纯 T2W 图像只能从 SE 序列获得。GRE 序列可产生 T2*W 图像,但不能产生纯 T2W 图像,其原因将在后续章节论述。

自旋回波

自旋回波使用 90° RF 脉冲将纵向磁化矢量翻转到横向平面,并且保持相位一致。随后的 180° RF 脉冲用于重聚质子的相位。需要记住的是,90° RF 脉冲关闭后,质子立即开始出现相位离散,而随后的 180° RF 脉冲(又称为聚相脉冲)又使得质子的相位得以重聚(质子不再沿着顺时针方向旋转,而是沿着逆时针方向旋转)。在此过程中,质子仍然按照各自原来的进动频率运动,但方向相反。这样,经过与相位离散过程相同的时间,原来快速进动的质子沿着相反的方向进动,追上了原来进动较慢的质子,相位再次重聚。经过此过程,由磁场不均匀造成的横向磁化矢量的丢失得以完全恢复(线图 2-2)。所以,SE 序列中任何由磁场波动引起的信号损失都源于分子间相互作用(T2 弛豫)而产生的相位离散。

SE 序列中有两个主要参数影响图像的加权(即 T1 和 T2,或质子密度):重复时间(TR)和回波时间(TE)。成像时患者体内的质子不断接受 RF 脉冲的激励以便填充 K 空间内的每条线。第一次激励时,纵向磁化矢量均被翻转到横向平面,随着时间推移,纵向磁化矢量逐步恢复。不同组织恢复的速度取决于其 T1。如果 TR 短于纵向弛豫时间(即施加第 2 个 90°脉冲前纵向弛豫

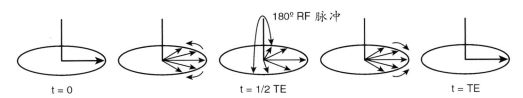

180° RF 脉冲

t = 0　　　　　　　　　　　t = 1/2 TE　　　　　　　　　　t = TE

线图 2-2　180°脉冲的相位重聚作用。90° RF 脉冲停止后,质子即可开始相位离散,180° 重聚脉冲使得质子的相位重聚(相位一致),这种相位重聚在 TE 时间达到最大(本图中=2t)。Adapted from Clare S: *Principles of magnetic resonance imaging*. In *Functional MRI: Methods and Applications*. Doctor of Philosophy Thesis, October 1997, University of Nottingham, UK. Available at *http://users.fmrib.ox.ac. uk/~stuart/thesis/chapter_2/section2_4.html*.

尚未完成)，第二次激励时被翻转到横向平面的磁化矢量就会减少。如果给予一个短 TR，那么具有短 T1 的组织纵向恢复就多，从而表现为高信号；而具有长 T1 的组织没有纵向恢复，从而表现为低信号。相对而言，如果 TR 足够长，那么具有长、短弛豫时间的组织都可以完成其纵向弛豫，T1 就不会影响它们最终的信号强度(都呈高信号)。

TE 被定义为 90°射频脉冲与信号采集之间的时间。如前所述，SE 序列使用 180°脉冲重聚相位，去除了磁场不均匀因素的干扰。为了获得最大的信号强度，180°脉冲应当在 1/2 TE 时间施加。换言之，质子在前 1/2 TE 时间内的相位离散在第二个 1/2 时间又得到重聚。这样信号采集时 MR 信号最强。所有的信号损失均来源于质子间固有的 T2 差异(局部磁场的波动继发于局部分子的结构)。中等 TE 和长 TE 可使短 T2 的组织丢失部分信号，表现为低信号；而长 T2 的组织较少丢失信号，则表现为高信号。如果 TE 非常短，那么所有的组织均不能进行有效的 T2 弛豫，它们之间就没有信号对比。

从以上分析可以看出，调整 TR 可以分辨 T1 不同的组织，调整 TE 可以分辨 T2 不同的组织。通过调整 TR 和 TE 可以使得具有特定 T1 和 T2 的组织信号最大化。这种突出组织某种弛豫特点的成像方法称为"加权"。对于 T2W 序列，需要尽量减少 T1 的影响，所以延长 TR；同时最大程度显示 T2 弛豫效果，所以选择中等至长的 TE。为了便于记忆，我们可以记住 T"1"比 T"2"小，所以应选择较小的 TR 和 TE。典型的 T2W 序列中，TR>2000ms，TE>100ms。

梯度回波

梯度回波采用单次 RF 脉冲激励，使部分纵向磁化矢量翻转到横向平面，并利用这个横向平面的磁化矢量来成像。GRE 序列和标准 SE 序列的显著区别是 GRE 序列没有 180°重聚脉冲。因为少了这个重聚脉冲，因磁场不均匀引起的相位离散就无法纠正，所以 GRE 序列信号减低是由 T2* 效应引起的。正如前所述，T2* 效应受外部磁场不均匀性的影响很大，不能提供组织的弛豫特征。

最近，稳态 GRE 序列被用于更多 T2 加权而不是 T2* 成像。这个序列中纵向和横向磁化矢量处于稳定状态。在扰相位 GRE 序列中，每次回波后残留的横向磁化矢量在下一个 TR 前被扰相梯度破坏，即没有横向磁化矢量存在。而在稳态 GRE 序列，残存在横向平面的磁化矢量被加回到纵向磁化矢量中，产生更高的信噪比。残存横向磁化矢量的多少取决于组织的 T2。具有长 T2 的组织会有更多的残存横向磁化矢量被加回到纵向矢量中，并被下一个 RF 脉冲激励。另外，具有短 T1 特点的物质，在下一个 TR 前会有更多的纵向磁化矢量恢复，使得下一次激励时纵向磁化矢量更多。所以，稳态 GRE 序列是 T2/T1 加权图像，换言之，具有长 T2 特性的组织(水)和具有短 T1 特性的组织(脂肪)都呈高信号。这种序列通常用于心脏成像和颅底成像，这两个部位需要使用高分辨率薄层 T2 成像。稳态 GRE 序列图像及其在心脏成像中的应用将在第 10 章进一步阐述。

病例 2

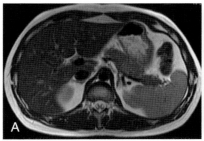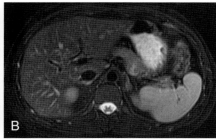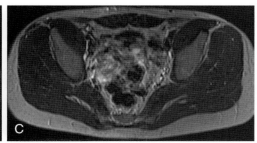

图 2-2 (A)腹部轴位 FSE T2W 图像上表现正常,脂肪呈高信号。(B)腹部轴位脂肪抑制 FSE T2W 图像上表现正常,脂肪呈低信号。(C)骨盆轴位 SE T2W 图像上表现正常,脂肪呈中等信号。

诊断:正常脂肪在 FSE 序列、脂肪抑制 FSE 序列和 SE 序列的表现。

机制探讨

正如本章开头提到的,T2W 序列采用比较长的 TR,以便完成纵向弛豫。为了缩短总体扫描时间,可以在一个 TR 间期内施加多个 180°聚焦脉冲,采集多次信号。一个 TR 间期内采用的 180°聚焦脉冲数量被称为回波链长度或加速因子。采用这种方法扫描时间减少的量与回波链长呈正比(如果回波链是 9,那么成像时间以 9 倍因子缩短)。这种序列被称为快速自旋回波(FSE)。回波链的长度取决于 TR 的大小。较长 TR 的序列,如 T2W 序列可使用 8 个以上回波;而短 TE 序列,如 T1WI 和质子密度加权成像(PDWI),只能使用 3~7 个回波,因为回波链长了会使图像变模糊。由于大大缩短了扫描时间,FSE 序列已经完全取代了常规 SE 序列的 T2WI。实际上,多数住院医师和主治医师在临床工作中从未见过 SE 序列的 T2WI。

使用 FSE 序列可以一次屏气行腹部 T2WI 成像。这是常规 SE 序列不可能做到的,这就是为什么病例 2 只在骨盆区使用 SE 序列。因为使用 SE 序列行腹部成像时会因呼吸运动而产生伪影,除非使用呼吸门控或呼吸触发技术。

使用 FSE 序列的效果之一是,与常规 SE 序列相比,脂肪的信号会有所提高(所以 T2WI 常使用脂肪抑制技术或翻转恢复技术)。如前所述,脂肪由于分子量较大,因此具有相对较短的 T2,导致其横向磁化矢量快速减少。而且,脂肪具有 J 耦合现象,也导致其信号减低。J 耦合的原理非常复杂,经常用于 MR 波谱成像。大分子物质,如脂肪,各原子核通过其周围的电子云共用电子,这可引起同一个分子内原子核周围磁场的轻度变化,导致这些不同原子核的进动频率发生改变,从而产生常规 T2 弛豫以外更多的快速相位离散。这种效应称为 J 耦合,可以解释为什么脂肪在 T2W 图像上呈中低信号。那么为什么脂肪在 FSE 序列呈高信号呢?因为 FSE 使用多个相位重聚脉冲,使得 J 耦合失相位现象没有足够时间产生。

病例 3~5:同类病例

病例 3

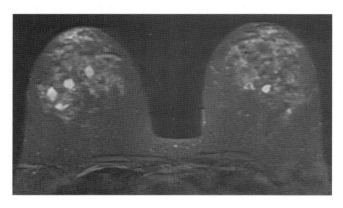

图 2-3 轴位脂肪抑制 FSE 序列图像。双侧乳腺多发高信号,提示单纯性囊肿。

诊断:双侧乳腺多发单纯性囊肿。

讨论

MRI 诊断单纯性乳腺囊肿的标准与超声相似。囊肿在 T2W 图像上通常呈均匀的高信号,边界清晰,光滑。在 T1W 图像上囊肿通常呈均匀一致的低信号,注射对比剂后无强化,或者呈薄层边缘性强化[2,3]。

病例 4

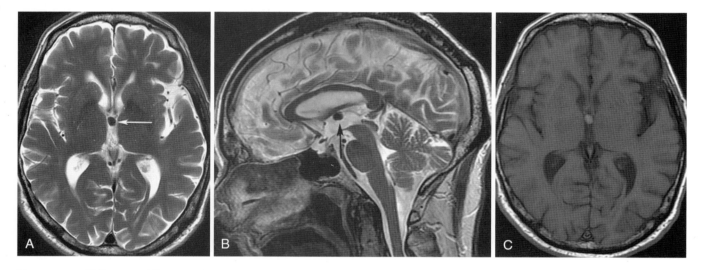

图 2-4 (A)轴位 T2W 图像。孟氏孔区可见均匀低信号的小病灶(箭)。(B)矢状位 T2W 图像。孟氏孔区均匀低信号的病灶再次显示(箭)。(C)轴位 T1W 图像。病灶呈高信号。

诊断:胶样囊肿。

讨论

囊肿在 MRI 上有多种表现。胶样囊肿在 T2W 图像上典型表现为高信号。但是,如果囊肿内含有高浓度蛋白和顺磁性物质,T2W 图像上则呈低信号,T1W 图像呈高信号。胶样囊肿的典型部位为孟氏孔,其诊断意义很大[4]。与其他囊肿一样,胶样囊肿信号均匀,增强扫描中央不强化。

病例 5

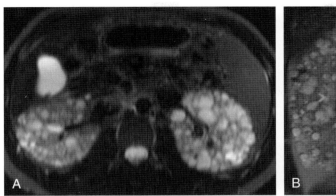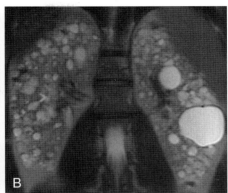

图 2-5 (A)轴位脂肪抑制 FSE 序列 T2W 图像。(B)冠状位半傅立叶单次激发快速自旋回波(HASTE) T2W 图像。以上两幅图像均显示双侧肾脏无数个信号不均匀的高信号灶。

诊断:常染色体显性遗传性多囊肾。

讨论

本例的囊肿呈不均匀信号。许多病灶表现为水样 T2 高信号,其他的呈中等信号,少数呈低信号。信号不均匀反映出囊肿内不同含量的蛋白质和血液代谢产物成分。

机制探讨

全身各部位的真性囊肿在 MRI 上均有特征性表现。总体上来说,囊肿在 T2W 图像上呈水样高信号,在 T1W 图像上呈低信号。另外,真性囊肿可有薄壁,增强扫描病灶内部没有强化。但是,囊肿的信号可因其内部成分不同而改变,其主要决定因素包括蛋白质浓度、顺磁性物质(多数来自血液代谢产物)和自由水[5]。当囊肿内绝大部分为自由水,而蛋白和其他物质较少时,则表现为典型的 T2W 水样高信号和 T1W 低信号;随着囊肿内蛋白质和(或)顺磁性物质含量增加,T1WI 上表现为越来越高的信号。若囊肿内蛋白质和(或)顺磁性物质的含量不超过 50%,则 T2W 图像上表现为高信号。若囊肿内蛋白质和(或)顺磁性物质的含量超过 50%,则蛋白质和(或)顺磁性物质的 T2 弛豫起主要作用,T2W 图像上表现为低信号,这种现象在病例 4 中表现很典型。

病例 6

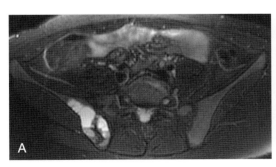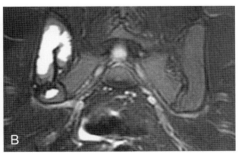

图 2-6 (A)骨盆轴位 FSE 序列 T2W 图像。右侧髂骨囊性病灶,其内可见多发液-液平面。(B)骨盆冠状位 FSE 序列 T2W 图像。右侧髂骨的膨胀性囊性病灶再次显示。

诊断:动脉瘤样骨囊肿。

讨论

　　膨胀性溶骨性病变中的液-液平面曾经被认为是诊断动脉瘤样骨囊肿的特异性征象。后来发现,多种病变,包括血管扩张性骨肉瘤和软骨母细胞瘤等,也可出现液-液平面征象。液-液平面继发于停滞的血液代谢产物,在病灶内扩张的空间里分层[4]。血液代谢产物缩短了T2,在T2W图像上表现为相对低信号。

病例 7

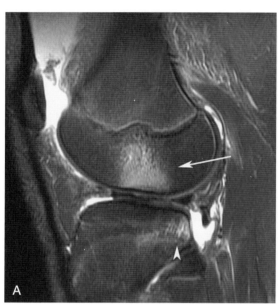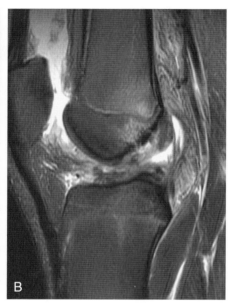

图 2-7　(A)膝关节外侧矢状位脂肪抑制 FSE 序列 T2W 图像。右股骨外侧髁髓腔内(箭)及胫骨外侧髁后部(箭头)局限性信号增高,符合"轴移"损伤 MR 表现。(B)膝关节髁间窝处矢状位脂肪抑制 FSE 序列 T2W 图像。前交叉韧带(ACL)不能辨认,符合 ACL 撕裂 MRI 表现。

诊断:膝关节轴移损伤合并前交叉韧带(ACL)撕裂。

讨论

　　本例右股骨外侧髁髓腔内及胫骨平台后部示 T2 高信号,表明骨髓内有水肿,提示骨挫伤。这种挫伤发生于 ACL 撕裂后,胫骨相对于股骨前移,股骨外侧髁与胫骨外侧平台后部相接触。

机制探讨

　　骨髓内高信号与细胞外水肿相关。有多种原因可引起骨髓水肿,包括外伤(骨折和挫伤)、肿瘤和感染等。

病例 8~10：同类病例

病例 8

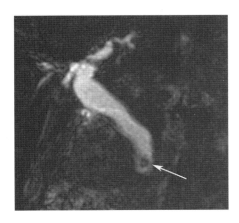

图 2-8　冠状位 MR 胰胆管成像（MRCP）胆总管层面。胆总管内可见类圆形低信号灶（箭），胆总管中重度扩张。

诊断：胆总管结石，导致胆道扩张。

讨论

MRCP 可以很好地显示胆总管远端的低信号结石和明显的胆道扩张。

病例 9

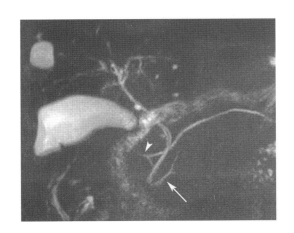

图 2-9　MRCP 最大密度投影（MIP）。胰管和胆道均未见扩张。胆总管内可见类圆形低信号灶。注意主胰管（Wirsung，维尔松管，箭）和副胰管（Santorini，圣托里尼管，箭头）分别于不同部位开口于十二指肠。

诊断：胰腺分裂。

讨论

Santorini 管引流胰腺体部和尾部的胰液，Wirsung 管引流胰腺头部的胰液。当 Santorini 管不与 Wirsung 管汇合时，就发生胰腺分裂。胰腺分裂是最常见的胰腺解剖变异，发生率为 5%~14%[6]。虽然胰腺分裂的临床意义存在争议，但有研究报道其腹痛和胰腺炎的发生率会增高。MRCP 显示一管道跨越胆总管开口于十二指肠，确认这一征象可诊断胰腺分离。

病例 10

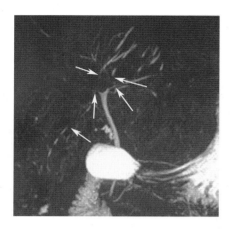

图 2-10　MRCP MIP。中央区域肝内胆管多处局限性狭窄(箭),左侧肝内胆管扩张。

诊断:原发性硬化性胆管炎(PSC)。

讨论

　　胆道系统局部狭窄和扩张并存是 PSC 的特征性表现。本例肝脏中央区域胆管多处狭窄而不显示,加上肝左叶周围性胆管扩张可确立诊断。记住,肝内胆管由周边向肝门区的管径总是逐渐增大的,而本例却相反。

机制探讨

　　MRCP 越来越多地用于评价胆道系统,特别是近 10 年来。相对于逆行胰胆管造影,MRCP 具有多个明显优势,无创、价廉、并且能够提供更多、更好的解剖学信息,还可以提供胆道外病变的信息。虽然 MRCP 看起来是一个复杂的成像序列,但实际上就是简单的重 T2W 图像。MRCP 图像具有显著的对比,很少出现高低信号间的灰色阴影。这样的图像是怎么做出来的呢? 我们知道,T2WI 中延长 TE,可以使得质子因纯 T2 引起的横向磁化矢量减少。标准的 T2WI 使用的是中长的 TE,这样可以使得具有不同 T2 弛豫的组织之间的差异变得明显,其中 TE 不能太长,因为 TE 过长会使得欲观察的组织横向弛豫全部完成,而不产生信号。但对 MRCP 而言,所使用的 TE 明显延长,这样相对短 T2 的组织(除水以外人体的所有组织)的横向弛豫大部分已完成,从而不能产生信号。因为水具有很长的 T2,所以在明显长 TE 时其横向磁化矢量大部分保持不变,从而产生高信号。因为胆汁大部分为水,因此具有很长的 T2,这样在很长 TE 序列就表现为高信号。这就是 MRCP 的基本原理,它使得胆道外的组织信号基本消失。

　　上述 MRCP 技术的解释仅适用于 SE 为基础的序列。然而,我们也可以用稳态 GRE 序列做 MRCP,这个序列既包含 T1 对比又包含 T2 对比,所以不仅水表现为高信号(因其 T2 特性),脂肪和血液也表现为高信号(因其 T1 特性)。

　　新型的 MR 对比剂(如 Eovist)可通过胆道分泌,为 MR 评价胆道系统提供了一种新的方法。使用这种对比剂,可在延迟期获得胆道的图像。从概念上讲,这种技术与 CT 泌尿系造影(通过肾脏分泌碘剂)相似。但是,我们必须认识到这种方法不能显示胰管,因为对比剂只存在于胆道中。这种技术适用范围广,对于因患者移动造成 MRCP 失败者可做进一步评估。此外,这种方法还可提供胆道系统的生理学信息,而传统的成像方法是无法做到的。

病例 11~13:同类病例

病例 11

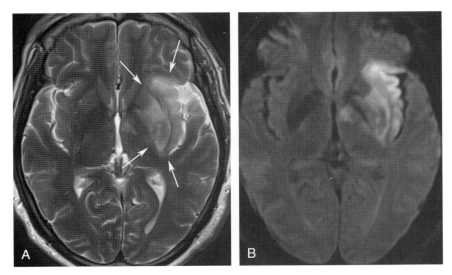

图 2-11　(A)轴位 FSE T2W 图像。左侧岛叶、内囊和基底节区在 T2W 图像上呈高信号(箭)。(B)轴位 DWI 图像。DWI 图像上显示与 T2W 图像一致的高信号,提示扩散受限,但需要与 ADC 图对比后才能确定。

诊断:左侧大脑中动脉交界性急性脑梗死。

讨论

　　本例是典型的右侧大脑中动脉分布区急性梗

死。T2 高信号出现于起病后 6~24 小时,高峰期出现在 3~7 天[8]。即使血-脑屏障恢复后,水肿仍可持续存在 6~8 周。

病例 12

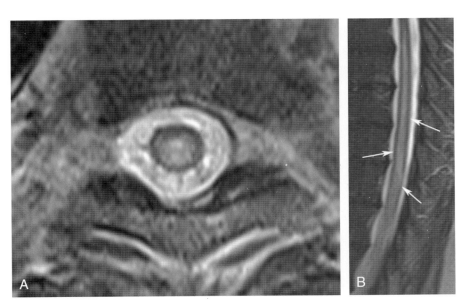

图 2-12　(A)胸髓轴位 FSE T2W 图像。脊髓中央在 T2W 图像上呈高信号伴有脊髓肿胀。(B)胸髓矢状位 T2W 图像。脊髓肿胀伴高信号自中部胸髓向下延伸(箭)。

诊断:脊髓缺血和梗死。

讨论

本例病变侵犯脊髓灰质并呈长段上下分布的异常

信号,伴有脊髓肿胀,提示脊髓缺血。脊髓缺血时灰质首先受累,因为灰质需要的能量更多。然而,严重的病例白质也可以受累。本例是细胞毒性水肿引起的高信号,与脑梗死的变化相似。

病例 13

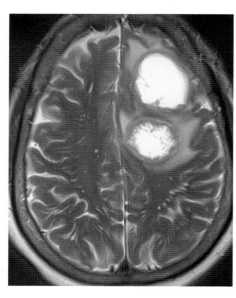

图 2-13 放射冠水平轴位 T2W 图像。左侧额叶 T2W 图像上可见 2 个高信号肿块。肿块周围白质可见 T2W 高信号,提示水肿。

诊断:肺癌脑转移继发血管源性水肿。

讨论

脑内常见的水肿有两种亚型:细胞毒性水肿和血管源性水肿。这两种水肿经常见于同一疾病中,但以其中某一个为主。鉴别细胞毒性水肿与血管源性水肿非常重要,因为它们提示不同的病因和诊断。为了理解水

肿的类型,有必要复习一下细胞毒性水肿和血管源性水肿的病理学基础。

脑细胞的代谢停止后就会发生细胞毒性水肿,最常见于脑梗死。细胞代谢停止后,钠-钾泵就不能工作了,由于离子的浓度梯度和渗透压的影响,导致水进入细胞内,所以细胞毒性水肿源于细胞内水的集聚。与血管源性水肿不同,细胞毒性水肿主要发生于灰质区,因为灰质所需要的能量比白质多,但也可以发生于脑白质[9]。另外,由于细胞毒性水肿主要见于脑梗死,所以通常呈楔形,并且累及大脑皮层。总结一句话:细胞毒性水肿主要见于缺血性脑梗死,累及白质和灰质,通常呈楔形,侵犯大脑皮层。

相反,血管源性水肿是由于血-脑屏障破坏引起的,导致细胞外水肿,而不是细胞内水肿。血管源性水肿主要发生于脑白质(细胞毒性水肿以脑灰质为主),最常见的原因为脑肿瘤、外伤和缺血性损伤[9]。

脑梗死过程中既有细胞毒性水肿也有血管源性水肿。刚发病时由于缺氧和能量供应减少,发生细胞毒性水肿。随着缺氧和能量供应减少的进一步加重,导致细胞坏死(包括构成血-脑屏障的细胞),导致血-脑屏障破坏,细胞间紧密连接破坏,造成血管源性水肿[9]。血管源性水肿是脑卒中发生几天后造成脑组织显著肿胀、占位效应和脑疝的主要因素。

病例 14

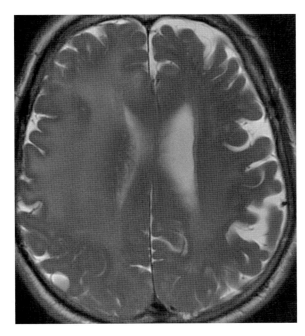

图 2-14　放射冠水平轴位 T2W 图像。右侧大脑半球弥漫性 T2 高信号，伴有脑灰质增厚。

诊断：大脑胶质瘤病。

讨论

大脑胶质瘤病是侵犯一侧大脑半球大部分的弥漫性胶质瘤。如病例 14，病变区域的脑结构基本保存。MR 表现特点为弥漫性 T2 高信号，主要累及脑白质，部分也可累及脑灰质。典型的病例 MR 增强扫描时没有明显强化。大脑胶质瘤病的 MR 表现与血管源性水肿相似，但实际上却是广泛性肿瘤侵犯。

机制探讨

这个病例很好地诠释了 T2 高信号的机制，并且指出了 MR 神经影像中经常存在的一个误解。间变性星形细胞瘤和多发性胶质母细胞瘤（GBM）病灶周围的 T2 高信号经常被描述为血管源性水肿。虽然这种"水肿"的表现与其他脑内病变（如病例 13 所示的脑转移瘤）周围的血管源性水肿很相似，但病理上却既有水肿也有肿瘤细胞浸润。所以，对于星形细胞瘤，病灶周围的任何 T2W 高信号，都提示肿瘤细胞浸润。记住这样一个机制：任何导致 T2 弛豫延长的病变，都可以引起 T2W 高信号，以避免错误地将所有 T2W 高信号都理解为单纯的水肿。

病例 15

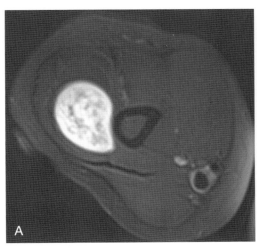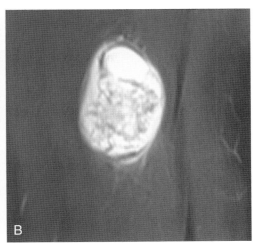

图 2-15　肱骨远端轴位（A）和冠状位（B）脂肪抑制 FSE T2W 图像。可见一 T2W 高信号肿块，邻近肱骨。

诊断:周围性神经鞘瘤。

机制探讨

周围神经肿瘤特征性表现为 T2W 图像上呈高信号。肢体孤立性的肿瘤具有这样特征性表现的鉴别诊断只有滑膜肉瘤和周围神经鞘瘤。进一步判断病变与邻近神经的关系对于诊断周围神经肿瘤十分重要。鉴别神经鞘瘤与神经纤维瘤常常较困难,但神经鞘瘤常常沿着神经偏心性生长,而神经纤维瘤往往以神经为中心生长[10]。周围神经肿瘤 T2W 图像上呈高信号是多因素的,包括囊变、血管增多和含水量增加。

病例 16

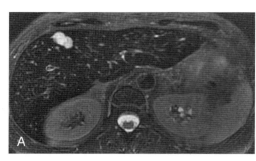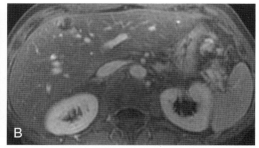

图 2-16　(A)肝脏轴位脂肪抑制 T2W 图像。肝右叶前部均匀性 T2W 高信号灶。(B)肝脏轴位脂肪抑制增强 T1W 图像。病灶周边结节状强化。

诊断:肝脏血管瘤。

机制探讨

与神经鞘瘤相似,血管瘤也表现为液体样 T2W 高新号,在增强后 T1W 图像上表现为特征性的边缘结节性强化,具有定性诊断价值(图 2-16B)。T2W 图像上呈高信号源于肿瘤内部扩张的血管和慢速流动的血液[11]。血液中含有大量水分,具有长 T2,血管瘤内慢速流动的血液避免了流空效应引起的信号丢失(第 10 章将进一步阐述)。

病例 17

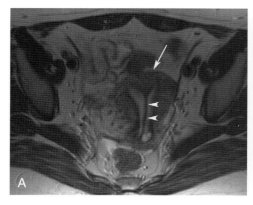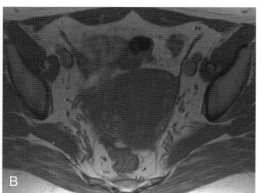

图 2-17　(A)骨盆轴位 T2W 图像。子宫被低信号的间隔(箭头)分成两个腔。注意子宫底部的轮廓是凸面的(箭)。(B)骨盆轴位 T1W 图像。子宫呈均匀的灰色信号,不能准确地判断子宫的解剖。

诊断：中隔子宫。

讨论

　　鉴别中隔子宫与双角子宫较困难，但是鉴别两者对于治疗方式的选择和妊娠预后都十分重要。中隔子宫是由于苗勒管融合后中隔没有被吸收造成的，而双角子宫是由于苗勒管没有完全融合造成的。双角子宫具有子宫内膜和子宫肌层分隔两个宫腔，而中隔子宫只有一个纤维性间隔。双角子宫的患者发生不孕的概率较小。如果不能辨认分隔两个宫腔的子宫内膜和子宫肌层，那么判断子宫底部的形状有帮助。子宫底部在中隔子宫时呈凸面轮廓(病例 17)，而在双角子宫呈凹面轮廓[12]。

机制探讨

　　T2W 图像可以清晰地显示子宫的解剖，可以很好地评价女性盆腔病变[13]。子宫内膜由于含有黏液腺体和富血供基质而呈高 T2 信号；子宫结合带或者浅肌层由于含有致密的平滑肌纤维，缺少水分，缩短了 T2，故在 T2W 图像上呈低信号；子宫深肌层由于含水较多，而且平滑肌纤维较稀疏，故在 T2W 图像上呈相对高信号[12]。

　　有时很难判断女性盆腔的 MR 图像是哪个序列，特别是只有一个序列时。这种情况下观察子宫的表现有助于判断序列的类型。子宫在 T1W 图像上呈均匀的较低信号(图 2-17B)，相反，如果子宫壁的 3 层结构能够分辨，则为 T2W 序列。

病例 18 和 19：同类病例

病例 18

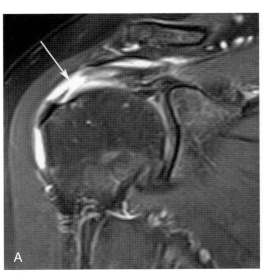
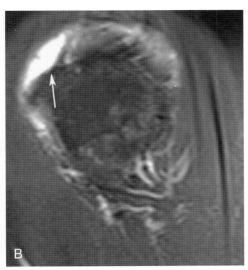

图 2-18　(A)肩关节斜矢状位 T2W 图像。冈上肌腱完全撕裂，呈 T2W 高信号(箭)，并伴有轻度回缩。(B)肩关节斜矢状位 T2W 图像。冈上肌腱局部呈液体样 T2W 高信号(箭)。

诊断：冈上肌腱完全撕裂(肩袖撕裂)。

讨论

　　冈上肌腱低信号被液体样 T2W 高信号取代，并且有回缩，符合肩袖完全撕裂的诊断。

病例 19

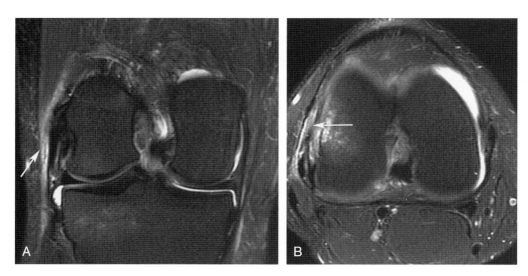

图 2-19　(A)膝关节冠状位脂肪抑制 T2W 图像。腓侧副韧带周围组织呈 T2W 高信号(箭)。(B)膝关节股骨髁水平轴位脂肪抑制 T2W 图像。腓侧副韧带周围及内部可见 T2W 高信号(箭)。

诊断:腓侧副韧带扭伤。

讨论

　　紧邻腓侧副韧带的软组织内 T2W 高信号表示水肿。腓侧副韧带内部也出现 T2 高信号,提示韧带内部损伤,说明扭伤比较重。

机制探讨

　　肌腱和韧带都含有大量有序排列的纤维,含水量很少,几乎没有可以自由运动的质子。因此磁场的变化不能很快地散开,磁场的不均匀导致质子相位离散,横向磁化矢量快速减少。这样,肌腱和韧带在 T2W 图像上就表现为很低的信号, 有利于观察肌腱和韧带的病变。这些病变通常是水肿,在 T2W 图像上呈高信号。正因如此,MRI 对肌腱和韧带的病变具有很高的敏感性和特异性。T2W 图像上肌腱和韧带内液体样高信号代表液体嵌入其实质内,提示纤维断裂。对肌腱和韧带损伤亚型的阐述不属于本章讨论的内容, 许多临床骨肌 MRI 的书上均有详细的描述。

病例 20

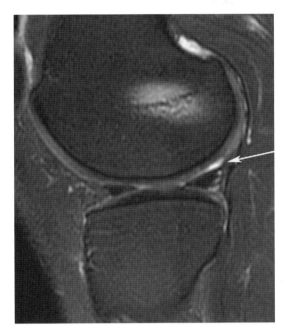

图 2-20　通过股骨外侧髁的矢状位脂肪抑制 T2W 图像。股骨外侧髁的后部表面可见到局限性的 T2W 高信号(箭)。

诊断:部分软骨缺损。

机制探讨

对软骨异常的判断是骨肌 MR 诊断中不可或缺的内容。尽管软骨损伤的形式多样,但 T2W 序列可以很好地发现这些异常。软骨外形不规则或缺损代表正常软骨的丢失,通常被关节液所取代。所以,这些病变在 T2W 图像上呈高信号,这种高信号与正常的关节软骨(呈中低信号)形成鲜明的对比[14]。关节软骨实际上含有丰富的水分,但这些水分与软骨分子(刚性分子)结合在一起,使其自由运动严重受限,阻止了磁场变化的扩散,导致持续存在的磁场不均匀,引起相位离散和信号丢失。尽管造成了信号丢失,但由于关节软骨含有丰富的水分,与体内其他组织(自由水除外)相比仍具有相对较长的 T2。上述因素综合作用的结果使得正常关节软骨在 T2W 图像上呈中低信号。

病例 21

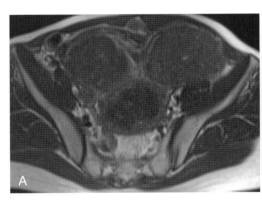
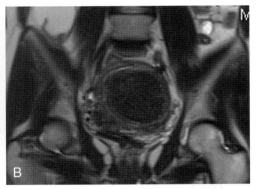

图 2-21　(A)骨盆轴位 T2W 图像。子宫可见多发低信号肿块。(B)骨盆冠状位 T2W 图像。子宫显著低信号病灶再次显示。

诊断:子宫肌瘤。

机制探讨

与子宫结合带相似,子宫平滑肌瘤含有大量紧密排列的平滑肌细胞,细胞间隙内自由水含量很少。病灶内大分子物质丰富,T2 较短,在 T2W 图像上呈低信号。子宫肌瘤内可含有 T2W 高信号的区域,代表肿瘤内的变性/坏死。

肿瘤细胞紧密排列的情况也可见于中枢神经系统淋巴瘤等肿瘤。除了细胞间隙较小之外,还与其核浆比例较高有关。这些因素导致细胞间自由水缺乏,导致 T2 缩短,整个病灶呈低信号。其他细胞紧密排列的肿瘤包括多发性胶质母细胞瘤、髓母细胞瘤和松果体母细胞瘤等。

病例 22

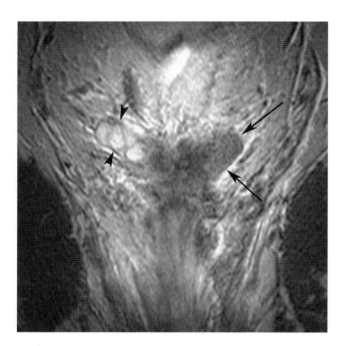

图 2-22 经过精囊腺的冠状位 T2W 图像。右侧精囊腺呈正常的高信号(箭头),左侧精囊腺的正常高信号消失,被低信号取代(箭)。

诊断:前列腺癌侵犯左侧精囊腺。

机制探讨

MRI 通常用于前列腺癌的分期,判断肿瘤的可切除性,而不是诊断。MRI 上发现前列腺周围脂肪侵犯、精囊腺侵犯、局部淋巴结肿大、骨转移等均是非手术治疗的指征。正常精囊腺可产生和储存体液,在 T2W 图像上呈高信号。前列腺癌侵犯精囊腺时导致精囊腺成纤维反映,取代了正常的精囊腺组织,而表现为 T2W 低信号。低信号产生的原因是自由水的缺乏和纤维组织的大分子结构,两者均引起 T2 缩短。

病例 23

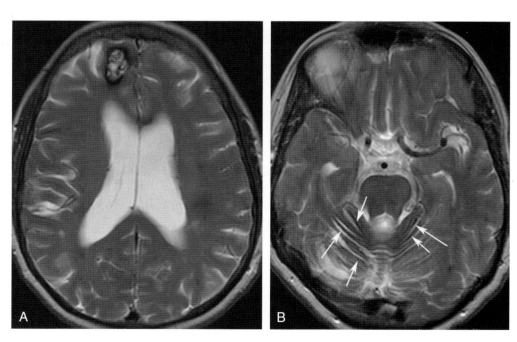

图 2-23 (A)侧脑室层面轴位 FSE T2W 图像。右侧额叶信号不均匀的团块,边缘可见低信号环。(B)小脑层面轴位 FSE T2W 图像。小脑脑沟表面可见薄层低信号(箭)。

诊断:海绵状血管瘤病表面铁沉积。

机制探讨

　　血管瘤因其存在时间不同而 MR 信号各异,可在 T2W 和 T1W 图像上均呈高或低信号,但血管瘤是引起 T2W 低信号的常见原因之一。海绵状血管瘤由扩张的衬有内皮细胞的扩大腔隙组成,不含脑组织。海绵状血管瘤具有出血倾向,常含有不同时期的出血,导致 MR 信号不均匀。但是,海绵状血管瘤经常在 T2W 图像上显示特征性的低信号边缘。这是由于巨噬细胞和小胶质细胞收集血液分解代谢产生的铁,并把它们运送到

病变周围而造成的。这些铁以含铁血黄素的形式蓄积起来,具有很强的顺磁性。正如第 8 章所述,顺磁性物质会明显改变局部磁场,导致横向磁化矢量快速衰减,而不产生信号(即具有非常短的 T2)。这种特征性的低信号边缘从病例 23 中可以很好地体现。

　　图 2-23B 的表现提示海绵状血管瘤多次前期出血。小脑沟表面模糊的线状低信号提示弥漫性含铁血黄素沉积。这种表现被命名为“表面铁沉积”,是多次反复的蛛网膜下隙出血造成的。表面铁沉积可以是任何原因的反复蛛网膜下隙出血引起的,包括海绵状血管瘤、血管畸形、长期华法林治疗和酗酒等[15]。

病例 24

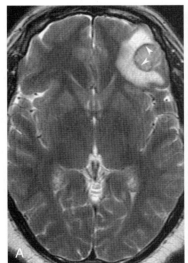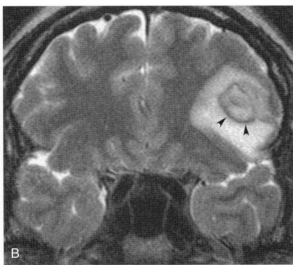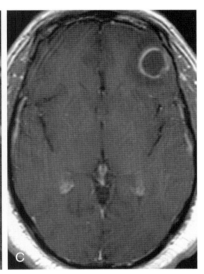

图 2-24　颅脑轴位(A)和冠状位(B) FSE T2W 图像。左侧额叶可见斑片状中等信号,边缘可见模糊的低信号环(箭头,B)。(C)轴位 T1W 增强扫描图像。左额叶病变呈边缘性强化。

诊断:脑脓肿伴有 T2W 低信号边缘。

机制探讨

　　脑内边缘性强化是一个非特异性征象,需要鉴别的病变很多。MRI 可以缩小鉴别诊断的范围。脑脓肿在 T2W 图像上经常可见到边缘性低信号,代表脓肿包

膜。可能的原因是巨噬细胞进入脓肿包膜后产生高浓度的氧自由基。这些自由基具有很强的顺磁性效应,引起磁敏感效应和显著的 T2 缩短 (T2W 图像上呈低信号)。值得注意的是,脓肿急性期因为没有包膜形成,所以 T2W 图像上不表现为低信号边缘。

本章要点

机制探讨

1. T2 弛豫反映的是横向磁化矢量失相位的过程,以 T2 速率呈指数衰减。

2. 横向磁化矢量的减少主要是由于进动的质子间相位离散造成的。

3. 质子的相位离散是由于磁场不均匀和质子间微环境下自旋–自旋相互作用的结果,两者共同作用的结果为 T2* 效应。

4. 自由感应衰减(FID)是 RF 脉冲关闭后产生的震荡波,反映出横向弛豫的特点。T2* 效应决定了 FID 的速率。

5. T2 仅表示在质子间微环境条件下自旋–自旋相互作用导致的磁化矢量的减少。

6. 从计量上讲,T2 时间指的是 T2 指数衰减过程中,信号强度减少到初始信号强度 63% 的时间。

7. 既然 T2 反映了信号衰减的时间,那么具有长 T2 特点的组织在 T2W 图像上则表现为高信号,而具有短 T2 特点的组织在 T2W 图像上则表现为低信号。

8. 大分子物质具有短 T2(T2W 图像上呈低信号),水具有长 T2(T2W 图像上呈高信号)。

9. T2W 序列采用长 TR 和中等或长 TE。

10. 梯度回波因为没有使用 180°相位重聚脉冲,所以只能产生 T2*W 图像,不能产生纯 T2W 图像。

11. SE 序列中可在一个 TR 间期内使用多个 180° RF 激励脉冲来减少图像采集时间。这种方式可以在一个 TR 间期内填充 K 空间内多行数据,被称为快速自旋回波(FSE)序列。

12. 上述图像采集时间缩短的程度与一个 TR 间期内 RF 脉冲的数量呈正比。这个聚相脉冲的数量被称为加速因子或回波链长度。

13. 脂肪在 FSE 序列上的信号比 SE 序列高是因为多个重复 RF 脉冲破坏了 J–耦合效应。

14. MRCP 是重 T2 加权序列,其 TR 很长,使得除了含有丰富水(如胆汁)以外的其他组织全部发生相位离散。

15. 高度有序排列的组织缺乏水分,或细胞排列紧密,在 T2W 图像上呈低信号。

16. 顺磁性物质,如血液退化产物或氧自由基因具有磁敏感性效应,在 T2W 图像上也表现为低信号。

临床应用

1. 脊髓中央管一般不显示,如果其宽度>3mm 即被认为是异常。

2. 典型囊肿在 T2W 图像上呈高亮信号,有时因为含有蛋白或血液代谢产物而呈等或低信号。

3. 溶骨性病变内的液–液平面通常被认为是动脉瘤样骨囊肿的典型表现,但也有其他几种骨病变可存在液–液平面征象。

4. MRCP 上的"管道交叉"征是胰腺分离的特异性征象。

5. 脑水肿最常见的两个原因是细胞毒性水肿和血管源性水肿。

6. 细胞毒性水肿是由于钠–钾泵功能丧失导致细胞内水分增加而产生的,最常见的病因是脑梗死。

7. 血管源性水肿是由于血–脑屏障破坏而引起的,最常见于恶性肿瘤。

8. 胶质瘤周围的 T2 高信号不仅代表血管源性水肿,也代表肿瘤扩散。

9. 周围性神经鞘瘤在 T2W 图像上表现为特征性高信号。

10. 典型的肝脏血管瘤表现为 T2W 高信号,增强扫描表现为边缘结节性强化。

11. T2W 图像对判断子宫壁的分层非常好,内膜呈高信号,结合带呈低信号,外部肌层呈稍高信号。

12. 由于与水肿形成鲜明的信号对比,肌腱和韧带损伤在 T2W 图像上可以很好地显示。

13. 精囊腺 T2W 图像上的低信号提示纤维化前列腺肿瘤侵犯。

14. 脑脓肿在 T2W 图像上的低信号边缘有助于缩小其鉴别诊断的范围。

(郁万江　译)

参考文献

1. Lee VS: *Cardiovascular MRI: Physical Principles to Practical Protocols.* Philadelphia: Lippincott Williams & Wilkins, 2005, p 402.
2. El Yousef SJ, Duchesneau RH, Alfidi RJ, et al: Magnetic resonance imaging of the breast: work in progress. *Radiology* 150:761-766, 1984.
3. Dash N, Lupetin AR, Daffner RH, et al: Magnetic resonance imaging in the diagnosis of breast disease. *AJR Am J Roentgenol* 146:119-125, 1986.
4. Edelman RR: *Clinical Magnetic Resonance Imaging*, 3rd ed. Philadelphia: Elsevier Saunders, 2006.
5. Runge VM: *Clinical MRI*. Philadelphia: Saunders, 2002.
6. Kamisawa T, Tu Y, Egawa N, et al: MRCP of congenital pancreaticobiliary malformation. *Abdom Imaging* 32:129-133, 2007.
7. Gupta RT, Brady CM, Lotz J, et al: Dynamic MR imaging of the biliary system using hepatocyte-specific contrast agents. *AJR Am J Roentgenol* 195:405-413, 2010.
8. Brant WE, Helms CA: *Fundamentals of Diagnostic Radiology*. Philadelphia: Lippincott, Williams & Wilkins, 2007.
9. Klatzo I: Pathophysiological aspects of brain edema. *Acta Neuropathol* 72:236-239, 1987.
10. Goodwin RW, O'Donnell P, Saifuddin A: MRI appearances of common benign soft-tissue tumours. *Clin Radiol* 62:843-853, 2007.
11. Bartolozzi C, Lencioni R, Donati F, Cioni D: Abdominal MR: liver and pancreas. *Eur Radiol* 9:1496-1512, 1999.
12. Kennedy AM, Gilfeather MR, Woodward PJ: MRI of the female pelvis. *Semin Ultrasound CT MR* 20:214-230, 1999.
13. Proscia N, Jaffe TA, Neville AM, et al: MRI of the pelvis in women: 3D versus 2D T2-weighted technique. *AJR Am J Roentgenol* 195:254-259, 2010.
14. Bredella MA, Tirman PF, Peterfy CG, et al: Accuracy of T2-weighted fast spin-echo MR imaging with fat saturation in detecting cartilage defects in the knee: comparison with arthroscopy in 130 patients. *AJR Am J Roentgenol* 172:1073-1080, 1999.
15. Offenbacher H, Fazekas F, Schmidt R, et al: Superficial siderosis of the central nervous system: MRI findings and clinical significance. *Neuroradiology* 38:S51-S56, 1996.

第 **3** 章

质子密度加权成像

Kimball L. Christianson, Rodney D. Welling, Allen W. Song, Christopher D. Lascola

病例 1

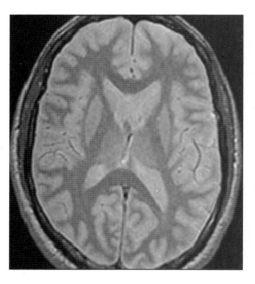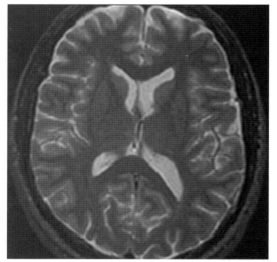

1.上面两个图像采用的什么成像序列?

2.哪些影像学特点有助于鉴别这两个序列?

3.哪个序列具有较高的信噪比(SNR)?

4.临床上哪些情况下质子密度加权成像(PDWI)最有用?

病例 1 答案

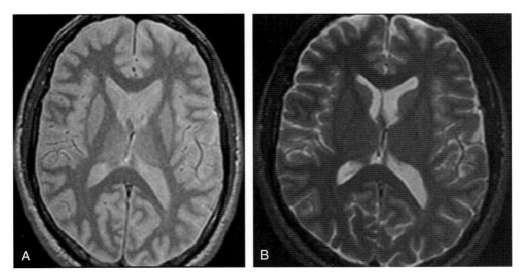

图 3-1　(A)颅脑轴位 PDW 图像。(B)同一层面 T2W 图像。

1.图 3-1A 为颅脑轴位 PDW 图像,图 3-1B 为同一层面 T2W 图像。

2.与 T2W 图像相比,PDW 图像上脑灰质、脑白质和脑脊液之间的固有对比较弱，脑脊液与脑灰质一样呈中等信号,颅脑整体的信号强度高于 T2W 图像。

3.质子密度(PD)。

4. PD 图像的 SNR 高于 T1W 图像和 T2W 图像,对于结构复杂、SNR 不高的组织,如后颅窝、颈部和脊柱等部位的成像特别有优势。在某些肌骨病变中,PDW 图像上组织间的分辨率较高,所以 PDWI 既有很好的对比度,又有很好的 SNR。

机制探讨

正如第 2 章所述,MRI 的对比度不仅取决于 T1 和 T2,还取决于 TR 和 TE。不同的 TR 和 TE 组合产生 3 种主要的组织对比:T1W、T2W 和 PDW。T1W 通过缩短 TR 和 TE 突出 T1 效应而弱化 T2 效应;T2W 通过延长 TR 和 TE 突出 T2 效应而弱化 T1 效应；而 PDW 通过延长 TR 和缩短 TE 而弱化 T1 和 T2 效应。

由于弱化了 T1 和 T2 效应,PDW 图像的信号强度主要取决于组织的质子密度。在真正的 PDW 图像上,纯水的信号比其他任何组织都高,因为其质子密度最高。而实际上,PDW 序列的参数做了适当的调整,以便增加其 T1 和 T2 成分,优化兴趣区内组织的对比度。

例如,脑组织的 PDW 图像上,虽然脑脊液的质子密度更高,但水肿的信号强度高于脑脊液。PDWI 通过缩短 TR 时间,使得图像中含有更多的 T1 成分,便于体现水肿与脑脊液之间的 T1 对比。虽然脑脊液质子密度高,但水肿的 T1 更短,所以在 PDW 序列上,通过缩短 TR 突出水肿与脑脊液间的信号对比，而水肿与其 T1 弛豫相关的高信号仍然存在(线图 1)。

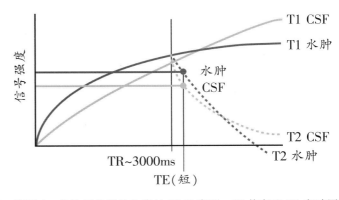

线图 1　修饰后的颅脑和脊柱 PDW 序列。T1 恢复和 T2 衰减图组合在一起,可显示 PDW 序列是如何通过调整参数来提高中枢神经系统病变(水肿)检出的敏感性的。在真正 PDW 序列的基础上,缩短 TR,增加水肿与脑脊液的 T1 对比,水肿的信号高于脑脊液。此时 TR 仍然相对较长,而 TE 仍然较短,这样就保持了 PDW 序列 SNR 较高的优势。

你可能会问,既然 FSE 序列已经广泛应用,特别是液体衰减翻转恢复序列(Flair 序列)和短时翻转恢复序列(STIR 序列)已经能够提供很好的颅脑与骨骼的对比,那么 PDWI 还有哪些用途呢? 的确,由于不同组织间质子密度的差异一般较小(<10%),所以 PDWI 产生的信号对比很小。在 FSE 序列广泛应用之前,PDWI 可以在 T2WI 成像过程中随意获取而不增加成像时间,质子密度信息可在与 T2WI 同一个 TR 内获得,只是采用的 TE 较短。而在 FSE 序列中,PDWI 必须作为单独序列进行扫描。

由于具有比 T1WI 和 T2WI 更高的 SNR,所以 PDWI 仍然很有用。对于 SNR 很小的部位,PDWI 所具备的高 SNR 的优势就体现出来了。这种情况包括深部、结构复杂的组织(局部磁场明显不均匀),如后颅窝、颈部和脊柱等部位。在肌骨病变方面,骨和软组织之间具有显著的质子密度差异,PDWI 既可提供较高的 SNR,又可提供很好的组织对比度。

病例 2 和 3:同类病例

病例 2

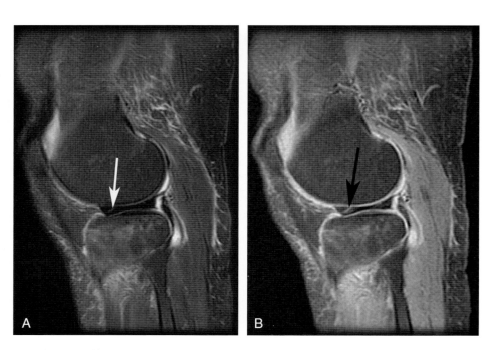

图 3-2 (A)膝关节矢状位 T2W 图像显示外侧半月板前角模糊线状高信号(白箭)。(B)同一层面 PDW 图像,线状高信号显示更清晰,并且已经达到了关节面的边缘(黑箭)。

诊断:外侧半月板前角斜形撕裂。

病例 3

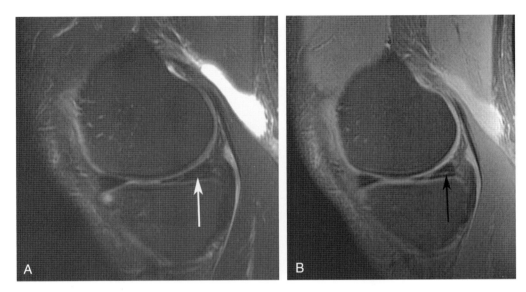

图 3-3 (A)膝关节矢状位 T2W 图像显示内侧半月板后角非常模糊的线状高信号(白箭)。(B)同一层面 PDW 图像,线状高信号显示很清晰,并且已经达到了关节面的边缘(黑箭)。

诊断:内侧半月板后角斜形撕裂。

讨论

以上两个病例都是半月板撕裂。半月板撕裂被定义为半月板内异常信号达到其关节面的边缘。上面两个病例中,半月板撕裂的征象在 T2W 图像和 PDW 图像上都能显示,但确认撕裂方面 PDW 图像明显优于 T2W 图像。半月板的评估最好在短 TE 序列(T1W、PDW 和梯度回波序列)上进行,因其 SNR 较高,PDWI 常用于半月板病变的诊断中。近年来,FSE PDWI 因扫描速度快,被广泛用于半月板病变的诊断中。与常规 SE 序列比较,FSE PDWI 的不足在于增加了图像的模糊度,并且脂肪的信号更高。关于 FSE PDW 序列在诊断半月板病变方面是否与常规 SE 序列一样好,文献中说法不一[1-4]。

病例 4~7:同类病例

病例 4

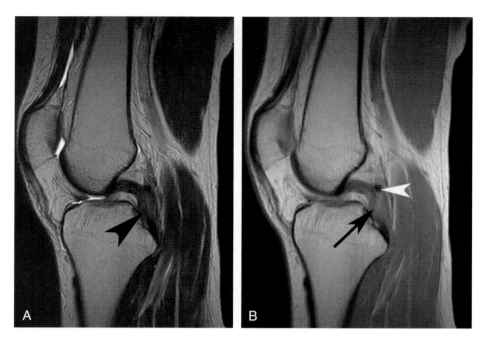

图 3-4　(A)膝关节矢状位 T2W 图像显示后交叉韧带(PCL)信号增高,可疑增粗(黑箭头)。(B)同一层面 PDW 图像显示 PCL 增粗,信号增高更明显(黑箭)。白箭头示紧邻 PCL 后方的后板股韧带(Wrisberg 韧带)呈低信号。

诊断:后交叉韧带撕裂。

病例 5

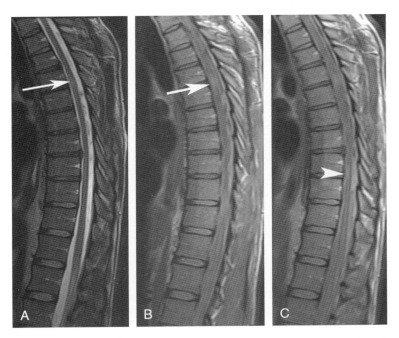

图 3-5　(A)胸椎矢状位 T2W 图像显示 T5/T6 水平脊髓内边缘模糊的高信号(白箭)。(B,C)胸椎矢状位 PDW 图像(B)显示 T5/T6 水平脊髓内与 T2W 图像上一样的高信号(白箭),但是在 T9/T10 水平脊髓内另见一高信号,在 T2W 图像上未能显示(C,白箭头)。

诊断：视神经脊髓炎。

病例 6

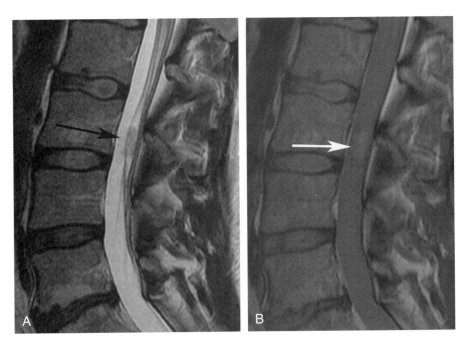

图 3-6　(A)矢状位 T2W 图像显示马尾水平髓外硬膜下边缘模糊的低信号病灶(黑箭)。(B)腰椎矢状位 PDW 图像,上述病灶在 PDW 图像上显示更清晰(白箭),因为病灶的信号强度比周围组织高。

诊断：神经鞘瘤。

病例 7

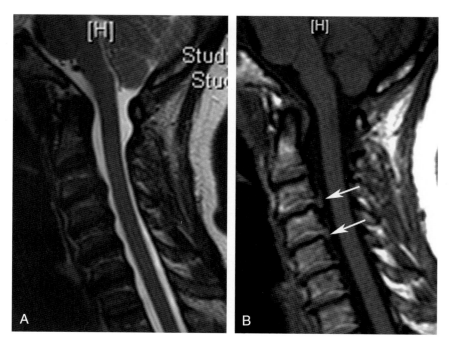

图 3-7 (A)颈椎矢状位 T2W 图像显示 C3/4 和 C4/5 水平椎间盘突出。突出的椎间盘信号强度与周围骨骼和韧带的信号相似。(B)颈椎矢状位 PDW 图像再次显示 C3/4 和 C4/5 水平椎间盘突出。但是 PDW 图像上突出的椎间盘与骨皮质和韧带分界清晰(箭)。

诊断:椎间盘退变。

讨论

　　PDW 图像使 T1 和 T2 成分最小化,但并没有消除 T1 和 T2 成分,所以大多数对比反映了组织内的质子数量。许多情况下,组织内的质子数量变化不大,质子密度对比很弱。但在某些组织内质子密度差异较大,使得 PDW 图像既可具有最佳 SNR,又可具有很好的组织对比度。PDWI 在颈椎非常有用,因为颈椎处整体 SNR 较低,组织结构复杂,不同结构(骨骼、椎间盘、韧带、椎旁软组织等)间质子密度差异较大[2,5]。

　　病例 4 的 PDW 图像上,原本应该呈均匀一致低信号的 PCL 却表现为高信号,并且膨大,显示很清晰,与紧邻 PCL 后方呈很低信号的后板股韧带(Wrisberg 韧带)形成鲜明对比。

　　病例 5 和病例 6 的 PDW 图像上,脑脊液与脊髓间的组织对比降低,使得很模糊的脱髓鞘斑块和神经鞘瘤显示较清晰。

　　PDWI 在颈椎非常有用,因为颈椎的椎间盘常难以与骨皮质和韧带区分。病例 7 显示了 PDW 图像能有效地区分低信号的骨皮质与信号较高的椎间盘,使我们可以更准确地判断椎间盘退变的程度[6]。

病例 8 和 9：同类病例

病例 8

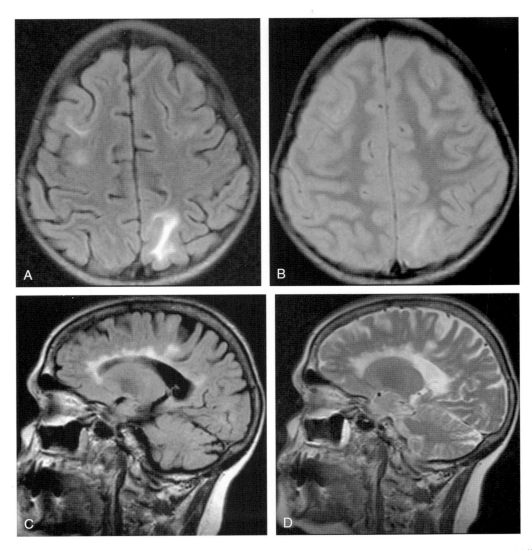

图 3-8　(A) 颅脑轴位 FLAIR 序列图像显示右侧半卵圆中心和左侧顶叶皮层下白质内高信号。(B) 颅脑轴位 PDW 图像。上述病变可显示但不够明显。(C) 颅脑矢状位 FLAIR 序列图像显示侧脑室周围白质内高信号。(D) 颅脑矢状位 PDW 图像。上述病灶可以显示，但不够显著。

病例 9

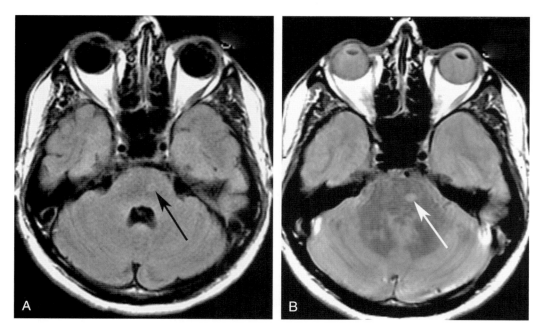

图 3-9　(A)颅脑轴位 FLAIR 序列图像显示脑桥左侧部略高信号灶(箭)。(B)颅脑轴位 PDW 图像。上述病灶更加清晰(箭)。

诊断:多发性硬化(MS)。

讨论

　　MS 斑块在 T2W 图像上呈高信号,而皮质区、皮质下白质区和脑室周围白质区的斑块在 T2W 图像上很难被发现。这是因为脑脊液和脑皮质的高信号会掩盖白质内的小病灶。FLAIR 和 PD 序列都使得脑脊液呈低信号,MS 斑块呈高信号, 所以对 MS 斑块的显示都特别有帮助。FLAIR 序列在显示脑皮质和皮质下区斑块方面优于 PD 序列,如病例 8 所示[7-9]。然而几项研究

表明,PDW 序列在显示后颅窝区 MS 斑块方面优于FLAIR 序列[7,8]。(注意:这些研究比较的是 CSE-PD FLAIR 序列,而不是 FSE-PD FLAIR 序列。)

　　FLAIR 序列在后颅窝区敏感性降低的原因可能是:流动伪影导致 SNR 降低;邻近的骨骼内含有多个气腔;后颅窝相对于头线圈的距离和几何形状。而且,虽然 FLAIR 等翻转恢复序列提高了软组织对比,但也损失了部分信号强度。幕上脑组织信号丰富,FLAIR 序列的对比优势比较突出;后颅窝区 SNR 不稳定,最好选择 PDW 序列以获得最佳 SNR。

本章要点

1. T1WI 采用的是短 TR 和短 TE;T2WI 采用的是长 TR 和长 TE;质子密度加权像(PDWI)采用的是长 TR 和短 TE。

2. 要想得到纯 PDW 图像,就得让所有组织的纵向磁化矢量在两次激励时间内完全恢复(无限长的 TR),并且没有横向磁化矢量存在(TE 为 0)。实际上,所有的 MR 图像中都含有部分 T1 和 T2 对比的成分。

3. 由于纵向磁化矢量最大程度恢复,横向磁化矢量最大程度衰减,PDW 图像比 T1W 图像和 T2W 图像具有更高的 SNR。

4. 当成像组织的 SNR 不高,而组织间的质子密度差异较大时,PDWI 非常有利用价值,产生的图像既有非常好的对比度,又有较高的 SNR。

5. PDWI 的特殊临床应用包括肌骨系统中的半月板、颈椎和后颅窝(MS)的神经系统病变。

（郁万江　译）

参考文献

1. Rubin D, Kneeland JB, Listerud J, et al: MR diagnosis of meniscal tears of the knee: value of fast spin-echo vs conventional spin-echo pulse sequences. *AJR Am J Roentgenol* 162:1131-1135, 1994.
2. Kaplan PA, Dussault R, Helms CA, Anderson MW: *Musculoskeletal MRI.* Philadelphia: Elsevier Saunders, 2001.
3. Blackmon GB, Major NM, Helms CA: Comparison of fast spin-echo versus conventional spin-echo MRI for evaluating meniscal tears. *AJR Am J Roentgenol* 184:1740-1743, 2005.
4. Wolff AB, Pesce LL, Wu JS, et al: Comparison of spin echo T1-weighted sequences versus fast spin-echo proton density-weighted sequences for evaluation of meniscal tears at 1.5 T. *Skeletal Radiol* 38:21-29, 2009.
5. Edelman RR, Hesselink J, Zlatkin M: *MRI Clinical Magnetic Resonance Imaging*, 2nd ed. Philadelphia: Saunders, 1996.
6. Mitchell DG, Cohen M: *MRI Principles*, 2nd ed. Philadelphia: Elsevier Saunders, 2004.
7. Filippi M, Yousry T, Baratti C, et al: Quantitative assessment of MRI lesion load in multiple sclerosis. *Brain* 119:1349-1355, 1996.
8. Gawne-Cain ML, O'Riordan JI, Thompson AJ, et al: Multiple sclerosis lesion detection in the brain: a comparison of fast fluid-attenuated inversion recovery and conventional T2-weighted dual spin echo. *Neurology* 49:364-370, 1997.
9. Miller DH, Grossman RI, Reingold SC, et al: The role of magnetic resonance techniques in understanding and managing multiple sclerosis. *Brain* 121:3-24, 1998.

第 **4** 章
钆对比剂

Kimball L. Christianson, Allen W. Song, Elmar M. Merkle

病例 1

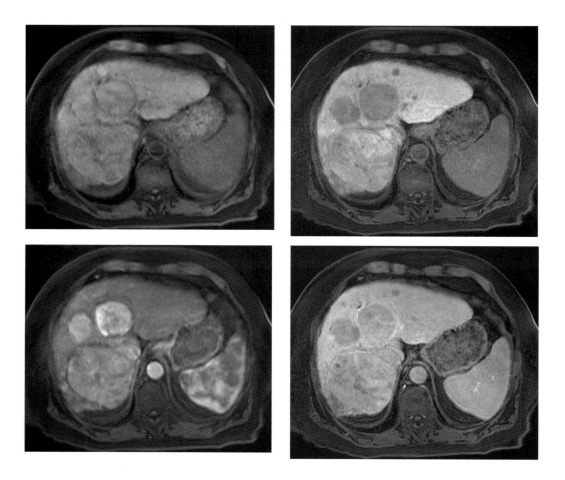

1.最可能的诊断是什么？

2.注射造影剂对确立诊断有何帮助？

3.钆是怎样增强 T1 信号的？

4.弛豫率是什么？

病例 1 答案

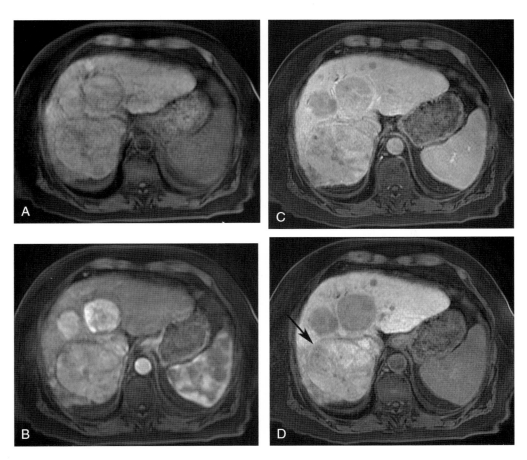

图 4-1　脂肪抑制三维梯度回波 T1W 平扫(A)和增强扫描(B,C) 图像显示,肝内多发较大肿块在动脉期(B)明显强化而在门静脉期(C)迅速廓清。(D)肝细胞期,肿瘤的某些成分(箭)摄取了肝细胞特异性对比剂钆塞酸二钠,而大部分病灶未摄取。

1.多灶性肝细胞癌。

2.在肝硬化患者,病灶动脉期迅速强化而在之后迅速廓清是 HCC 的特征表现。

3.钆是一种有 7 个不成对电子的顺磁性物质。这些不成对电子自旋并形成一个振荡的磁场。当这些电子以特定的频率自旋,会使 T1 缩短。与 CT 中碘分子自身形成的强化不同,在 MRI 我们看不到钆,看到的是它对周围质子的作用。

4.弛豫率是衡量对比剂缩短 T1 及 T2能力的指标。

诊断:多灶性肝细胞癌,肝硬化。

机制探讨

钆是在外磁场(例如 MRI 扫描仪)中可产生小的正向磁场的顺磁性物质。这种小的磁场改变了扫描仪主磁场的均匀性,产生了有用的图像对比。这种顺磁性源于不成对的电子,这些电子在外磁场作用下改变了运动轨迹。因为钆有 7 个不成对电子,它具有较强的顺磁性。

顺磁性物质,如钆螯合物可缩短邻近分子的 T1 及 T2。衡量对比剂缩短弛豫时间能力的重要指标是弛豫率。总的来说,对比剂的弛豫率越高,质子的弛豫时间就会变得越短。对比剂的浓度较低时,T1 效应占主导地位,这种效应源于快速的横向弛豫,导致 T1W 图像上信号增高。对比剂浓度较高时,T2 非常短,T2 效应占主导地位,产生低信号。

一般认为,顺磁性钆螯合物通过两种机制来增加弛豫效能。第一种,水分子可以短暂性与钆螯合物结合,进行化学交换,促进弛豫,这个被称为内部弛豫;第二种被称为外部弛豫,指的是顺磁性离子导致具有偶极运动的周围质子的相互作用,促进弛豫过程[1]。

磁共振对比剂的弛豫效能随外部磁场强度而变化,当外部磁场强度增大时,对比剂的弛豫效能下降(表4-1)[2]。

磁共振对比剂

磁共振对比剂可分为细胞外对比剂、细胞外和肝胆对比剂(联合对比剂)以及血池对比剂。

细胞外对比剂

这种对比剂应用最广泛,也最廉价。常见的商品名是钆喷酸葡胺、欧乃影、钆特醇、欧浦迪和加乐显。钆螯合物具有与碘剂相似的药代动力学特点,几乎全部经肾脏排泄。

联合对比剂

这种对比剂可显示细胞外和肝胆特点,包括莫迪司和钆塞酸。

莫迪司与单纯的细胞外钆螯合物有几个重要的不同点。第一,莫迪司与血浆蛋白结合较弱,导致其在血管内存留时间延长,使得T1弛豫更多。反过来,为了达到同样的缩短T1效果,可以使用较低的剂量。这一特点使得莫迪司成为MRA的默认选择。第二,肝细胞通过阴离子传输机制摄取2%~5%的莫迪司,用于生成胆盐、有机阴离子和胆红素[3]。最后,肝细胞通过多条特异性有机阴离子传输通道分泌莫迪司到胆道系统。肝细胞对莫迪司的摄取可允许采集肝细胞期的T1W数据,通常在对比剂注射后40~120分钟采集。

钆塞酸是另外一种细胞外分布和肝细胞分泌的顺磁性对比剂。与莫迪司相比,50%的钆塞酸分泌到胆道系统,另外50%经肾脏排泄。与莫迪司一样,钆塞酸与血浆蛋白主要是通过EOB配体的附属物进行弱的结合,导致其在血池内存留时间延长,具有较高的弛豫效能,可以降低使用剂量。由于钆塞酸具有较高的肝细胞摄取率,可以较早获得肝细胞期图像和胆道图像,通常可在对比剂注射后20分钟内进行。

血池对比剂

Ablavar是目前FDA唯一认证的增强MRA对比剂,具有几个特性。细胞外对比剂的半衰期较短(80~100分钟)。Ablavar是唯一可以与白蛋白可逆性高速结合的对比剂,可使其在血管内长时间存留(半衰期约15.5小时)。Ablavar在1.5T MR上的弛豫效能是细胞外对比剂的4倍,因此可使用小剂量成像。运用其他对比剂进行血管成像对动脉期采集时间的依赖性很高,而Ablavar因可以在血管内存留大约1小时,使得血管成像时间的弹性大大增加[4]。

对比剂的副作用

未结合的钆剂有毒性。钆离子(Gd^{3+})与钙离子大小相当,是体内钙离子受体的拮抗剂,这会在钙离子发挥重要作用的环节上(如呼吸和肌肉收缩)产生毒性效应,也可对肝脏和脾脏产生毒性效应,并抑制酶的作用。与钆结合的螯合物可大大降低其毒性。

表4-1 常用MR对比剂的弛豫效能

		对比剂在37℃血浆中的弛豫效能			
		1.5T		3.0T	
商品名	通用名	R1	R2	R1	R2
马根维显	钆喷酸葡胺	4.1	4.6	3.7	5.2
加乐显	钆布醇	5.2	6.1	5.0	7.1
钆特醇	加多利道	4.1	5.0	3.7	5.7
莫迪司	钆贝酸葡胺	6.3	8.7	5.5	11
欧乃影	钆双胺	4.3	5.2	4.0	5.6
欧浦迪	钆弗塞胺	4.7	5.2	4.5	5.9
钆塞酸	钆塞酸二钠	6.9	8.7	6.2	11
Ablavar	钆磷维塞三钠	19	34	9.9	60

Adapted with permission from Rohrer M, Bauer H, Mintorovitch J, et al: Comparison of magnetic properties of MRI contrast media solutions at different magnetic field strengths. *Invest Radiol* 40:715–724, 2005.

肾脏系统性纤维化

肾脏系统性纤维化(NSF)是与肾衰竭和钆剂应用相关的少见的纤维化性疾病。NSF 的临床症状包括下肢、上肢和下腹部的肿胀、硬结和纤维化。严重的病例会累积重要器官和肌肉,危及生命。自由钆离子(Gd^{3+})与 NSF 的发生相关。为了避免毒性效应,钆剂做成了 Gd^{3+} 水溶性螯合物,与 Gd^{3+} 具有很高的亲和力。

Gd^{3+} 离子与螯合物结合的能力称为稳定性。稳定的螯合物是离子型的,具有环形结构。相反,非离子型的螯合物是线性结构,稳定性较差。就稳定性而言,分子的构型比其离子状态更重要。绝大多数 NSF 患者是使用欧乃影造成的,欧乃影是非离子型,线性结构(表 4–2)[5,6]。

钆对比剂造成 NSF 的危险因素是急、慢性肾功能不全的患者静脉内注射钆剂(GBCA)[5],注射剂量越大,NSF 的风险越高。肾功能不全患者钆剂毒性增大的机制可能有两个:第一,肾功能不全导致钆螯合物排泄延迟,在体内存留时间延长,增加了钆螯合物分解并产生游离 Gd^{3+} 的概率;第二,金属转移反应,指的是体内的其他金属离子取代螯合物中的 Gd^{3+} 离子,从而使产生游离 Gd^{3+} 的概率增大[7]。

为了减少与 GBCA 相关的 NSF,FDA 近期发表如下建议[8]:

1.急性肾功能不全(AKI)和慢性、严重肾脏疾病患者[GFR<30mL/(min·1.73m²)]不使用钆喷酸葡胺、欧乃影和欧浦迪,这三种钆剂对此类患者禁用。

2.使用 GBCA 前筛查患者是否存在 AKI 和慢性严重肾脏疾病,此类患者 NSF 风险最高。

3.通过病史筛查具有 AKI 特征和慢性肾功能减退危险因素的患者。

(1)AKI 特征包括快速(几小时至几天)、通常可恢复的肾功能下降,常见于手术后、严重感染、药物性肾损害等。血浆肌酐水平和 GFR 不是判断 AKI 的可靠指标。

(2)具有慢性肾功能减退风险的患者(超过 60 岁、高血压、糖尿病)需要检查 GFR。

4.对于可以或已知有药物损害的患者避免使用GBCA, 除非其诊断信息不可缺少,MR 平扫不能解决或没有其他可替代的手段。

5.对于可以或已知有药物损害的患者使用 GBCA 后监测 NSF 的症状和体征。

6.一次影像学检查不要重复使用 GBCA。

7.记录患者使用 GBCA 的名称和剂量。

8.使用 GBCA 时,不要超过推荐剂量。再次使用GBCA 前需要留有足够的时间使 GBCA 排出体外。肾功能不全的患者 GBCA 的半衰期会延长。因为 GBCA涉及肝胆排泄,所以肝功能不全者的半衰期也会延长。

9.对于血液透析的患者,医师可能会在使用 GBCA后进行血液透析以促进对比剂的排出, 这个办法是否

表 4–2 常用钆螯合物的结构和离子特征及其 NSF 发生率

可用的 Ga 对比剂总结				与 NSF 相关的病例报告 *	
商品名	成分	分类	FDA 是否批准/年	FDA 报告病例	近似的剂量单位(百万)
欧乃影	钆双胺	线性,非离子	是/1993	382(12/2009)	13
欧浦迪	钆弗塞胺	线性,非离子	是/1999	35(12/2009)	4.7
莫迪司	钆贝酸葡胺	线性,离子	是/2004	10(2008)	
钆喷酸葡胺	钆喷酸葡胺	线性,离子	是/1998	195(12/2009)	23
钆塞酸	钆塞酸二钠	线性,离子	是/2008	0	
Ablavar	钆磷维塞三钠	线性,离子	是/2008	0	
钆特醇	钆塞酸二钠	环状,非离子	是/1992	9(2008)	
Dotrem	钆特酸葡胺	环状,非离子	否	0	
加乐显	钆布醇	环状,非离子	是/2011	0	

*The most current data within the last two columns comes from the ACR Manual on Contrast Media, Version 7, 2010, which specifically mentions the number of FDA-reported cases associated with Omniscan, Optimark, and Magnevist as of December, 2009.

Data from Juluru K, Vogel-Claussen J, Macura K, et al: MR imaging in patients at risk for developing nephrogenic systemic fibrosis: protocols, practices, and imaging techniques to maximize patient safety. *RadioGraphics* 29:9–22, 2009; and Penfield J, Reilly R: Nephrogenic systemic fibrosis risk: is there a difference between gadolinium-based contrast agents? *Semin Dialysis* 21:129–134, 2008.

能有效预防 NSF 目前尚无定论。

10.建议患有肾脏疾病的患者使用 GBCA 后出现下列症状时与医师联系:皮肤发热、瘙痒、肿胀、脱屑、变硬;皮肤红色或深色斑;关节僵硬而活动受限;胳膊、腿、手、脚弯曲或僵直;髋部或肋骨疼痛;肌无力等。

11.向 FDA MedWatch 项目报告所有使用 GBCA 后出现的不良事件。

最新的美国放射学院(ACR)手册对比剂部分关于GBCA 使用建议如下[9]。

1.长期肾透析,处于肾脏疾病末期的患者:

(1)若肾脏没有功能,则考虑行 CT 检查,使用碘对比剂;

(2)如果必须做 MR 增强扫描,那么不要使用第一组对比剂(欧乃影、欧浦迪和钆喷酸葡胺);

(3)使用最低剂量;

(4)尽量在透析前做 MR 增强扫描;

(5)告知患者及相关医师,双方都同意后方可进行。

2. CKD 4 或 5 的患者[eGFR<30mL/(min·1.73m²)],未行长期透析:

(1)更加不确定,因为碘剂会加重肾功能不全;

(2)尽量避免使用对比剂;

(3)如果需要使用对比剂,尽量用小剂量;

(4)不使用第一组对比剂;

(5)1 周内避免再次使用对比剂。

3. CKD 3a 的患者[eGFR 为 45~59mL/(min·1.73m²)]:

(1)NSF 风险相当低;

(2)在满足诊断要求的前提下,使用剂量尽量低;

(3)若使用第一组对比剂需事先进行充分的利弊评估。

4. CKD 3b 的患者[eGFR 为 30~44mL/(min·1.73m²)]:

(1)NSF 风险很低,但不是没有;

(2)eGFR 指标每天都会波动,如果 eGFR 接近 30,则其风险与 CKD 4 或 5 患者相似,应按照上述建议进行。

5. CKD 1 或 2 的患者[eGFR 为 60~119mL/(min·1.73m²)]:

(1)不会增大 NSF 的风险;

(2)所有对比剂均可以使用。

本书只涵盖了出版当时最新的各种警示资料,当然,警示会定期更新,请关注最前沿的建议。

病例 2

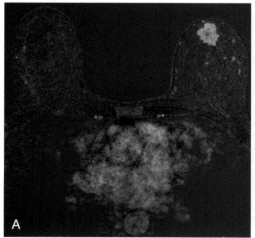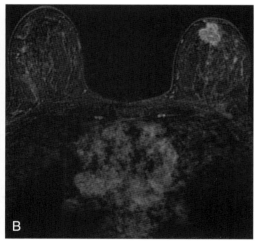

图 4-2 增强前(A)和增强后(B)减影图像,显示左侧乳腺肿块动脉期明显强化,动脉稍晚期迅速廓清。

诊断:乳腺癌。

临床讨论

增强动态扫描用于乳腺 MRI 以更好地显示乳腺病变。目前基于信号强度–时间曲线的特点强化类型分为三类(线图 4-1):

- Ⅰ 型为持续增强。这种强化方式多提示良性可能性较大。
- Ⅱ 型为初期明显强化,然后为平台期。这种强化方式提示可能为中度恶性病变。
- Ⅲ 型为早期迅速强化并快速廓清。这种强化方式提示恶性的可能性较大。

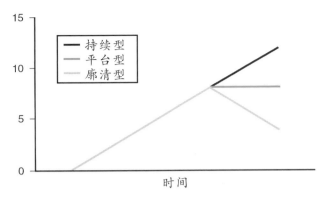

线图 4-1 乳腺病变不同的强化曲线。

病例 3

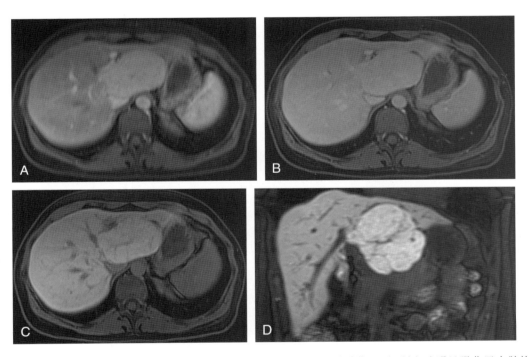

图 4-3 (A)3D GRE 容积插入(interpolated)屏气检查(VIBE)增强扫描(Eovist)动脉期显示,肝左叶明显强化巨大肿块。(B)门静脉期肿块呈等信号。(C,D)周围及冠状位肝细胞期图像显示肿块明显强化。

诊断:肝脏局灶性结节增生(FNH)。

临床讨论

对于发生逐渐性强化的肿块,鉴别诊断较多。但本病例的延迟图像表明,随着胆汁的排泄病变仍有强化。在非肝硬化患者中,这些征象与 FNH 相关。延迟图像的轴位图像翻转角为 10°而冠状位图像翻转角为 30°,这样就增加了冠状位图像的 T1 加权。冠状位图像清晰地显示出肿块在胆汁排泄期之后的高信号,高度提示 FNH。Eovist 对于肝脏病变的显示及定性很有帮助,有助于区分含胆管病变(FNH 及高分化肝细胞癌)与不含胆管的病变(低分化肝细胞癌、腺瘤、转移瘤及海绵状血管瘤)。

病例 4

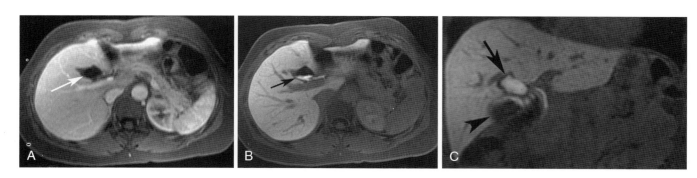

图4-4 (A)门静脉期,3D GRE VIBE序列显示肝右叶前段一低信号区(白箭)。(B)造影剂注射后20分钟轴位图像显示胆囊分泌的造影剂进入上述低信号区(黑箭)。(C)冠状位图像显示此结构(黑箭)与胆囊(黑箭头)相分离,但它们都含有造影剂。

诊断:胆管局限性扩张,符合胆管囊肿。

临床讨论

上述图像显示了Eovist在胆管成像中的应用。

病例 5

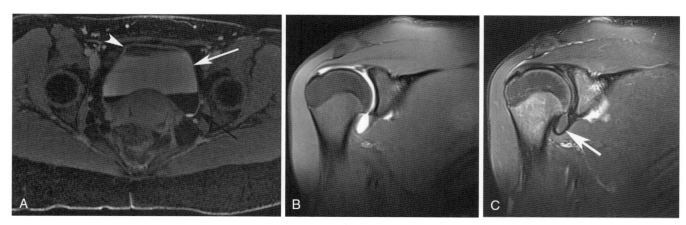

图4-5 (A)轴位GRE T1W延迟强化图像显示膀胱内不同信号的液体分层(Parfait效应)。(B,C)MR关节造影脂肪抑制T1W及T2W斜冠状位图像。T1W高信号的关节内液体(B)为稀释后的钆造影剂;关节盂上缘可以撕裂。在T2W图像上(C)关节内液体竟然呈低信号(白箭)。

诊断: Parfait效应。

临床讨论

足够浓度的钆造影剂能引起信号的下降,因为其缩短T2效应强于缩短T1效应。Parfait效应是常见于仰卧患者的肾盆腔或输尿管膀胱延迟期扫描的一种正常现象(见图4-5A)。中间层(白箭)的钆造影剂被尿液稀释,在T1W图像上呈高信号,由于在较低的钆浓度时缩短T1效应较明显。顶层(白箭头)为低信号,是因为此层只含有尿液,而没有钆造影剂。底层(黑箭)为低信号,因为高浓度钆造影剂的缩短T2效应强于缩短T1效应。

在关节造影的病例中，用于关节注射的钆造影剂浓度大于常用浓度 10 倍。当钆造影剂的浓度大到可以有效缩短 T2W 图像上液体的 T2 时，在 T1W 图像上不足以引起足够的信号缺失。

病例 6

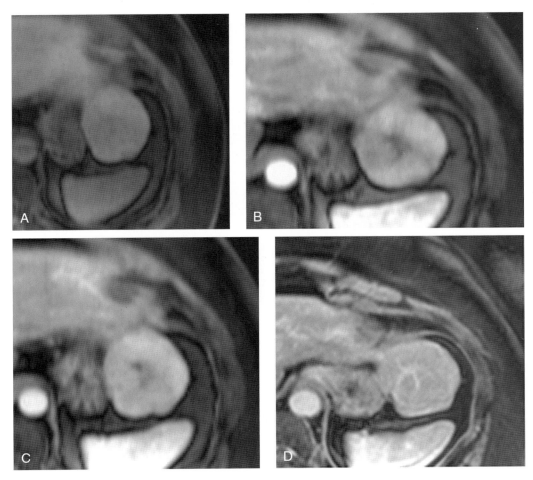

图 4-6-1　增强扫描前脂肪抑制 T1W 图像（A）及注射细胞外造影剂（肝胆管效应很轻）后的脂肪抑制 T1W 动脉期（B）、门静脉期（C）及平衡期（D）图像。显示肝左叶一分叶状肿块，在动脉期明显强化，但在延迟期几乎呈等信号，符合 FNH 表现。可见平衡期中央瘢痕的强化。

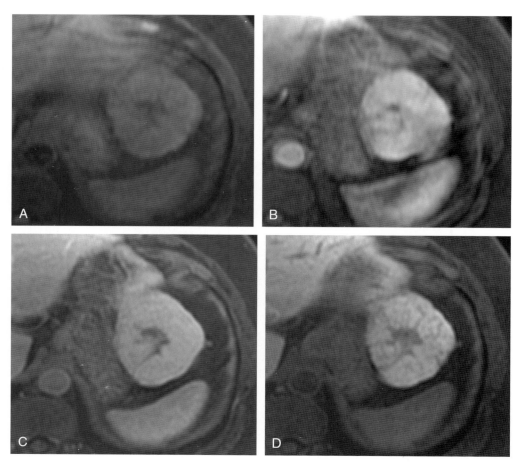

图 4-6-2 同一病例 18 个月后,注射强肝细胞特异性造影剂后的图像。患者在此期间未接受过治疗。与上述检查相比,肿块表现出类似的特点。但当平衡期肝脏与肿块的信号相近时,两者的信号强化都高于前述检查,中央瘢痕仍为低信号。

诊断 局灶性结节增生。

机制探讨

肝细胞特异性造影剂因其有细胞外显影(灌注)及肝显影的双重特性被称作双重强化模式(bimodal)。以往文献报道,两种最常用的造影剂为 Gd-BOPTA(Mutihangce)和 EOB-DTPA(Eovist)。上述特殊病例表明,明确用于可疑病灶的造影剂的重要性,因为不同的造影剂将有不同的强化表现,而如果不知道造影剂的种类则可能导致误诊。

图 4-6-1 表现了 FNH 的典型强化特点:动脉期呈明显强化,平衡期为接近正常肝脏的等信号,中央瘢痕呈延迟强化。同一患者的图 4-6-2 显示了轻微不同的强化特点,表现为中央瘢痕延迟期明显不强化。两者强化方式不同的原因为图 4-6-1 用的是 Mutihangce,而图 4-6-2 用的是 Eovist。

注意:肝细胞只吸收 3%~5% 的 Mutihangce,而对 Eovist 的摄取率为 50%,这也是为什么钆(gadolinium)低浓度注射(10~25μmol/kg 体重,而 Mutihangce 则需 0.1mmol/kg 体重)就可以缩短 T1 时间的原因。Eovist 扫描中央瘢痕明显低信号的原因有两个:一是 Eovist 的肝胆摄取导致肿瘤实质的信号增高;二是中央瘢痕血池中的钆剂浓度减低。

病例 7

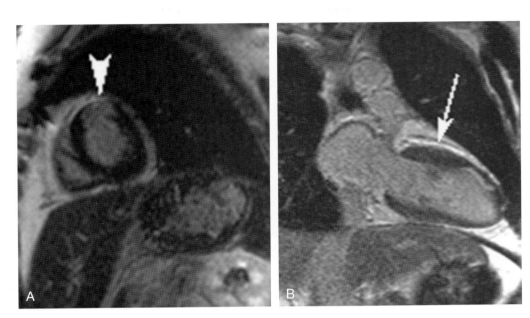

图 4-7　心室短轴(A)及长轴(B)的 MR 延迟强化图像(节段填充快速反转恢复预备 GRE 序列)。两者都显示心脏前壁的透壁强化(A 中箭头, B 中箭)。

诊断:左前降支供血区心肌梗死。

机制探讨

　　心肌延迟强化图像是由 180°反转恢复预脉冲跟随一个 GRE 序列实现的。反转恢复脉冲反转时间(TI)的设置目的在于消除心肌信号并增加 T1 弛豫,这样就可以增加心肌与强化区域的对比。延迟强化图像有助于显示梗死的心肌和确定是否存在经再灌注治疗后可恢复的心肌。假定急性心肌梗死区域的细胞膜受到破坏,

这样钆螯合物得以进入细胞,从而解释了心肌的延迟强化。当钆造影剂在未受损的心肌已廓清时,缺血区域内仍有钆螯合物,这使得 T1 缩短、T1 信号增高。延迟强化也见于慢性心肌梗死的区域。目前的观点认为,与正常排列的细胞周围相比,纤维组织更有利于钆螯合物扩散的更宽的间质空间。心肌生存能力是指缺血区心肌在经过冠脉血管再形成术后可复活的能力。目前认为,如果强化区域小于心肌全层的 50%,则冠脉血管再形成术对于剩余的可复活心肌有意义。

病例 8

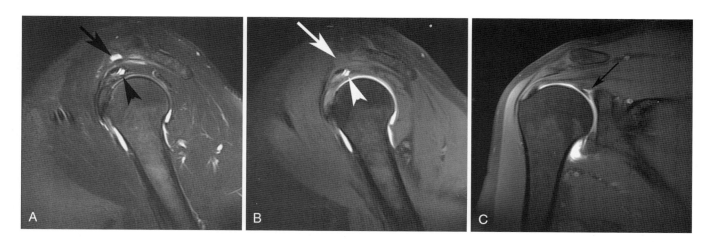

图 4-8 (A)MR 关节造影,斜矢状位 T2W 脂肪抑制图像。(B)MR 关节造影,斜矢状位 T1W 脂肪抑制图像。(C)MR 关节造影,斜冠状位 T2W 脂肪抑制图像。

诊断:冈上肌肌腱撕裂。

机制探讨

图 4-8A 和 B 示冈上肌肌腱高信号(黑、白箭头),提示撕裂。T1W 及 T2W 图像上均呈高信号,说明撕裂处有钆。肩峰下囊/三角肌下囊,T2W 图像上高信号(A,黑箭)、T1WI 低信号(B,白箭),提示其为不含钆的液体。钆稀释至 2mmol/L(或 1∶250)注射至关节腔内,在 T1W 图像上呈高信号(注意:这是标示外用法)。这是钆经静脉注射的常用浓度。信号增高结合关节扩张及脂肪抑制增加了显示关节盂唇病变的敏感性。图 4-8C 显示了上述情况:关节的扩张有助于显示上唇的撕裂(黑箭)。如果钆不经稀释就注射入关节腔,则会因其明显的缩短 T2 的效应而使关节腔呈低信号。

病例 9

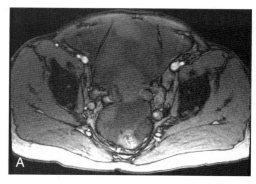
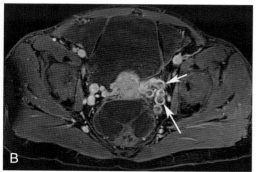

图 4-9 (A)轴位 GRE 图像(亮血技术)显示正常的髂外静脉,无深静脉血栓(DVT)征象。(B)轴位 GRE VIBE 图像,于 Ablavar(钆磷维赛三钠)注射 10 分钟后扫描,图像显示左侧盆腔内扩张的管状结构内低信号充盈缺损影(白箭)。

诊断：左侧髂内静脉深静脉血栓(DVT)。

机制探讨

2D-TOF 是一种评价 DVT 的精确无创的方法。这种技术可评价盆腔静脉及下腔静脉，并可与超声检查结果比较。但是，这类研究有时因伪影，特别是类似于充盈缺损的流入伪影，而难以解释。TOF 成像限度也表现在对不与其成像层面垂直的血流不敏感。而且，慢血流被重复激发，因达到部分饱和而信号减少。上述两类缺点显示在图 4-9A 中：扩张纤曲且血流较慢的髂内静脉呈与周围结构相近的等信号，无诊断价值。

图 4-9B 为钆磷维赛三钠增强扫描图像，显示了静脉内的多发血栓。钆磷维赛三钠的血管内半衰期较长，使得其成像时间窗较宽；其较高的弛豫得到较高的血管信噪比，使得注射剂量更低，上述优点使钆磷维赛三钠成为观察 DVT 的较好造影剂。钆磷维赛三钠在血管造影方面不断增加的灵活应用或许也适用于其他部位，如肺动脉。如能同时评价同一患者的肺动脉及下肢静脉可能会是一种针对血栓栓塞性疾病更有意义的检查方法。

本章要点

1. 钆是一种可以使 T1 缩短的顺磁性物质(使 T1WI 信号增强)。

2. 弛豫是衡量对比剂降低 T1 及 T2 有效性的指标。

3. 在较低浓度造影剂情况下，由于组织内快速固有横向弛豫而以 T1 弛豫效应为主，表现为 T1W 图像上的信号增高。但是，如果造影剂的浓度较高，会使 T2 弛豫明显变短，产生 T2W 低信号。

4. 对比剂的弛豫随着场强的增强而降低。

5. 与 CT 检查中碘剂本身产生高密度不同，在 MRI 检查中，钆通过影响周围的质子来改变信号。

6. 常用的是细胞外对比剂。

7. 联合对比剂 Multihance(莫迪斯)和 Eovist(钆塞酸二钠)的独特性在于它们可以部分由肝胆系统分泌。Multihance 和 Eovist 有更高的弛豫率，因为它们与血浆蛋白的结合度较低，可在血池中存在更长的时间。

8. Eovist 可用来鉴别含或不含胆管成分的肿瘤。

9. Ablavar(钆磷维塞三钠)是 FDA 批准的用于增强扫描 MRA 的造影剂，具有非常长的血浆半衰期及较高的弛豫性，可以用更低的剂量来实现更加灵活的血管成像。

10. Ionic 是一种大环的钆螯合物，最稳定，用于肾衰竭患者安全性更好。

（周炜　郁万江　译）

参考文献

1. Edelman RR, Hesselink JR, Zlatkin MB, Crues JV III: *Clinical Magnetic Resonance Imaging*. Philadelphia: Saunders Elsevier, 2006.
2. Rohrer M, Bauer H, Mintorovitch J, et al: Comparison of magnetic properties of MRI contrast media solutions at different magnetic field strengths. *Invest Radiol* 40:715-724, 2005.
3. Gandhi SN, Brown MA, Wong JG, et al: MR contrast agents for liver imaging: what, when, how. *RadioGraphics* 26:1621-1636, 2006.
4. Hadizadeh DR, Gieseke J, Lohmaier SH, et al: Peripheral MR angiography with blood pool contrast agent: prospective intraindividual comparative study of high-spatial-resolution steady-state MR angiography versus standard-resolution first-pass MR angiography and DSA1. *Radiology* 249:701-711, 2008.
5. Juluru KM, Vogel-Claussen J, Macura K, et al: MR imaging in patients at risk for developing nephrogenic systemic fibrosis: protocols, practices, and imaging techniques to maximize patient safety. *RadioGraphics* 29:9-22, 2009.
6. Penfield J, Riley R: Nephrogenic systemic fibrosis risk: is there a difference between gadolinium-based contrast agents? *Semin Dialysis* 21:129-134, 2008.
7. Morcos SK, Thomsen HS: Nephrogenic systemic fibrosis: more questions and some answers. *Nephron Clin Pract* 110:c24-c31, 2008; discussion, c32.
8. U.S. Food and Drug Administration: FDA Drug Safety Communication: New warnings for using gadolinium-based contrast agents in patients with kidney dysfunction. 2010. http://www.fda.gov.
9. ACR Committee on Drugs and Contrast Media: ACR Manual on Contrast Media, Version 7. American College of Radiology, 2010.
10. Macura KJ, Ouwerkerk R, Jacobs MA, Bluemke DA: Patterns of enhancement on breast MR images: interpretation and imaging pitfalls. *RadioGraphics* 26:1719-1734, 2006.
11. Mitchell D, Cohen M: *MRI Principles*, 2nd ed. Philadelphia: Elsevier Saunders, 2004.
12. Prince MR, Sostman HD: MR venography: unsung and underutilized. *Radiology* 226:630-632, 2003.

第 5 章
预备脉冲

Phil B. Hoang, Matthew P. Lungren, Allen W. Song, Elmar M. Merkle

病例 1

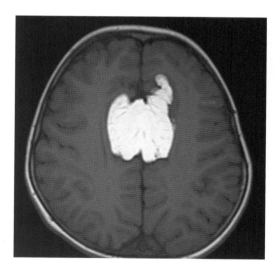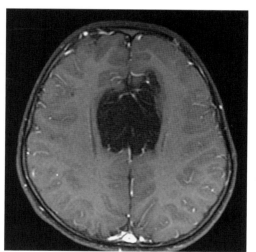

1.请列出 T1W 图像上呈高信号的常见原因。

2.两种最常见的脂肪抑制技术是什么?

3.哪一种技术只抑制脂肪信号?

4.诊断结果?

病例 1 答案

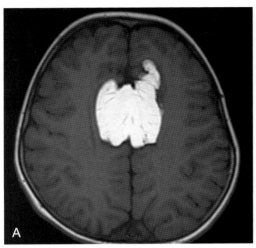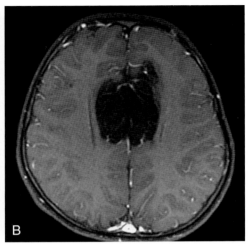

图 5-1 (A)轴位 T1W 图像示肿块位于中线区,可见薄的线状透明隔。(B)轴位增强扫描脂肪抑制 T1W 图像。肿块信号近乎完全减低,可见薄的线状透明隔。

1.脂肪、亚急性出血、高蛋白液体及黑色素可引起 T1 高信号。

2. 频率选择性脂肪饱和序列及短 tau 反转恢复序列是 MRI 常用的脂肪抑制序列。

3.频率选择性脂肪饱和序列特异性抑制脂肪信号。

4.诊断为胼胝体脂肪瘤。

预备脉冲第 1 部分:饱和脉冲

反转恢复、空间选择性预饱和、频率选择及磁化转移序列的共同联系为激励脉冲前应用射频脉冲(RF),这被称作预备脉冲。本章介绍的是频率选择及空间选择的预备脉冲,第 6 章讲述反转恢复预脉冲。

频率选择性饱和脉冲是一项广泛应用的多功能技术。它是基于以特定频率(与其独特的分子环境有关)共振的氢原子的累积。因为各组织的微分子环境各不相同,在同一外部磁场中,水及脂肪内的质子以不同的频率共振。频率差异随着外部磁场场强的增加而更加明显。例如,在 0.5T 时脂肪中质子的共振频率比自由水中质子共振频率低 74Hz,1.5T 时上述数值为 220Hz,3T 时为 448Hz。频率选择性饱和脉冲可以利用不同频率间的差异抑制水或脂肪的信号(线图 5-1)。

饱和的靶质子(线图 5-2)在毁损梯度的作用下会发生去相位(线图 5-3)。这种质子横向磁化的毁损使其不能产生信号。激励脉冲紧随其后,于是先前应用了合适的射频饱和脉冲的水或脂肪信号会被抑制。

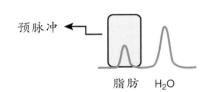

线图 5-1 频率选择性饱和应用与靶质子共振频率相匹配的窄幅射频预脉冲(灰色方框),使其饱和。

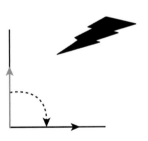

线图 5-2 首先,应用有着与靶质子共振频率相匹配的窄幅频率(黑箭)的频率选择性预脉冲(黑色闪电)。剩余质子(灰箭)未受影响,处于净纵向磁化状态。

频率选择性饱和最常见的临床应用是抑制脂肪信号,脂肪在快速回波 T2W 图像及增强扫描 T1W 图像上均呈高信号。频率选择性饱和的优点不仅可以确认 T1W 高信号病灶内有无脂肪存在,还能够抑制增强扫描 T1W 的脂肪信号,从而增加组织与病灶的对比及边缘特征的显示。

因为频率选择性饱和脉冲是通过窄幅射频脉冲特定地影响靶质子,所以信号抑制的效果依赖于磁场的

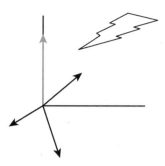

线图 5-3 其次，应用毁损梯度(白色闪电)，使被预脉冲磁化的质子去相位并破坏它们产生信号的能力。激励射频脉冲紧随其后，只激励那些未毁损的质子。

均匀性。如果磁场不均匀常会导致信号抑制不理想，有时还会将非靶组织的信号抑制掉。

此外，因为脂肪的 T1 较短，在预脉冲与激励脉冲之间恢复其净纵向磁化。因此，为了达到较好的脂肪抑制效果，需要多重脂肪饱和脉冲，而这又会引起患者体内的射频脉冲能量沉积。

因为低场强(<1.0T)时水与脂肪间的共振频率有较多重叠，频率选择性技术会导致靶质子饱和不完全及非靶质子的饱和，所以一般不应用。

另一项利用预脉冲影响组织对比的技术是磁化转移(MT)。MT 是指从受限水分子到自由水分子的纵向磁化转移。这种技术是基于受限水分子常与大分子(如蛋白质或脂类)结合，从而更易于引起局部磁场不均匀。相反，自由水分子存在于相对均匀的磁场环境中。不同的磁场环境下水分子共振频率的范围不同；自由水的共振频率较窄，位于约 63Hz(1.5T)，而结合水的共振频率范围因其内部磁场不均匀而较宽。因此，"偏共振"预脉冲优先饱和结合水分子。这样可以产生各种软组织对比，因为结合水的磁化量被转移至邻近自由水分子，产生饱和效应，结果含自由水的组织信号减低，因为其磁化转移现象占主导地位。因为信号消减的程度与自由水分子及结合水分子间的转换率有关，MT 可作为除完全 T1、T2 及质子加权的另一种可供选择的对比方式。最广泛的应用是磁共振血管成像，MT 可明显抑制背景组织的信号而对流动的血流无明显影响。磁化转移也是组织结构完整性的非特异性指标，在显示脑组织特异性组织异常方面有一定的意义(如多发性硬化的脱髓鞘改变)[6]。

空间选择性预饱和是一种用于抑制成像兴趣区之外区域产生信号的技术。应用空间选择性预饱和的常见临床序列是腰椎成像：成像过程中通过在腹部放置饱和带减少小肠蠕动产生的相位相关运动伪影。

病例 2~4：同类病例

病例 2

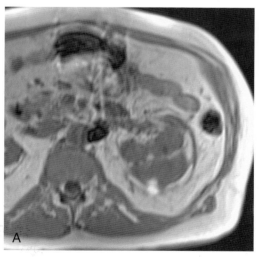
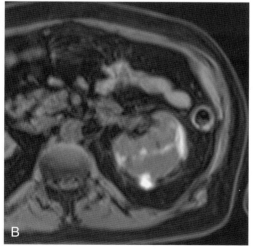

图 5-2　(A)左半腹部轴位 T1W 图像。左肾后部的混杂信号肿块，周边呈与脂肪相近的 T1 高信号。(B)轴位脂肪抑制 T1W 图像。皮下及腹腔内的脂肪信号被抑制；左肾肿块的 T1 高信号仍存在。

诊断：肾包膜下血肿。

病例 3

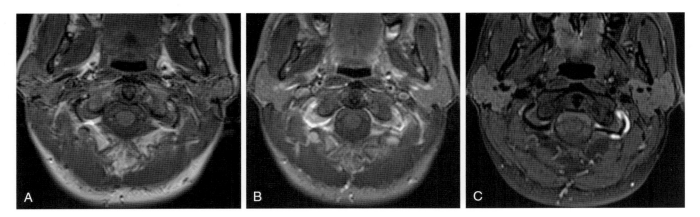

图 5-3　(A)齿突水平颈椎的轴位 T1W 图像。未见明显异常。(B)T1W 增强扫描图像也未见明显异常。(C)T1W 脂肪抑制增强扫描图像,左侧椎动脉外周可见异常 T1 高信号。

诊断:左侧椎动脉夹层假腔内亚急性血栓形成。

病例 4

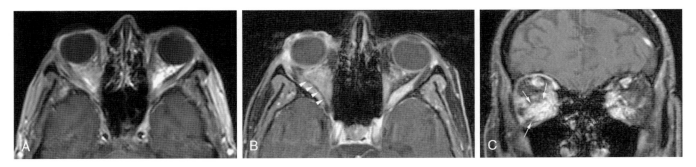

图 5-4　(A)眼眶轴位 T1W 增强扫描图像未见明显异常。(B)同层面 T1W 脂肪抑制增强扫描图像,右侧眼眶内下部可见强化肿块,肿块外侧见细线状低信号锥内脂肪环绕。(C)冠状位 T1W 脂肪抑制增强扫描图像,更好地显示眼眶内下部的异常软组织肿物。

诊断:乳腺癌转移瘤。

讨论

脂肪抑制的两个重要作用:①抑制高信号的脂肪有利于强化;②确认某病变内有无脂肪。左肾肿物(病例 2)表现为周边分布的高 T1 信号,这种信号与皮下及腹腔内的脂肪一致。这提示含脂肪病变的可能性,如血管平滑肌脂肪瘤。但是,因为在脂肪抑制序列上信号没有减低(见图 5-2B),排除了含脂肪病变的可能。T1 高信号原因除了脂肪之外,还有可能是亚急性出血的产物,本病例就是肾包膜下血肿。

在病例 3,左侧椎动脉夹层血管内膜下的亚急性血栓在未进行脂肪抑制的 T1W 图像上因周围高信号脂肪而显得模糊不清,应用脂肪抑制序列可提供"特殊的"对比、显示异常征象。

在 T1W 增强序列钆强化的组织会呈现与脂肪相近的 T1。正如病例 4 所显示的,在无脂肪抑制的 T1W 增强扫描图像上辨别强化病变是很难的。在轴位未加脂肪抑制的 T1W 增强扫描图像上,强化的右侧锥内肿块(图 5-4A)因锥内脂肪呈相似的高信号而显示不清。应用脂肪饱和技术(图 5-4B,C)来降低锥内脂肪的信号,提供了增加病变检出所需的对比。

病例 5~7:同类病例

病例 5

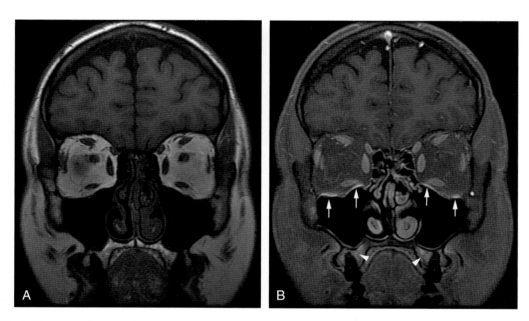

图 5-5　(A)眼眶冠状 T1W 图像,可见常规 T1W 图像上呈高信号的眼眶、骨髓及皮下脂肪。(B)冠状脂肪抑制 T1W 增强扫描图像,眼眶、骨髓及皮下脂肪可见较均匀的脂肪抑制,但在眼眶下壁和上颌骨髓腔内可见高信号。

诊断:空气-骨交界面脂肪抑制较差。

病例 6

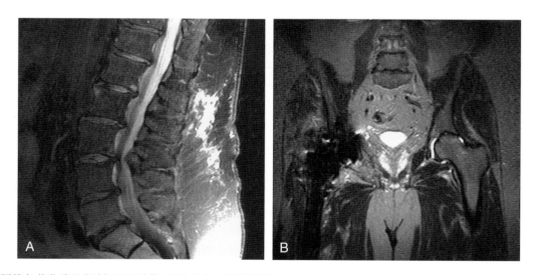

图 5-6　(A)腰椎矢状位脂肪抑制 T2W 图像,可见多个水平的椎间盘病变。注意脑脊液信号逐渐减低,而第 5 腰椎及骶椎椎体的信号轻度逐渐增高。(B)同一患者盆腔的冠状位 STIR 图像。右侧近段股骨及髋臼窝因人工关节的影响而产生信号减低。

诊断:右侧人工股骨头所致的脂肪抑制效果较差及下腰段 CSF 信号减低。

病例 7

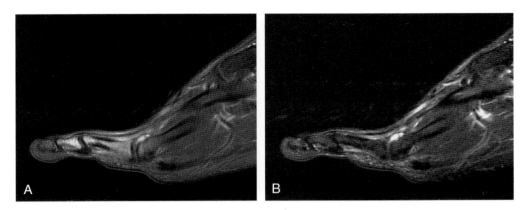

图 5-7　（A）中趾的矢状位脂肪抑制 T2W 图像显示其中节及近节趾骨呈弥漫性高信号。T1W 图像（未提供）上相应位置的信号正常。（B）相应位置的矢状位 STIR 示骨及软组织信号未见异常。

诊断：类似骨髓水肿的脂肪抑制不良。

讨论

频率选择性饱和是在所有质子以同一频率进动的假设下进行的。主磁场越均匀，信号抑制越均匀。但磁场不均匀总是不同程度存在，尤其是组织间磁敏感性有显著差别的部位，如组织与空气界面(病例 5)、整形假体(病例 6)及不对称部位(病例 7)[7]等(磁敏感性这一概念将在第 8 章进一步阐述)。

眼眶成像时，为了显示 T1W 图像上异常强化的情况，应采用脂肪抑制。而组织–空气界面磁敏感性的不同会引起脂肪抑制的失败，使得邻近未强化组织(如眼部肌肉或神经)在强化图像上呈现类似异常强化的高信号。

假体因其铁磁性引起局部磁场的变化 (病例 6)，进而引起邻近组织进动频率的变化[3]。整形假体会引起脂肪抑制不良及可能的水抑制不良。髋关节的假体(见图 5-6B)影响了脂肪及水的进动频率，从而使本要抑制脂肪的饱和脉冲反而抑制了低位腰椎和骶骨水平的脑脊液信号(见图 5-6A)。

趾骨的高信号可能被误认为是水肿(病例 7)。但因为相应 STIR 图像未见异常信号，可以判定"信号"异常是缘于肢体形态不对称引起的不完全脂肪抑制。另一处常常出现脂肪抑制不佳的部位是腋窝。

病例 6 和病例 7 均阐明，在磁场不均匀的情况下，另一种脂肪抑制技术——STIR，较频率选择性脂肪抑制技术更有效。STIR 的应用原理(如脂肪饱和、预脉冲技术)将在第 6 章进一步讨论。

病例 8

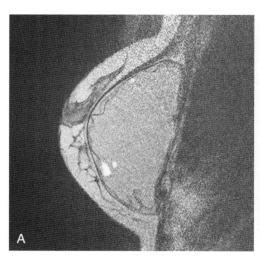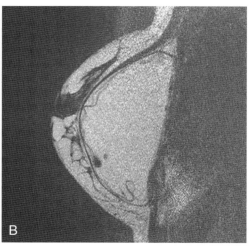

图 5-8　(A)乳腺胸肌下硅假体植入术后的矢状位 T2W 图像。假体内多发细曲线状低信号影是假体囊内破裂的表现。在假体囊内见多发的类圆形高信号区。(B)矢状位水饱和 T2W 图像见上述类圆形信号灶信号减低,注意邻近的纤维腺体组织信号减低。

诊断:硅假体囊内破裂。

讨论

　　本病例阐述了用于乳腺假体完整性研究的频率选择性水抑制。此项技术与脂肪饱和的唯一区别是与水中质子共振频率一致的窄频 RF[1]预备脉冲(线图 5-4),同样是用扰相梯度使水中质子的横向磁化去相位。抑制了 T2W 图像上呈高信号的水和脂肪信号,产生"硅"成像,这是判定伴有硅漏出的囊外假体破裂的关键(见第 6 章)。

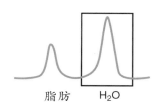

线图 5-4　水抑制。射频(RF)预脉冲与水的共振频率一致。

　　病例 8 囊内乳腺假体破裂的诊断是无疑的(见图 5-8A)。本病例显示在破裂的假体囊内的水滴信号在水抑制序列上受到抑制(见图 5-8B)。

病例 9

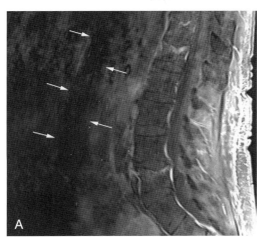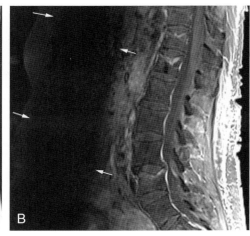

图 5-9　(A)腰椎矢状位脂肪抑制增强扫描 T1W 图像。尽管用了饱和带(箭),但明显的肠管运动伪影引起了信号不均匀及腰椎椎体和椎管的显示不清。(B)腰椎矢状位脂肪抑制增强扫描 T1W 图像,同一患者,同一层面。在前腹部加了更宽的饱和带(箭),腰椎的分辨率得到显著改善。

诊断:在前腹部应用更宽的饱和带以减少运动伪影。

机制探讨

空间选择性预饱和是一种抑制层面内不需要的组织信号增高的技术。与脂肪和水饱和相似的是,空间选择性预饱和应用了频率选择性 RF 脉冲加一个扰相梯度。与脂肪/水饱和不同的是,预饱和脉冲的靶组织位于图像感兴趣区之外。

病例 9 显示了腹部常见的运动伪影问题,即由蠕动肠襻引起的相位相关的伪影影响后方腰椎的显示。最初采用在腹部放置较窄的饱和带(图 5-9A),不足以降低肠襻引起的信号。技师意识到这一点,在腹部放置了更宽的饱和带覆盖了全部肠管的范围,这样就显著减少了运动伪影,提高了腰椎的分辨率(见图 5-9B)。

本章要点

1.预脉冲是在激励脉冲之前应用射频脉冲的技术。

2.反转恢复、频率选择性饱和、空间选择性饱和及磁化转移序列通过应用不同的预脉冲改变组织对比。

3.频率选择性饱和是一种抑制脂肪或水中质子信号的常用技术。包含了靶质子共振频率的预脉冲使靶质子发生共振,然后应用扰相梯度来使共振的质子去相位而不能产生信号。

4.频率选择性饱和的质量取决于磁场场强及磁场的不均匀性,场强越强,质子饱和越特异。

5.内部磁场的不均引起靶质子共振频率的变化,导致了不完全的信号抑制。引起磁场不均匀的原因包括:空气-骨的界面(鼻旁窦)、人工植入物和肢体局部不对称(足及腋窝)。

6.预脉冲可用于几乎所有的成像序列,其结果包括扫描时间延长、射频脉冲能量沉积增加及信噪比降低。

7.频率选择性饱和和反转恢复序列联合使用可以增强某种组织的信号或增加某种组织信号受抑制的程度,这种原理在乳腺成像用于评价硅假体。

8.空间选择性预饱和用于人体感兴趣区之外,主要用来降低与运动伪影相关的质子产生的信号(如蠕动的肠管)。

9.磁化转移技术用非峰值的射频脉冲磁化微分子中结合的水质子,这些质子将它们的磁化转移给自由的水质子,从而达到饱和效应。其结果是在发生了"磁化转移现象"的区域信号减低。

(周炜 郁万江 译)

参考文献

1. Mitchell DG, Cohen MS: *MRI Principles*, 2nd ed. Philadelphia: Elsevier Saunders, 2004.
2. Malghem J, Lecouvet FE, Francois R, et al: High signal intensity of intervertebral calcified disks on T1-weighted MR images resulting from fat content. *Skeletal Radiol* 34:80-86, 2005.
3. Lee MJ, Kim S, Lee SA, et al: Overcoming artifacts from metallic orthopedic implants at high-field-strength MR imaging and multi-detector CT. *RadioGraphics* 27:791-803, 2007.
4. Merkle EM, Nelson RC: Dual gradient-echo in-phase and opposed-phase hepatic MR imaging: a useful tool for evaluating more than fatty infiltration or fatty sparing. *RadioGraphics* 26:1409-1418, 2006.
5. Bogaert J, Dymarkoqwski S, Taylor AM: *Clinical Cardiac MRI: with Interactive CD-ROM*. New York: Springer, 2005.
6. Henkelman RM, Stanisz GJ, Graham SJ: Magnetization transfer in MRI: a review. *NMR Biomed* 14:57-64, 2001.
7. Delfaut EM, Beltran J, Johnson G, et al: Fat suppression in MR imaging: techniques and pitfalls. *RadioGraphics* 19:373-382, 1999.

第 6 章
反转恢复

Phil B. Hoang, Erica Berg, Allen W. Song, Elmar M. Merkle

病例 1

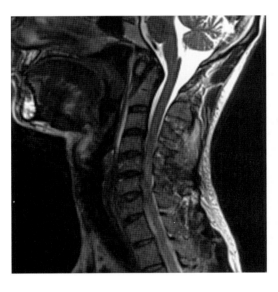 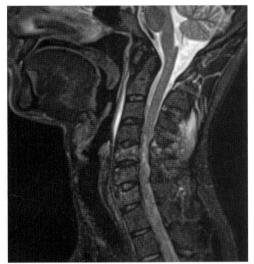

1.上述两幅图是什么加权图像？

2.T2W FSE 图像上脂肪的正常信号强度是怎样的？

3.下图中抑制了什么软组织的信号？

4.在本例中我们使用了 STIR 而并非 FSFS，为什么？

5.患者有外伤史，诊断是什么？

病例 1 答案

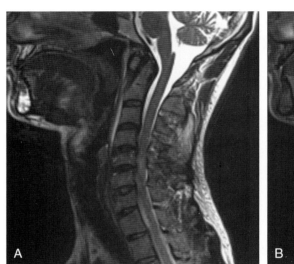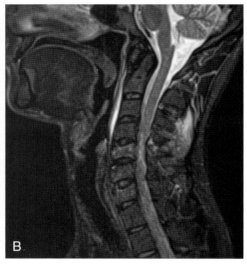

图 6-1　(A)颈椎矢状位 T2W FSE 图像。C5 椎体略扁,椎前软组织呈高信号。相应部位颈椎椎管狭窄,且脊髓内见可疑稍高 T2 信号。(B)同层面矢状位 STIR 图像。椎前血肿更加明显,C5~C7 椎体的骨髓水肿更清晰。持续的后方软组织的异常高信号提示韧带损伤。脊髓内见可疑稍高 T2 信号,在 STIR 序列上可以明确其存在。

1.两幅图像都是 T2 加权图像。

2.在 T2W FSE 图像上脂肪为高信号。

3.脂肪的信号被抑制了。

4.采用 STIR 是为了避免频率选择性脂肪抑制时,因后颈部结构不对称引起的脂肪抑制不完全。

5.诊断为 C5~C7 椎体压缩性骨折,并脊髓挫伤及韧带损伤。

讨论

T2W FSE 图像上高信号的脂肪可能掩盖骨及软组织的水肿。在本病例有必要应用脂肪抑制技术显示重要的异常征象(见图 6-1B)。STIR 不仅能够抑制脂肪,还可以使水肿的边界更加清晰,因而成为最合适的脂肪抑制技术。

预脉冲第 2 部分:反转恢复

反转恢复属于预脉冲系列。第 5 章讲述了频率选择性及空间选择性预饱和脉冲,这一章讲述反转恢复。虽然反转恢复中预脉冲的使用与频率选择性技术类似,但使目标信号消失的原理是不同的。反转恢复应用的预脉冲是非特异性的,它会影响所有质子,并依赖于不同组织的不同纵向磁化速度来实现目标信号消失。

预脉冲常常是一个 180°的翻转脉冲。所有质子在极性上被反转,从正向磁化(+Mz)到负向磁化(-Mz)。质子将会开始恢复它们的净纵向磁化,而这取决于其固有的 T1(线图 6-1)。

组织特异性的 T1 构成了反转恢复的基础,使得信号抑制取决于参数的选择;最常见的靶组织是脂肪、脑脊液及心肌。信号最低点是反转预脉冲后靶质子产生最小的信号强度之时, 即组织恢复其平衡磁化至 0 值之时。

反转脉冲与激励脉冲的间隔即反转时间(TI)。使某一特定质子群信号减低的 TI 可由下列公式计算:0.693×T1, 其中 T1 为特定质子群的纵向弛豫时间。1.5T 场强时,抑制脂肪需 175ms,抑制 CSF 需 2500ms。因 T1 随磁场强度的增加而延长,反转时间也会延长。

本章主要讨论两种常用的反转恢复技术。第一种为短 T1 反转恢复(STIR),第二种为液体衰减反转恢复(FLAIR)。心脏成像用到的反转恢复也会简要的介绍。

STIR 不仅能抑制脂肪信号, 还能够增加长 T1 长 T2 组织的对比。STIR 的对比又称作"反"T1 对比,即在 T1W 图像上呈低信号的组织, 在 STIR 图像上呈相应高信号。当磁场不均匀或磁场场强较低时,STIR 是较频率选择性脂肪饱和更好的脂肪抑制技术。虽然 STIR

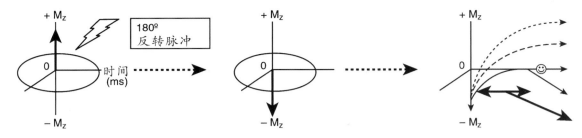

线图 6-1　施加 180°反转预脉冲,质子磁化强度从正值(+Mz)翻转为负值(-Mz)。组织纵向净磁化强度(+Mz)开始恢复,其取决于组织的 T1。组织零点(smiley face)指施加反转预脉冲后,组织纵向净磁化强度为零时的时间点。

能够均匀地抑制脂肪信号,但没有特异性:任何 T1 与脂肪相近的组织都会被抑制。

　　FLAIR 是神经影像的基本序列。反转时间的设置可抑制自由水及简单液体（如 CSF）。因为水的 T1 较长，反转时间较 STIR 长，在 1.5T 时多为 2000~2500ms。CSF 信号受抑制增加了损伤-脑实质的对比,尤其当病变位于脑脊液内或在脑脊液与脑的交界处时。FLAIR 在显示不强化病变的范围方面有重要作用。FLAIR 也用于 T1WI,可使轻度强化的中枢神经系统病变显示更加清晰,改善灰白质对比。

　　心脏成像广泛应用反转恢复以得到期望的心肌及血管对比。评价心肌活动度时，正常心肌信号为低信号，更易于显示强化的瘢痕组织。反转恢复用 2 个 180°反转预脉冲来消除流动血液的信号，第一个预脉冲无选择地反转所有质子，第二个预脉冲选择性的反转层面的质子，这样这些质子就回归平衡磁化的状态。这就生成了黑血图像,将于第 10 章详细讨论。

病例 2

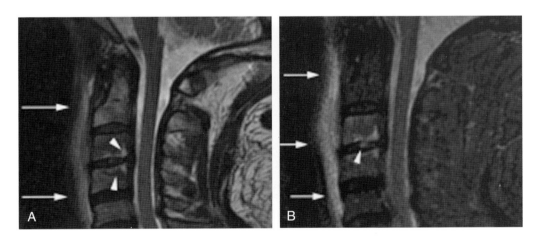

图 6-2　(A)上部颈椎的 T2W FSE 图像示 C3/C4 椎间盘邻近椎板异常信号区(箭头),另见椎前软组织水肿及高信号(箭)。(B)同层面 STIR 图像显示 C3/C4 椎间盘邻近椎板更清晰的高信号区及椎间盘的异常信号(箭头),C3/C4 椎体可见范围更广的高信号。与图(A)所示的图像对比,椎前软组织信号强度。

诊断:椎间盘炎-骨髓炎。

讨论

　　C3 及 C4 异常的高信号水肿在 STIR 上显示更清晰,是因为来自骨髓的正常高信号被抑制了,注意 C2

及 C5 正常黄骨髓受抑制后呈现的低信号（图 6-2B）。椎前软组织水肿在 STIR 序列上也显示得更明显。

　　本病例阐述了关于 STIR 的重要特点：长 T1 的组织（如椎前软组织水肿）将呈高信号，短 T1 的组织将呈低信号。这种信号表现与常规 T1WI 相反,因而也被称为"反 T1"。

在 180°翻转脉冲之后,脂肪纵向磁化矢量的恢复较其他长 T1 组织快。在脂肪恢复至其零点时,施加激励脉冲使脂肪无法产生信号。大部分长 T1 组织的质子被反转,且相对于其零点有一个较大的矢量。在 STIR,信号强度依赖于质子纵向矢量的磁化(而并非极化)。换句话说,决定信号强度的是相对质子的零点有多少质子偏向南极或北极及偏离的程度有多大,而并非质子偏向北极(+Mz)还是南极(−Mz)。影响信号强度的是质子纵向磁化矢量的大小,而并非质子的方向(线图 6-2)。

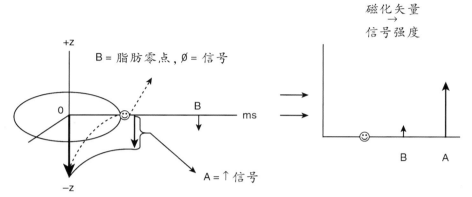

线图 6-2　短 TI(实线)时,质子(A)T1 最长(距离各自零点最远),产生的信号最大。

病例 3

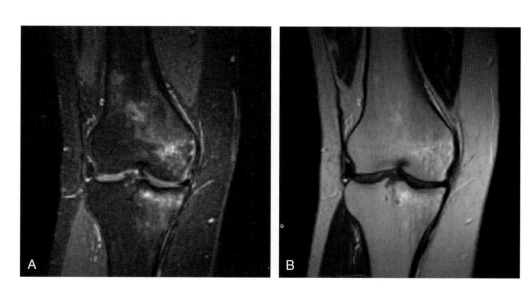

图 6-3　(A)膝关节冠状位 STIR 图像。可见胫骨平台内侧及股骨内侧髁的高信号骨髓水肿。外侧半月板游离缘的磨损表明有退行性的放射状撕裂。(B)冠状位 T2W FSE 图像。可见水肿信号因骨髓的高信号背景而模糊。

诊断:骨髓水肿。

讨论

正像在第 2 章所提到的,脂肪在 T2W FSE 图像上呈高信号。这是因为多个 180°重聚焦脉冲干扰了在传统 T2W 自旋回波序列中所见到的 J 偶联效应。J 偶联是指脂肪分子原子核中的质子-质子偶联,这种效应会缩短 T2。对 J 偶联的干扰影响了脂肪中的质子-质子相互作用,使 T2 延长,T2W 信号增高。

因 T2W 高信号的骨髓水肿会被同样为高信号的脂肪掩盖,在此序列不易评价骨髓水肿,因此有必要进行脂肪抑制。脂肪抑制的益处在病例 1 及病例 2 中已有阐述。病例 3 展示了 T2W FSE 图像上骨髓的高信号(见图 6-3B)是怎样使膝关节内侧的水肿信号模糊的,而同时可以看到在 STIR 图像上水肿信号清晰显示(见图 6-3A)。

如果在高外磁场的条件下，频率选择性脂肪抑制可以达到同样的显示水肿的效果，而上述病例检查是在 0.6T 的设备上完成的。水和脂肪质子在低场条件下的共振频率十分相近，因而其化学位移很小(0.5T 74Hz,1.5T 224Hz,3.0T 448Hz)。在用于抑制脂肪的窄带宽饱和脉冲的作用下，在饱和预脉冲频率范围内进动的水质子也会被不经意地抑制掉(图 6-3)[1]。

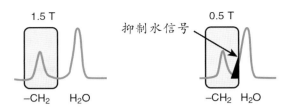

线图 6-3　在高外磁场条件下，水与脂肪的质子间有较大的化学位移(或差异)，可进行更精确的频率选择性脂肪抑制。在低外磁场条件下，水与脂肪的质子间的化学位移较小，在频率峰值的末尾会有部分重叠(黑箭)，这时，窄频的射频预备脉冲就会抑制一部分水质子的信号。

病例 4

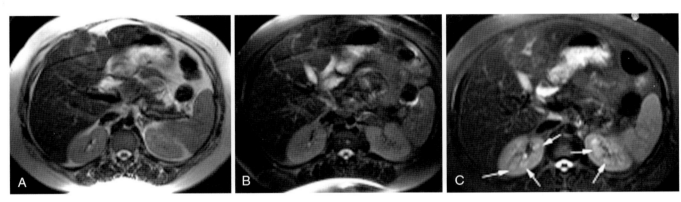

图 6-4　(A)上腹部轴位 T2W FSE 图像。注意双肾、肝及脾的信号对比差别。体后壁的高信号带是由于卷褶伪影所致。(B)同层面轴位频率选择性 T2W FSE 图像。除了腹部及皮下脂肪受抑制之外，双肾、肝及脾的信号对比没有什么变化。(C)同层面轴位 STIR 图像。与肝脏相比，双肾及脾信号略高。此外，注意肾乳头的信号增高。

诊断:反转恢复与脂肪饱和的对比差异。

讨论

在本研究所,肌肉、骨骼及腹部大部分 T2W 图像都是用频率选择或反转恢复序列的脂肪抑制来采集的。前面的病例表明虽然频率选择及反转恢复技术达到了同样的效果(即脂肪抑制及增加组织对比),但两者的原理是完全不同的。如病例 4 所示,我们要讨论的一条重要原理是:反转恢复序列对于组织对比的影响。

图像中信号强度的差异不仅取决于组织的弛豫特点(T1、T2 和质子密度),还取决于操作者因素(自旋回波的 TR 及 TE)。在正常的生理条件下,会产生常规序列上的组织对比,但反转脉冲的引入,如用 STIR 来采集 T2W 压脂图像,则改变了原有的组织对比。

在病例 4,T2W FSE 与频率选择性 T2W FSE 相比,除了脂肪受到抑制外,组织对比没有明显变化。但当应用反转恢复时,双肾、肝及脾之间本来细微的信号对比差异变得明显了。令人惊讶的是,在 STIR 图像上肾的皮髓质对比增加了,而这在频率选择性脂肪抑制及未行脂肪抑制的图像上都未显示。这两种技术的组织对比差异,即使在成像参数(TR 和 TE)相近时也十分明显。

另一个本病例提示的现象是:STIR 对长 T1 长 T2 组织的"加法"效应。如病例 4 图像所示,反转脉冲使长 T1 组织产生更多的信号;因为这些组织常常是长 T2 的,因而在 T2WI 时会产生更高的信号。这有利于显示因细胞外水分增多、T1 及 T2 较长的病理性组织。例如,肝左叶较大的局限性结节增生(FNH)因更好的病变-实质对比,在 STIR 图像上显示的比其他序列更清晰(如果刚才你没注意到,再看一遍吧)。

病例 5

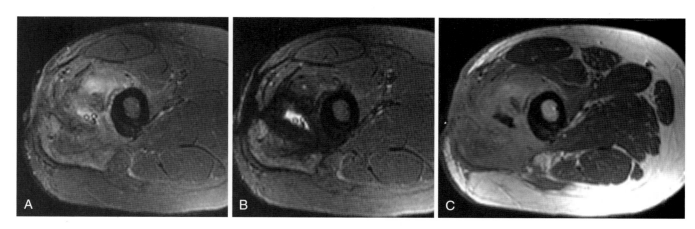

图 6-5　(A)大腿轴位 STIR 图像。可见邻近股骨并向皮下软组织延伸的大腿深部外侧异常高信号区,外伤后引起的后方骨膜增厚,软组织异常信号区中央的 3 个小圆形异常信号区为外科引流管影。(B)与 A 图同一层面的 STIR 钆剂增强扫描图像。异常组织的信号明显降低,中央的高信号为单纯的液体。(C)轴位 T1W 增强扫描图像,异常组织强化,中央的液体聚集区不强化。

诊断:术后改变。

讨论

钆剂是一种顺磁性物质,它能缩短其所影响组织的 T1 和 T2。诊断成像时所用的浓度,对于 T2 的缩短作用很小,因而在 T1W 及 T2W 图像上都不能引起明显的信号减低(见第 4 章)。

在第一幅 STIR 图像上股外侧异常高信号的组织(见图 6-5A)在注射钆剂之后信号明显减低(见图 6-

5B)。T1W 增强扫描图像显示组织明显强化 (见图 6-5C),说明相应区域有钆剂灌注。

你知道这是为什么吗?增强扫描 STIR 图像异常组织信号的减低是缘于错误的信号抑制。钆剂使组织 T1 缩短,导致其反转时间缩短。由于异常组织的反转时间与脂肪非常相近,所以 STIR 将其信号都一并抑制了。因此,增强扫描脂肪抑制采用的是频率选择性脂肪饱和(FSFS)。

病例 6

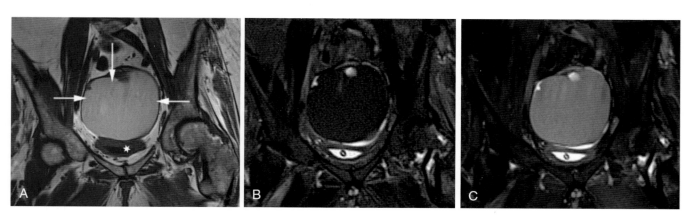

图 6-6　(A)盆腔的冠状位 SE T1W 图像。可见膀胱上方的类圆形高信号肿物。(B)同一层面冠状位 STIR 图像。肿物呈弥漫性低信号,于肿物上壁可见高信号的结节。(C)冠状位 FSE T2W 脂肪抑制图像,肿物呈较尿液略低的中等到稍高信号。

诊断：出血性黑色素瘤转移。

讨论

本病例的关键点是：①并不是所有 SE T1W 及 FSE T2W 高信号就是脂肪；②当用 STIR 来行脂肪抑制时并非所有的 STIR 低信号都是脂肪。

你一定会问：这到底是怎么回事？T1W 高信号的盆腔肿物（病例 6A）在 STIR 上为低信号（见图 6-6B），但在 T2W 脂肪抑制图像上仍呈高信号（见图 6-6C）。在本例检查中如果只选 STIR 作为脂肪抑制技术，图像

表现可能会提示是含脂肪的肿瘤，如脂肪瘤。但是在脂肪饱和图像上肿块的信号没有降低则提示：此肿块根本不含脂肪（因为脂肪饱和是脂肪特异性的）。这个肿块是黑色素瘤患者的出血性黑色素瘤转移。

本病例有趣的一点是：出血性的盆腔肿物在 STIR 呈低信号，而在脂肪抑制 T2W 图像上的信号不低。肿物在 T1W 图像为高信号，说明其 T1 是因正铁血红蛋白——一种在亚急性出血时出现的顺磁性物质的影响，而缩短。正铁血红蛋白使得肿物的 TI 缩短，从而误引起 STIR 信号的减低。

病例 7

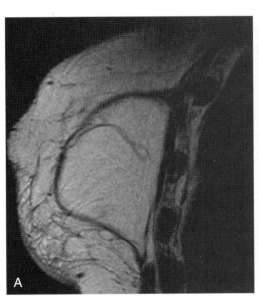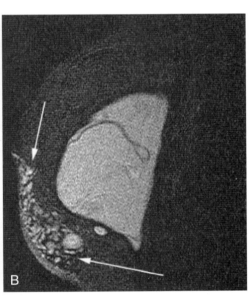

图 6-7　(A)矢状位水饱和 T2W 图像显示胸后硅乳假体内有异常的曲线样低信号区，信号线两侧的高信号区支持囊内假体破裂。(B)矢状位水饱和及 STIR T2W 图像。均匀的水及脂肪抑制提示囊内破裂的可能。乳腺前下部类圆形及结节状的高信号区代表了硅胶的囊外漏出或破裂。注意在水和脂肪信号被抑制之后，信噪比的进一步减低。

诊断：囊外硅假体破裂。

讨论

在乳腺成像中，抑制水和脂肪的信号之后，生成了"纯硅胶成像"，这种图像即可评价硅假体的完整性，又可判断硅假体是否有囊外漏出。在脂肪抑制时，特殊的激励预备脉冲激励了水质子，随后有一个"Crusher"梯度脉冲使激励的水质子失相位，使它们在施加 RF 脉

冲时无法产生信号。

脂肪和硅胶有相似的信号强度及进动频率，其化学位移仅为 1.5ppm（水脂间化学位移为 3.5ppm）。这意味着在 1.5T 时其共振频率相差仅 80Hz，因为频率差异太小，在判断移植物完整性的研究中一半不使用脂肪饱和技术，因为硅胶产生的信号也会误被抑制。因此，STIR 为最佳的脂肪抑制技术，可用来观察有囊外硅胶漏出的移植物破裂（病例 7）。

病例 8

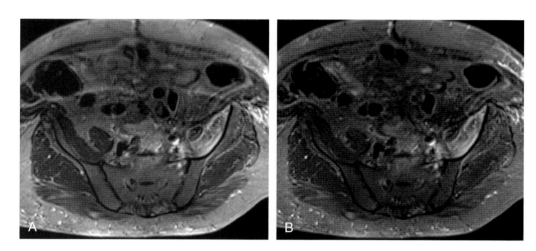

图 6-8　(A)轴位盆腔 STIR 图像,TI 为 110ms,图像生成于 1.5T MR 机。可见左侧髂肌的弥漫性高信号和左侧骶骨翼的线状高信号。注意皮层下及腹腔内脂肪的信号中度增高。(B)轴位盆腔 STIR 图像,TI 为 150ms。左侧骶骨翼的线状异常信号与其脂肪背景的对比更加明显,仍可见到左侧髂肌的弥漫水肿。脂肪信号增高的程度减低,左侧骶骨与正常骨之间的信号对比增强。

诊断:左侧骶骨骨折及左侧髂肌拉伤。

讨论

病例 8 展示了不同反转时间对图像对比的影响。当反转时间设置为 110ms,脂肪信号轻度抑制,左侧骶骨骨折显示但不够清晰,左髂肌水肿可清晰显示;当反转时间设置为 150ms,脂肪信号进一步被抑制,骨折与正常骨的对比增强。但应用较长反转时间的缺点是扫描时间轻度延长。

病例 9

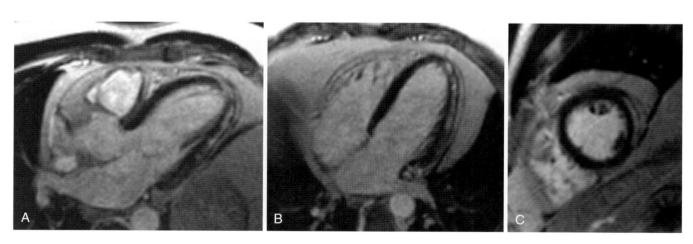

图 6-9　反转恢复快速小角度激励(T1W IR-FLASH)延迟增强扫描的三腔图(A)、四腔图(B)及两腔图(C)。可见底下壁、中-尖侧壁及尖前下壁心外膜-肌层的异常强化,心内膜组织正常。

诊断：非缺血性心肌延迟强化。

讨论

反转恢复是心肌增强扫描用来评价心肌瘢痕（梗死）及纤维化的传统方法。正常心肌的信号为 0，而脂肪呈明显高信号。

本技术以一个非选择性 180° 预备反转脉冲开始，

因信号强度取决于组织特异性的 T1，这个预脉冲产生图像的 T1 对比。因心肌瘢痕中钆剂的轻度浓聚，与正常心肌相比其纵向弛豫更快。通过在正常心肌的零点施加激励脉冲（约 300ms），心肌瘢痕将会获得较大程度的纵向弛豫，产生较强的信号。由此形成"亮即是死"的瘢痕与正常心肌的鉴别诊断。第 4 章将对上述内容进一步阐述。

病例 10

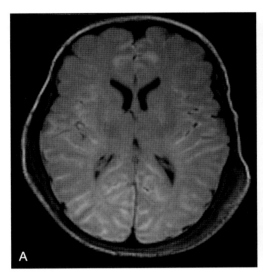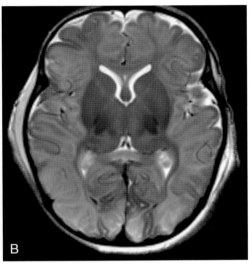

图 6-10　(A)基底节层面的轴位 FLAIR 图像。可见硬膜下及脑沟内弥漫的高信号，符合硬膜下及蛛网膜下隙出血的改变。(B)同层面轴位 T2W FSE 图像。FLAIR 异常信号被脑脊液的高信号所掩盖。髓鞘化类型符合新生儿特点。

诊断：蛛网膜下隙出血。

讨论

与 STIR 相似之处是，FLAIR 应用一个非选择性反转脉冲来增加组织的 T1 对比，此序列可用长 TE 序列产生重 T2W 图像。与 STIR 不同之处是，FLAIR 的反转时间是为了使通常为高信号的 CFS 信号为 0，因为 CFS 的 T1 很长，所以反转时间通常为 2000~2500ms。因为反转时间较长，在施加激励脉冲时大多数组织已达到纵向磁化平衡，而脑脊液的信号被抑

制（线图 6-4）。

当在 CSF 分布区出现 FLAIR 高信号时，通常表明出现了某种改变了 CSF 的 T1 及 T2 的物质。在病例10，脑沟及后部大脑凸面的 FLAIR 高信号主要是因为出血，血液缩短了 CSF 的 T1。这改变了 CSF 的反转时间，使得其信号抑制不如预期。FLAIR 是观察急性蛛网膜下隙出血最敏感的磁共振序列。其他的 CSF 或蛛网膜下隙分布区 FLAIR 高信号的病变包括脑膜炎及疾病的软脑膜播散。

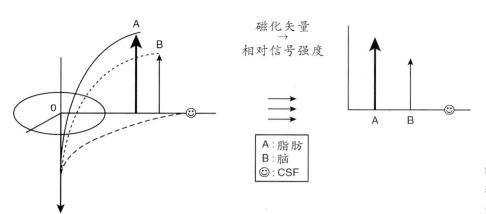

磁化矢量
→
相对信号强度

A:脂肪
B:脑
☺:CSF

线图 6-4   施加非选择性 180°脉冲后,较长的 TI 时间使水的信号为 0,而其他组织的纵向弛豫达到平衡。

病例 11

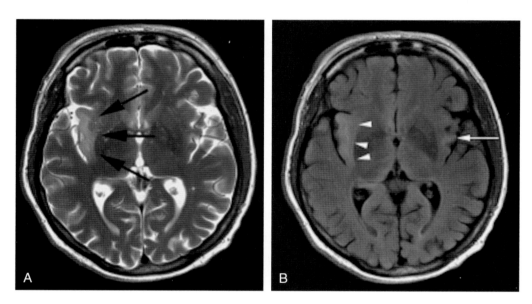

图 6-11   (A)基底节区 T2W FSE。注意右侧岛叶可疑信号异常(箭)。(B)同层面轴位 FLAIR。确认右侧岛叶信号异常(箭头),同时可见左侧岛叶轻微的信号异常(箭)。

诊断:疱疹病毒性脑炎。

讨论

病例 11 是 1 例精神状态改变的年轻患者,T2W 图像上可疑的信号异常,在 FLAIR 图像上,因去除了 CSF 信号影响,增加了异常与正常脑实质信号对比,而得以确认。FLAIR 图像还显示了 T2W 图像未显示的对侧脑岛的轻微异常。伴有精神状态改变的双侧、非对称性的脑实质异常,提示疱疹性脑炎的可能性,而后续的 CSF 检查证实了上述判断。

病例 12

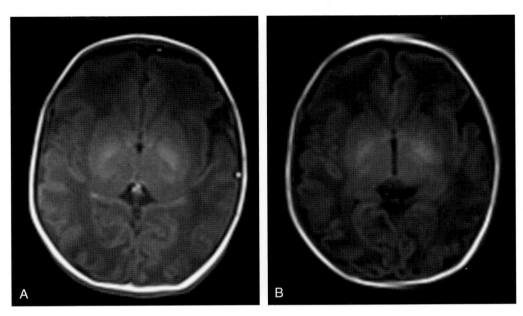

图 6-12　(A)新生儿脑的轴位 T1W SE 图像。低信号的 CSF 与中脑/脑干、大脑灰白质对比不佳。(B)同层面的 T1W FLAIR 图像。脑脊液信号明显减低,脑灰白质对比改善。双侧苍白球对称的高信号反映了髓鞘化的状态。

诊断:新生儿髓鞘化。

讨论

　　本病例说明 T1WI 的反转恢复可产生更明显的 T1 对比。起初,因 TR 过长会引起扫描时间延长,反转恢复一般不用于 T1W SE 序列。T1WI 快速反转恢复序列通过在 T1W FSE 的基础上加了一个 180°的预脉冲,解决了这个问题。通过施加 180°反转脉冲(使磁化矢量由 M_0 到$-M_0$),T1 对比倍增。

　　改变反转时间可改变图像中某种对比,如:增加灰白质对比(有利于判断小儿髓鞘化分期),使肿瘤与邻近水肿的分界清晰,增加邻近脑脊液或脑室旁间隙病变的显示。

　　虽然应用了 FSE 技术,使扫描时间在能接受的范围内,但与 SE 序列相比,要得到同样的质量的图像,需用 3~5 倍的时间。而且,FSE 技术降低了图像的分辨率。

病例 13 和 14:同类病例

病例 13

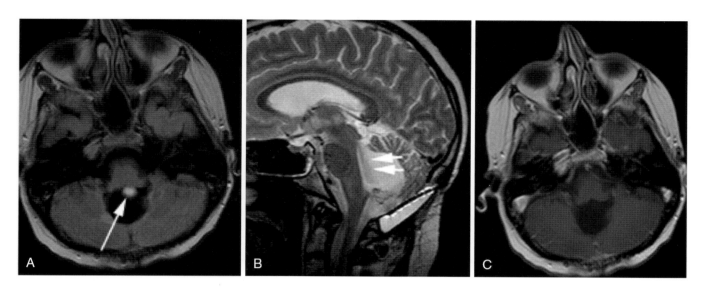

图 6-13　(A)斜坡水平的轴位 FLAIR 图像。可见延髓后方圆形的高信号(箭)。第四脑室扩张为延髓星形细胞瘤术后改变。(B)矢状位 T2W FSE 图像。第四脑室内的带状低信号(双箭)是由于脑脊液质子在中脑导水管内流动所致。(C)同一层面的增强扫描 T1W 图像。FLAIR 异常信号区未发现病变。

诊断:FLAIR 图像上源于脑脊液流动伪影的假肿块。

病例 14

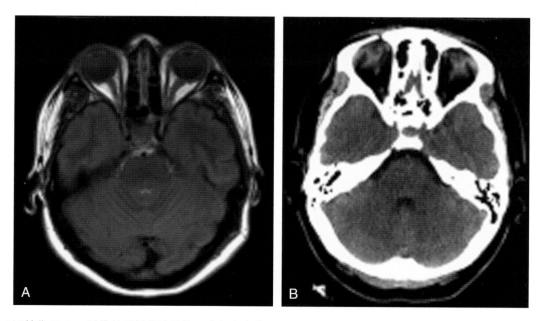

图 6-14　(A)轴位 FLAIR 图像显示桥前池及第四脑室内高信号。(B)同一层面未强化脑 CT 图像,未见蛛网膜下隙出血征象。

诊断：FLAIR 脑脊液流动伪影。

讨论

我们已经讨论了引起 FLAIR 信号异常的病理原因，现在讨论引起 FLAIR 信号异常的伪影。在脑内管道中流动的脑脊液，带来了未被 180°脉冲反转的质子，在脑脊液的 0 点，这部分质子的信号未被抑制。高信号结节可能提示疾病复发，但矢状位 T2W 图像能够解释 FLAIR 图像上的伪影，而增强扫描 T1W 图像未见异常则更确认了 FLAIR 伪影的判断。

脑脊液流动伪影可误诊为蛛网膜下隙病变（病例 14）。这种流动伪影常出现于脑脊液流动较快时，如室间孔及基底池（图 6-14B），而在脑脊液流动不快的区域上述伪影很少出现，如大脑凸面脑沟。

FLAIR 伪影的其他可能原因是常见于肾衰竭患者（多为肾性系统性纤维化，少见）的钆剂延迟分泌进入蛛网膜下隙，以及应用异丙酚及氧疗的镇静患者[11]。

本章要点

1.反转恢复属于预脉冲序列，即在激励脉冲之前施加一个射频脉冲。使用这个特殊脉冲的代价是增加了扫描时间，即 TI 增加了 TR。

2.STIR 是基于脂肪 T1 恢复时间实现脂肪抑制的常用技术。

3.与频率选择性脂肪抑制相比，STIR 的优点为：在低场时有效、对磁场不均不敏感，以及因 T1 和 T2 加权效应而使水肿和肿瘤的对比增加（见病例 1-4 的讨论）。

4.STIR 的缺点是：非选择性抑制与脂肪 T1 相似组织的信号、信噪比减低、因扫描时间延长所致的空间分辨率减低、图像对比的改变（见病例 5-6 的讨论）。

5.FLAIR 多用于神经影像中抑制 CSF 信号、突出显示长 T2 病变。因为 CFS 的 T1 非常长，所以 FLAIR 的 TI 比 STIR 要长很多。

6.FLAIR 对于显示脑脊液异常（出血、蛋白等），和近脑脊液分布区的脑实质异常最有帮助（见病例 10~12 的讨论）。

7.频率选择性饱和及 STIR 技术可结合起来实现更为有效的脂肪特异性信号抑制（见病例 7）。

8.应用两个 180°反转脉冲的双反转恢复，用来抑制流动的血液信号，实现心脏磁共振成像中的黑血序列（见第 10 章）。

9.虽然反转恢复不用于 T1W 增强扫描的脂肪抑制，但在延迟强化评价心肌梗死或纤维化时，是用来使正常心肌无信号的一种方法（见病例 9 的讨论）。

10.注意 FLAIR 图像类似于 CSF 异常的伪影。因为 CSF 是流动的，并非所有的 CSF 质子信号都被抑制，因而在脑池和室间孔处会有高信号伪影。

（周炜　郁万江　译）

参考文献

1. Delfaut EM, Beltran J, Johnson G, et al: Fat suppression in MR imaging: techniques and pitfalls. *RadioGraphics* 19:373-382, 1999.
2. Lee VS: *Cardiovascular MRI: Physical Principles to Practical Protocols.* Philadelphia, Lippincott, Williams & Wilkins, 2005.
3. Mitchell D, Cohen M: *MRI Principles.* Philadelphia, Elsevier Saunders, 2004.
4. Simonetti O, Finn JP, White RD, et al: "Black blood" T2-weighted inversion recovery MR imaging of the heart. *Radiology* 199:49-57, 1996.
5. Stuckey S, Goh T, Heffernan T, Rowan D: Hyperintensity in the subarachnoid space on FLAIR MRI. *AJR Am J Roentgenol* 189:913-921, 2007.
6. Stemerman D, Krinsky GA, Lee VS, et al: Thoracic aorta: rapid black blood MR imaging with half Fourier rapid acquisition with relaxation enhancement with or without ECG triggering. *Radiology* 213:185-191, 1999.
7. Naganawa S, Satake H, Iwano S, et al: Contrast-enhanced MR imaging of the brain using T1-weighted FLAIR with BLADE compared with a conventional spin-echo sequence. *Eur Radiol* 18:337-342, 2008.
8. Westbrook C, Roth C, Talbot J: *MRI in Practice.* New York, Wiley-Blackwell, 2005.
9. Stradiotti P, Curti A, Castellazi G, Zerbi A: Metal-related artifacts in instrumented spine. Techniques for reducing artifacts in CT and MRI: state of the art. *Eur Spine J* 18:102-108, 2009.
10. Lee MJ, Kim S, Lee SA, et al: Overcoming artifacts from metallic orthopedic implants at high-field-strength MR imaging and multi-detector CT. *RadioGraphics* 27:791-803, 2007.
11. Frigon C, Shaw DWW, Heckbert SR, et al: Supplemental oxygen causes increased signal intensity in subarachnoid cerebrospinal fluid on brain FLAIR MR images obtained in children during general anesthesia. *Radiology* 233:51-55, 2004.
12. Bradley WG: MRI of hemorrhage in the brain. Available at: https://e-edcredits.com/XrayCredits/article.asp?testID=14

13. Noguchi K, Ogawa T, Inugami A, et al: Acute subarachnoid hemorrhage: MR imaging with fluid-attenuated inversion recovery pulse sequences. *Radiology* 196:773-777, 1995.

14. Simonetti OP, Kim RJ, Fieno DS, et al: An improved MR imaging technique for the visualization of myocardial infarction. *Radiology* 218:215-223, 2001.

15. May DA, Pennington DJ: Effect of gadolinium concentration on renal signal intensity: an in vitro study with a saline bag model. *Radiology* 216:232-236, 2000.

16. Rydberg JN, Hammond CA, Iii JH Jr, et al: T1-weighted MR imaging of the brain using a fast inversion recovery pulse sequence. *J Magn Reson Imaging* 6:356-362, 1996.

第 7 章

2 型化学位移伪影

Scott M. Duncan, Timothy J. Amrhein

病例 1

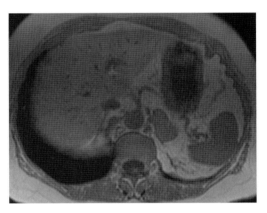

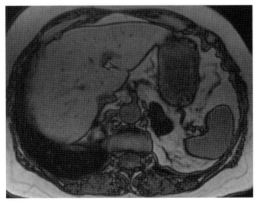

1.哪一张图像是同相位？哪一张图像是反相位？如何区别？

2.肾上腺结节在同相位和反相位图像上有哪些不同征象？

3.该结节是良性病变还是恶性病变？

4.磁共振成像过程中,先获得的是同相位图像还是反相位图像？

5.反相位图像上,为什么皮下脂肪仍然为高信号？

病例 1 答案

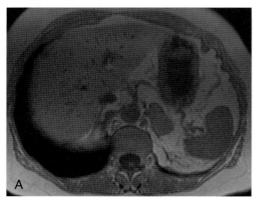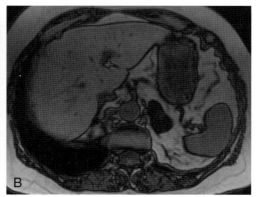

图 7-1　(A)轴位 T1 加权同相位图像。左肾上腺大结节,与肌肉呈等信号(灰色)。(B)轴位 T1 加权反相位图像。左肾上腺结节信号消失,几乎呈黑色。

1.左图为同相位图像,右图为反相位图像。"印度墨汁"伪影有助于区分两种图像。反相位图像中印度墨汁伪影勾画出了所有腹部器官的轮廓。

2.因结节含有脂肪成分,因此反相位图像上的结节较同相位图像上的结节暗。

3.由于结节内有脂肪成分,因此很可能是肾上腺良性病变,转移性肾上腺结节很少见到脂肪成分。

4.反相位图像最先获得(见下文)。

5.反相位图像上除脂肪信号外像素不受抑制。只有在像素内同时含有脂肪和水信号时,像素才会受到抑制。

诊断:肾上腺腺瘤。

讨论

结节反相位图像上信号丢失,表明病变内含脂肪,提示肾上腺腺瘤。需要注意的是:虽然信号丢失高度提示为肾上腺腺瘤,但肾上腺皮质癌、嗜铬细胞瘤、肾透明细胞癌同样可以表现出该 MR 特征[1]。20%以上的信号丢失有助于腺瘤的诊断[2]。非典型肾上腺结节,正电子发射断层扫描/计算机断层扫描(PET / CT)、肾上腺廓清 CT 或活检可以明确诊断。

机制探讨

腹部 MR 成像中,同相位和反相位图像十分重要,特别是应用于评估肝脏、肾上腺和肾脏时。该序列利用"化学位移"伪影,来评估小比例脂肪的存在。化学位移伪影分为两种类型。1 型化学位移伪影,或称化学位移错配伪影,尽管其通常是难以察觉的,但所有序列在一

定程度上都存在化学位移错配伪影。1 型化学位移伪影的介绍详见于第 9 章。2 型化学位移伪影,或称化学位移消除伪影,仅存在于反相位序列中,是本章介绍的重点。

不同磁场强度中的脂肪和水分子中质子具有不同的电磁微环境,特别是氢原子核(质子)周围的电子云存在差异[3,4],因此两者间拉莫尔频率也不同。不同频率进动的质子,在同相位和反相位旋转时具有规律的间期。当质子在同相位及反相位时,调整回波时间(TE)就会产生同相位和反相位图像[3]。在 1.5T MRI 系统中,两分子之间有一个约 220Hz 的频率差。即,每 4.4ms(1s/220Hz)水质子额外旋转后与脂肪质子同相。在 2.2ms、6.6ms 等时信号反相(水将有一个额外的 180°旋转)。脂肪和水在 3.0T 磁共振频率差异加倍,因此上述增量减半(1s/ 440Hz)[5]。

使用 T1 加权梯度回波序列可获得同相位和反相位图像。MRI 扫描仪通常先获得反相位图像以消除 T2* 衰减的混杂变量。如果先获得同相位图像,那就难以区别是化学位移伪影还是 T2* 衰减造成的信号丢失[6]。

同相位、反相位诊断效应源于其对病变或器官内少量脂肪的敏感性[2]。磁共振其他脂肪抑制技术[化学选择性脂肪抑制(CSFS)或反转恢复]及 CT 扫描也可以检测到病变内脂肪成分,但其对少量脂肪敏感性较低[7]。病例 1 中,识别病变内的少量脂肪成分对确立诊断及判定良恶性十分重要。反相位图像中病变少量丢失的脂肪信号,是因为单一像素中有一定量水及脂肪成分。脂肪负信号值,而水具有正信号值。当两种信号相加,

体素质子构成	反相位矢量方向的水和脂肪	矢量和	反相位上的脂肪信号	CSFS 上的脂肪信号
50%脂肪 50%水		*	无信号	轻微信号丢失
20%脂肪 80%水		⬆	轻微信号	最低程度信号丢失
100%脂肪（大量脂肪）		⬆	无信号丢失	完全信号丢失

线图 7-1　脂肪的反相位序列、2 点 Dixon 化学位移选择饱和(CSFS)脉冲及脂肪饱和预脉冲序列图像。

部分信号被消除,导致该像素内信号丢失(呈低信号)。要理解为何反相位图像对脂肪敏感性更高,可比较一个脂肪占 15%、水占 85%信号强度病变的 T1 加权脂肪抑制序列和反相位序列。在脂肪抑制序列,脂肪抑制预脉冲时,病变内仍有 85%的信号。而反相位图像,15%的脂肪信号抵消 85%的水信号,仅剩余 70%的原始信号。这更利于检测到该差异。归结起来,反相位序列放大了由 2 型化学位移伪影造成的信号丢失,从而使含少量脂肪成分的病变显示清晰。

如果一个像素内信号由 50%脂肪和 50%的水构成,那反相位图像信号互相抵消,就会导致像素无信号(黑影)。该现象常见于水和脂肪界面处,如腹部器官(接近 100%水信号)和周缘肠系膜或腹膜后脂肪间。这是识别反相位特征性印度墨汁伪影的基础。该伪影勾画出腹部器官周缘的黑线影,与 1 型化学位移伪影仅发生在沿频率编码轴方向上不同[3]。

有趣的是,单一脂肪成分的区域在反相位图像上不发生信号丢失(病例 1 中肠系膜脂肪高信号)(线图 7-1),这似乎有悖常理。肠系膜脂肪和肾上腺结节都含有脂肪成分,不是都应该被抑制吗?要理解这种矛盾,我们需要记住磁共振图像通常都为强度图,只有利用绝对值才能确定信号强度,而不是矢量方向或时相。因此,一个特定像素的值可能是阳性的(含水结构)或阴性的(肠系膜脂肪),但如果他们绝对值相同,表现信号就类似。相反,如果像素内含脂肪和水成分的混合信号,如肾上腺腺瘤,会出现信号衰减。

病例 2 和 3:同类病例

病例 2

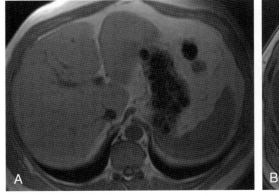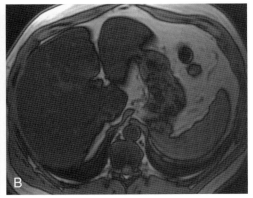

图 7-2　(A)轴位 T1 加权同相位图像。肝脏表现正常,无病变。(B)轴向 T1 加权反相位图像。肝脏弥漫性信号丢失。

诊断:弥漫性肝脂肪变性。

讨论

在反相位图像上，肝信号丢失，诊断为肝脂肪变

性。肝脏不能正常代谢三酰甘油,将它们存储在肝细胞内,导致脂肪肝[7]。

病例 3

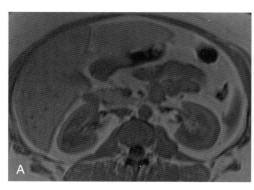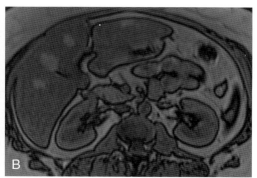

图 7-3 (A)轴位 T1 加权同相位图像。肝脏表现正常。(B)轴位 T1 加权反相位图像。肝脏大部分均有信号丢失。肝Ⅲ段、ⅣB 段、Ⅴ段、Ⅵ段存在高信号区。

诊断:局灶性肝岛。

讨论

肝细胞脂肪变性使肝脏信号丢失。肝内高信号区

并非病变,而是正常的肝组织,只是低信号背景下的高信号区。因此,不要把假病变诊断成真肿块[7]。局灶性脂肪浸润区及局灶性肝岛好发位置相同,均易见于胆囊窝区,毗邻圆韧带、门静脉右支前方、包膜下肝实质[6]。

病例 4~6:同类病例

病例 4

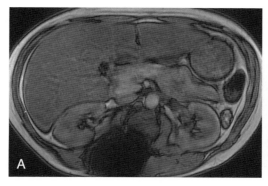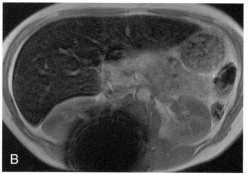

图 7-4 (A)轴位 T1 加权反相位图像。无病变的肝脏显示正常信号强度。(B)轴位 T1 加权同相位图像。同相位图像肝脏的信号比反相位图像信号减低。注意脊柱可见更为明显的"晕状"伪影。

诊断:含铁血黄素沉积症。

病例 5

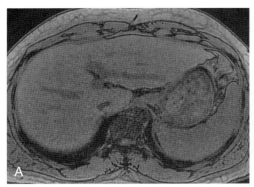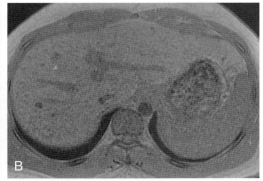

图 7-5   (A)轴位 T1 加权反相位图像。肝脏轻度结节样改变,无局灶性病变。(B)轴位 T1 加权同相位图像。多发低信号小病灶散布于整个肝脏。

诊断:肝硬化含铁小结节。

讨论

约 1/3 肝硬化患者的肝内再生和增生结节内有铁沉积。这些结节被称为含铁结节。目前,铁沉积的确切病因尚不明确[8]。

病例 6

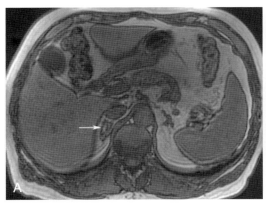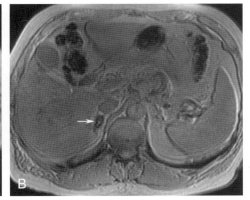

图 7-6   (A)轴位 T1 加权反相位图像。右侧肾上腺(箭)内可见信号不均匀的结节。(B)轴位 T1 加权同相位图像。肾上腺结节(箭)信号强度较反相位图像信号降低。

诊断:肾上腺出血。

讨论

准确诊断肾上腺良性病变,可以避免不必要的额外检查及活组织检查。

机制探讨

注意到变化了吗?这组病例的图像次序发生了改变。印度墨汁伪影可以帮助区分同相位图像和反相位图像。在反相位图像上,肝脏和肾上腺结节变得更加明亮。另外,同相位图像未显示含铁结节,这似乎有悖常理,但请记住,反相位成像早于同相位成像,导致同相位上更多 T2* 衰减[6]。正常肝中常觉察不到。但当肝脏充满铁元素(抗磁物质)时,T2* 衰减率增加,导致同相位图像比反相图像信号低。同样,含铁血黄素在肾上腺出血中也导致快速 T2* 衰减和同相位信号减低。病例 4 中,由于同相位图像更长的 TE,伪影更加明显。

病例 7 和 8:同类病例

病例 7

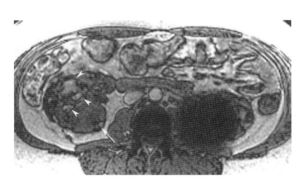

图 7-7　轴位 T1 加权反相位图像。右肾可见数个高信号病灶(箭头),多数病变位于肾实质内。肾脏后内侧方可见一略外生性病变(箭)。印度墨汁伪影完全包绕实质病变,并将外生性病变及肾实质分隔开。左肾内可见手术夹形成的磁敏感伪影。

诊断:血管平滑肌脂肪瘤(AML)。

病例 8

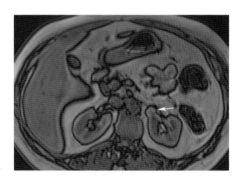

图 7-8　轴位 T1 加权反相位图像(不同的患者)。左肾内前内侧方可见一外生性病变(箭)。印度墨汁伪影沿病变的外边缘延伸。

诊断:出血性囊肿。

机制探讨

血管平滑肌脂肪瘤含有大量的脂肪组织,在 T1 加权图像上呈高信号。不幸的是,出血性囊肿和出血性肾细胞癌在 T1 图像上同样表现为高信号。印度墨汁伪影可以协助鉴别[9]。牢记:伪影总是发生在脂-水界面。因此,肾实质病变的周边发现化学位移伪影时,说明病变一定含有脂肪,因为肾实质几乎全部由水构成。病例 7 为良性的 AML。相反,如果印度墨影沿病变外部延伸,如病例 8,脂-水界面位于病变外。由于腹膜后和肠系膜周围含有脂肪,这意味着病变以流体成分为主,在这一病例中为出血性囊肿。

病例 9

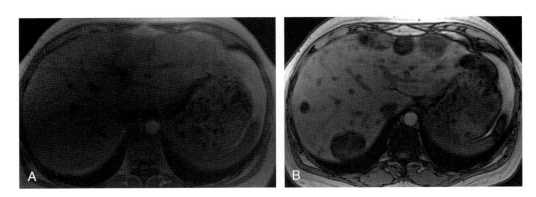

图 7-9　(A)轴位 T1 同相位图像。肝脏表现正常。(B)轴位 T1 加权反相位图像。肝内多发低信号肿块。

诊断：肝腺瘤病。

讨论

　　同相位图像上，肝腺瘤很难检测出（图 7-9A）。部

分腺瘤含有细胞内脂，因此反相位图像信号有明显减低[10]。在对比增强序列（未提供图片）病变强化，可排除局灶性脂肪沉积。

病例 10

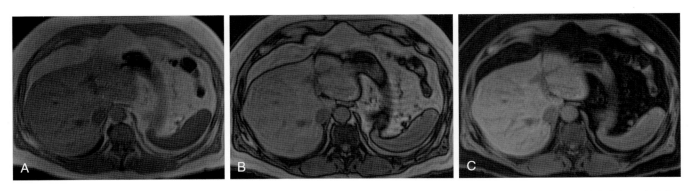

图 7-10　(A)轴位 T1 加权同相位图像。正常腹部。(B)轴位 T1 加权反相位图像。正常腹部。(C)应用 2 点 Dixon 技术获得纯水成像。

诊断：纯水成像用作 T1 加权预对比序列。

机制探讨

　　1984 年最初由 Tom Dixon 介绍，Dixon 技术最近在同相位图像和反相位图像中得到重新应用。2 点 Dixon 技术将两种图像信息综合得到第三种图像。通过综合同相位图像和反相位图像，可以获得一幅纯水成像图像[11]。同相位图像本质上是"水+脂肪"图像，反相位图像是"水-脂肪图像"。通过两者相加，抵消脂肪，由

此产生的图像仅由水信号构成：

　　（水+脂肪）+（水-脂肪）= 2×水+ 0×脂肪

　　更仔细地检查纯水图像，它不表现为同相位和反相位强度图相加的结果。例如皮下脂肪，在同相位和反相位图像上脂肪均是亮的，但在纯水图像上是黑色的。记住，像素显示信号强度的绝对值，而不是向量值。然而，当两个原始数据集合相加时，使用向量值，会导致两个脂肪信号的抵消。

纯水序列有哪些益处?纯水序列信号仅来自水质子的T1加权图像,没有来自脂肪质子的信号,换句话说,纯水图像为脂肪饱和的T1加权图像。这是除了脂肪饱和预脉冲和反转恢复之外产生脂肪饱和图像的第三种方式。该序列不增加额外的扫描时间(图像仅由计算机使用与上述相同的等式通过小的相位调整生成),并且可以替代预对比脂肪饱和T1加权序列,从而减少整体扫描时间。

纯脂图像也可以使用2点Dixon技术生成。替代两幅图像相加,计算机将两幅图像相减,从而产生纯脂图像:

(水+脂肪)−(水−脂肪)= 0×水+2×脂肪

目前,还没发现纯脂成像的明确诊断效用,其正处于研究阶段。

病例 11

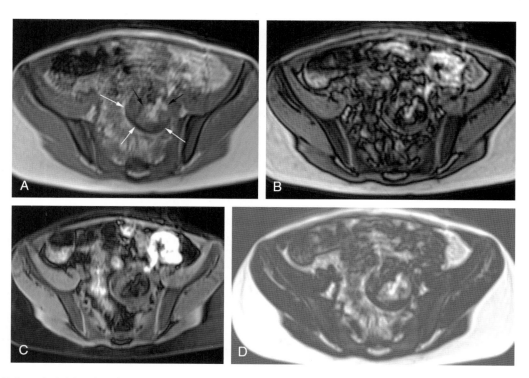

图7-11　(A)轴位T1加权同相位图像显示左侧盆腔肿块(白箭),内部呈高强度信号(黑箭)。(B)轴位T1加权反相位图像显示肿块中心区持续高强度信号。注意肿块边缘周边低信号表现。(C)轴位T1加权纯水成像显示肿块中心区信号几乎完全丢失。(D)轴位T1加权纯脂成像显示肿块中心区高信号。

诊断:卵巢皮样囊肿。

机制探讨

当一个特定的体素中的大部分质子来自脂肪时,在纯水成像上就会有信号丢失。从病例11中可发现,在T1加权图像中盆腔肿块呈高强度信号的中心区域,在纯水成像上丢失了大部分信号(图7-11C)。因此可确定肿块内存在脂肪组织,常见于卵巢皮样囊肿。相反,反相位图像上仍呈高信号(图7-11B)应归因于占主要成分的脂肪具有最小的体素内相位消除。尽管如此,肿块中心区脂肪边缘的印度墨汁伪影间接提示了病变含有脂肪组织。纯脂成像序列也证实了病变内存在脂肪。

本章要点

机制探讨

1.由于脂肪和水中质子的电磁微环境不同,其质子的共振频率有轻微的差别。

2.脂肪和水的质子在同相位和反相位时,具有规律的间隔时间。

3.设定回波时间获得同相位图像和反相位图像。

4.2 型化学位移伪影,或称化学位移消除伪影,只有在反相位单一像素中含有成比例的脂肪和水信号时出现。

5.反相位图像上,在一个像素中负值的脂肪和正值的水部分消除彼此的相位,从而导致信号强度衰减,病变显示为黑色。

6.当一个像素内包含50%水和50%脂肪信号时,出现特征性的印度墨汁伪影。反相位序列上,伪影围绕腹腔器官表面。

7.像素内含有单一脂肪时,因为没有水信号抵消,因此不会有信号衰减。

临床应用

1.在腹部影像中,同相位和反相位序列对于检测小比例脂肪是必不可少的。

2.肾上腺病变中存在的脂肪证实了肾上腺腺瘤的诊断,恶性可能不大。

3.肝细胞内三酰甘油所致的肝细胞脂肪变性使肝细胞内的信号衰减。

4.肝细胞脂肪变性中,由于在反相位序列上脂肪肝信号衰减,正常肝区域显示为高信号"病变"。

5.由于印度墨汁伪影发生在水–脂肪交界处,基于如何显示病变的基础上,其可描述病变的化学组成。

6.同相位图像在反相位图像之后获得,同相位时含铁血黄素增加的T2* 效应,因而反相位图像中肝和脾显得更亮。

7.使用 2 点 Dixon 技术获得纯水图像,实际上为脂肪饱和 T1 加权序列。

8.这种纯水图像可以用作预对比 T1 加权脂肪饱和序列,减少扫描时间。

（王东东　郁万江　译）

参考文献

1. Blake MA, Cronin CG, Boland GW: Adrenal imaging. *AJR Am J Roentgenol* 194:1450-1460, 2010.
2. Leyendecker J, Brown J: *Practical Guide to Abdominal and Pelvic MRI*. Philadelphia: Lippincott, Williams & Wilkins, 2004, p 268.
3. Hood MN, Ho VB, Smirniotopoulos JG, Szumowski J: Chemical shift: the artifact and clinical tool revisited. *RadioGraphics* 19:357-371, 1999.
4. Brateman L: Chemical shift imaging: a review. *AJR Am J Roentgenol* 146:971-980, 1986.
5. Merkle EM, Dale BM: Abdominal MRI at 3.0 T: the basics revisited. *AJR Am J Roentgenol* 186:1524-1532, 2006.
6. Merkle EM, Nelson RC: Dual gradient-echo in-phase and opposed-phase hepatic MR imaging: a useful tool for evaluating more than fatty infiltration or fatty sparing. *RadioGraphics* 26:1409-1418, 2006.
7. Earls J, Krinsky G: Abdominal and pelvic applications of opposed-phase MR imaging. *AJR Am J Roentgenol* 169:1071-1077, 1997.
8. Zhang J, Krinsky GA: Iron-containing nodules of cirrhosis. *NMR Biomed* 17:459-464, 2004.
9. Israel GM, Hindman N, Hecht E, Krinsky G: The use of opposed-phase chemical shift MRI in the diagnosis of renal angiomyolipomas. *AJR Am J Roentgenol* 184:1868-1872, 2005.
10. Basaran C, Karcaaltincaba M, Akata D, et al: Fat-containing lesions of the liver: cross-sectional imaging findings with emphasis on MRI. *AJR Am J Roentgenol* 184:1103-1110, 2005.
11. Glover GH: Multipoint Dixon technique for water and fat proton and susceptibility imaging. *J Magn Reson Imaging* 1:521-530, 1991.

第 8 章
磁敏感伪影

Wells I. Mangrum, Elmar M. Merkle, Allen W. Song

病例 1

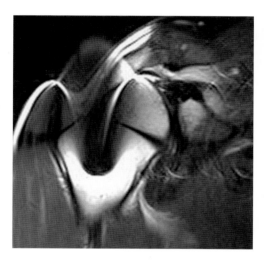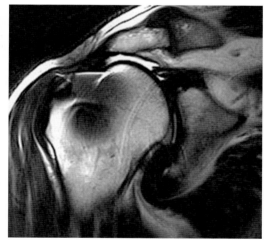

1.图像中肩关节伪影是怎样造成的？

2.此伪影的名字是什么？

3.这种伪影的影像学特征是什么？

4.伪影在自旋回波序列中更明显，还是在梯度回波序列中更明显？

5.怎样调整接收带宽和回波链长度来减少伪影？

病例 1 答案

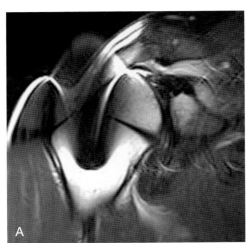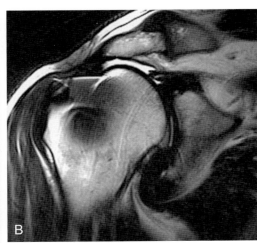

图 8-1　(A)冠状位 T2 加权快速自旋回波序列(FSE)右肩关节。肱骨头低信号,周围高信号。头尾方向(频率编码方向)的图像比内外侧(相位编码)的图像失真严重。伪影限制了对肩袖的评估。(B)改善后的冠状位 T2 加权 FSE 序列。降低磁化率效应,回波链长度从 9 增加到 23,接收带宽从 130kHz 提高到 435kHz,注意磁敏感伪影显著下降。低信号的肩袖肌腱在肩锁关节水平突然中断。在肱骨头与肩峰之间呈 T2 高信号,与液体信号一致。

1.肱骨近端金属伪影。

2.磁敏感伪影。

3.磁敏感伪影导致自旋回波图像几何失真及梯度回波图像信号丢失。

4.自旋回波成像采用 180°聚焦脉冲,比梯度回波成像的磁敏感伪影弱(详见下文)。

5.增加接收带宽和回波链长度可降低磁敏感伪影(详见下文)。

诊断:肩袖撕裂并回缩于肩锁关节水平合并肩峰下/三角肌下囊积液。

讨论

物质在磁场中所产生的效应称为该物质的磁敏感性。如果该物质增加了局部磁场,则该物质具有正磁敏感性;如果它降低了局部磁场,则具有负磁敏感性。具有正磁敏感性的物质依据增加局部磁场的强弱分为铁磁性物质或顺磁性物质。铁物质可以显著增加局部磁场,称为铁磁性物质。含铁血黄素和脱氧血红蛋白因其增加局部磁场的程度低于铁物质,称为顺磁性物质。抗磁性物质具有负磁敏感性,可以降低局部磁场。自由水和多数软组织是人体内主要的抗磁性物质。皮质骨强于软组织的抗磁性[1]。

磁敏感伪影发生于彼此邻近的两种具有不同磁敏感性的物质之间。正磁敏感性的物质会增加局部磁场,相邻负磁敏感性的物质会降低局部磁场,导致局部磁场不均匀,即顺磁性物质、铁磁性物质周围磁场强度高,抗磁性物质周围磁场强度低。磁敏感伪影随磁敏感性之间差异的增加而增大。

磁敏感伪影不但可以引起信号丢失,而且可以导致图像几何失真。磁敏感伪影导致的信号丢失在 T2* 加权序列[梯度序列回波(GRE)序列]显示最好。局部磁场不均匀,质子在横向平面失相位(见第 2 章),当局部磁场高度不均匀时(如局部有金属时),这种失相位会导致显著信号丢失。回波时间越长,质子失相位越长,磁敏感引起的信号丢失越严重。180°重聚脉冲自旋回波序列可以使质子"相位重置",因此使用此脉冲成像时,可以抵消失相位效应。

磁敏感伪影的第二种表现是图像几何失真,是自旋回波成像时的主要表现(几何失真也发生在 GRE 成像,但其被占优势的质子失相位引起的信号丢失所掩盖)。为了更好地理解几何图像失真,我们首先回顾一下,在理想的情况下,磁共振扫描仪创造了一个相对均匀的主磁场和三套线性空间梯度场,这些磁场是空间编码所必需的。磁敏感效应引起磁场局部不均匀,导致空间编码梯度偏离和最终图像失真(线图 8-1)。几何失真的程度与接收器的带宽成反比[2,3]。几何失真的方

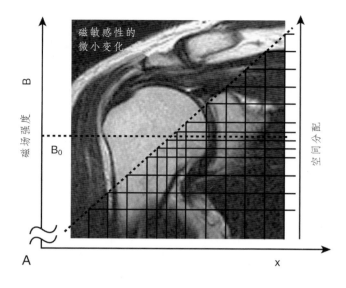

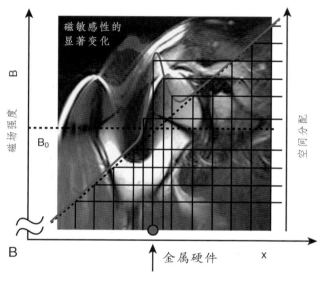

线图 8-1　磁敏感性引起的几何失真演示。(A)正常肩关节,相对均匀的梯度磁场产生的磁场平滑倾斜线。(B)肩关节中金属导致局部磁场的显著失真,见于平滑磁场中的显著高信号。这种磁场异质性显著改变相邻质子的进动频率,使得它们的信号显示于图像的分离部分中。因此,在含金属的解剖部位,图像没有信号,其相邻部位呈高信号,而金属质子产生的信号使图像重合不良。(Adapted from Runge VM,Nitz WR,Schmeets SH,et al:*The Physics of Clinical MR Taught Through Images*. New York:Thieme Medical Publishers,Inc.,2005.)

向取决于成像序列。传统成像中,相位编码多是单独激发的,几何失真主要发生在频率编码方向。然而,在大多数单次采集[例如回波平面成像(EPI)]中,失真在相位编码方向上占优势,因为采样率(因此接收带宽)在该方向上低得多。

　　减少磁敏感性引起的图像失真的策略是减少各个自旋回波的读出窗口的长度。可以通过增加接收带宽和(或)回波链长度(减少病例 1 中的几何失真)来实现[2,3]。或者,可以交换相位和频率编码方向,降低在频率编码方向上的几何失真,使几何失真发生在正交平面中。彻底地消除失真,可以使用双回波序列来测量磁场,在重建过程中应用场校正以恢复空间保真度。

病例 2~4：同类病例

病例 2

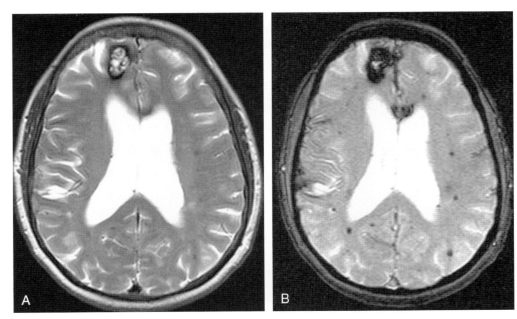

图 8-2　(A)颅脑轴位 T2 加权 FSE 图像。右额叶可见 T2 高信号病变,边缘环以低信号。双侧大脑半球分散点状 T2 低信号灶,较难被发现。(B)颅脑轴位 T2 加权 GRE 序列图像。右额叶病变仍可见。病变边缘 T2 低信号更加明显。此外,脑实质弥漫分布多发斑点状 T2 低信号灶。

诊断：多发海绵状血管瘤。

临床讨论

　　海绵状血管瘤的特征性表现：右额叶 T2 高信号病变,边缘环以低信号。边缘低信号为海绵状血管瘤慢性出血所致的特征性的含铁血黄素环。如此病例所显示,海绵状血管瘤常多发[4]。

病例 3

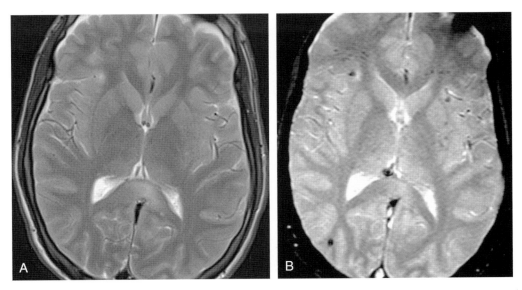

图 8-3　(A)T2 加权 FSE 图像。双侧额叶灰白质交界区和胼胝体压部可见略高信号灶。(B)T2 加权 GRE 图像。双侧额叶和顶叶可见多发低信号灶,病变主要聚集在灰白质交界处。病变在 GRE 序列更明显。

诊断:弥漫性轴索损伤。

临床讨论

　　病灶位于灰白质交界区结合患者外伤史, 可以推

断弥漫性轴索损伤所致的小出血灶。弥漫性轴索损伤最常发生在灰白质交界处、胼胝体、基底节、小脑和脑干背外侧[5]。

病例 4

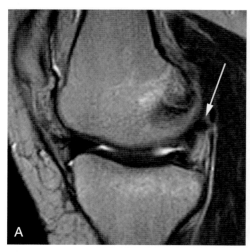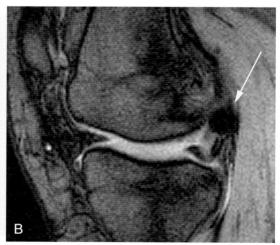

图 8-4　(A)膝关节矢状位 T2 加权 FSE 图像。膝关节后部可见 T2 稍低信号病灶(箭)。(B)膝关节矢状位 T2 加权 GRE 图像。T2 低信号灶(晕状伪影)(箭)更为明显。

诊断:膝关节内游离体。

临床讨论

　　膝关节内游离体来源于分离的软骨或骨。关节内的游离体可导致间歇性关节绞锁和疼痛。

机制探讨

　　在三组病例中, 均为异常状态导致了磁敏感伪影。在病例 2 和病例 3 中, 顺磁性血源性物质增加了局部磁场。病例 4 中, 游离体可能钙化和具有强抗磁性, 再次导致磁敏感伪影。

　　关节游离体和血源性物质较难在自旋回波序列检测到, 但在 GRE 序列显而易见。自旋回波序列用 180°重聚脉冲校正由磁场不均匀性引起的失相位。因此, 磁敏感效应需要被最小化时, 自旋回波序列更受青睐。相反地, GRE 序列可以帮助增加磁敏感效应。由局部磁场改变引起的失相位, 在 GRE 成像时更明显, 并导致更大程度的信号丢失。有时, 与 GRE 成像相关的这种磁敏感性诱发的信号损失通常称为"散焦"。

病例 5

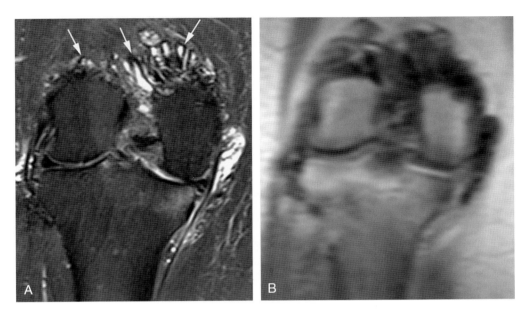

图 8-5　(A)膝关节后部冠状位脂肪饱和 T2 加权 FSE 图像。左膝关节可见弧线状 T2 低信号(箭)。(B)冠状位 GRE 序列定位图像。图像信噪比低,为定位图像而非诊断图像。在此 GRE 图像上,膝关节内的低信号结构边缘模糊(晕状伪影)。

诊断: 色素绒毛结节性滑膜炎(PVNS)。

临床讨论

　　鉴别诊断包括淀粉样关节病、血友病性骨关节病、滑膜骨软骨瘤病。淀粉样关节病不显示仅见于 PVNS 的散焦伪影,本病可基本排除[6]。血友病通过病史及缺乏血友病相关的骨性畸形而排除[6]。滑膜骨软骨瘤病 X 线平片上可见骨化结节;非骨化型滑膜骨软骨瘤与 PVNS 难以鉴别。

机制探讨

　　病例 2、病例 3 和病例 4 中已讨论了顺磁性或抗磁性物质可引起磁敏感伪影,其更容易在 GRE 序列检测到。然而,GRE 图像并非非做不可。采用 GRE 的定位序列可以粗略显示 GRE 序列。虽然定位序列的分辨率差,但是可以提示有无磁敏感伪影的存在,如病例 5 所示。

病例 6

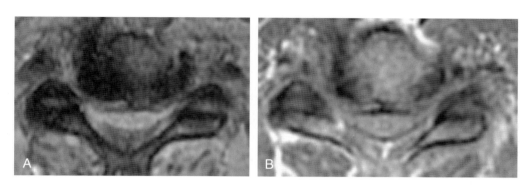

图 8-6　(A)轴位 T2 加权 GRE 图像显示颈椎椎管和双侧椎间孔狭窄,后纵韧带骨化和黄韧带肥厚导致椎管严重狭窄。此外,钩椎关节退行性变导致椎间孔狭窄。(B)颈椎轴位 T1 加权 FSE 图像。椎管狭窄和椎间孔狭窄在 FSE 图像上显示不太明显。

印象:颈椎椎管狭窄。双侧椎间孔轻度狭窄。

机制探讨

此病例显示在 GRE 成像时,磁敏感伪影可造成过度诊断。皮质骨和增生骨质具有抗磁性,可以引起磁敏感伪影。因此,皮质骨和退行性骨赘在 GRE 成像时看起来比正常厚。在 GRE 成像时,椎管狭窄和椎间孔狭窄会被过度诊断。

病例 7 和 8:同类病例

病例 7

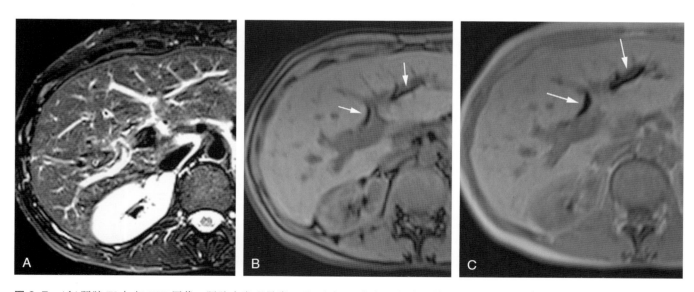

图 8-7　(A)肝脏 T2 加权 FSE 图像。肝脏未发现异常。(B)腹部 T1 加权反相位图像(TE = 2.38ms)。肝脏邻近门静脉可见一个分枝状低信号结构(白箭)。(C)腹部 T1 加权同相位图像(TE = 4.76ms)。分枝状低信号结构更为明显(白箭)。

诊断：胆道积气。

临床讨论

　　肝内分支状低信号结构还需鉴别门静脉积气，更长 TE 序列最明显。但此病例中，分支状低信号结构邻近门静脉，而并不在静脉内，诊断为胆管内积气。

病例 8

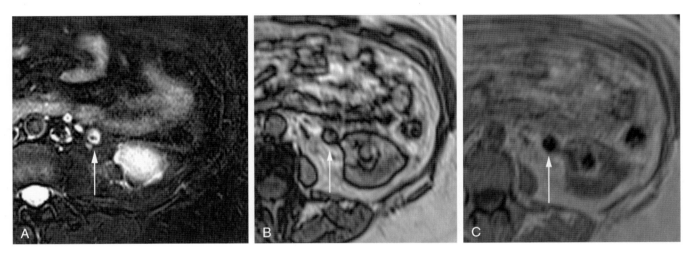

图 8-8　(A)左腹部轴位脂肪饱和 T2 加权 FSE 图像。左输尿管近端(箭)可见一小充盈缺损。(B)轴位 T1 加权反相位图像(TE=2.38ms)。左输尿管内可见低信号充盈缺损(箭)。(C)轴位 T1 加权同相位图像(TE = 4.76ms)。同相位图像中，低信号充盈缺损(箭)更加明显。

诊断：左输尿管结石。

临床讨论

　　输尿管内的充盈缺损需要与血凝块、移行细胞癌和肾结石相鉴别。移行细胞癌有强化[7]。肾结石或血凝块可引起磁敏感伪影。移行细胞癌钙化罕见。

机制探讨

　　空气和肝脏有完全不同的磁化率，两者相邻时可产生磁敏感伪影。该效应在 GRE 序列同相位成像和反相位成像时显示最佳[8]。如前所述，由于缺乏重聚脉冲，GRE 成像更容易产生磁化效应。

　　比较同相位成像和反相位成像也可以观察到 TE 对磁敏感伪影的影响。同相位成像需要更长的 TE，对磁敏感引起的质子失相位影响更大。因此，同相位序列比反相位序列磁敏感伪影严重。

病例 9

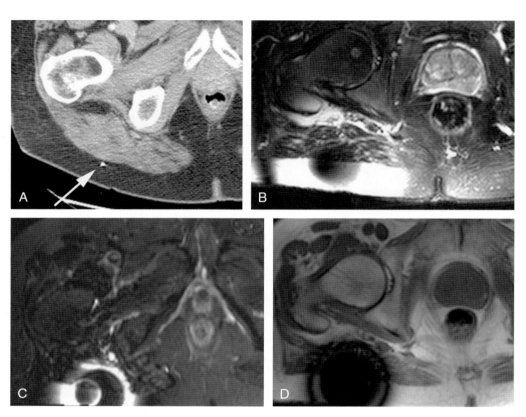

图 8-9　(A)骨盆轴位 CT 扫描。在后部皮下组织中有一小块金属(白箭)。(B)骨盆轴位脂肪饱和 FSE 图像。金属部位的磁敏感伪影造成信号丢失。信号丢失的范围远大于金属的大小,因为金属诱导磁场局部改变,化学选择性脂肪饱和对周边组织的成像是不够的。(C)骨盆轴位短时间反转恢复序列(STIR)图像。金属部位依然可以见到信号丢失。信号丢失的范围与 FSE 图像丢失信号的范围相似。然而,反转恢复脂肪抑制远远优于 FSE 化学选择性脂肪饱和。(D)骨盆轴位 T1 加权同相位 GRE 图像。信号丢失的范围远远大于在 FSE 或 STIR 图像上显示的信号丢失范围。

诊断:金属在不同脉冲序列的磁化率效应。

讨论

　　本病例中的金属异物具有高磁敏感性,尽管很小,仍可导致磁场显著失真。磁敏感效应增强,部分是因为 3.0T MRI 磁体的原因,磁场强度越高,磁敏感效应越强[1]。同相位 GRE 序列信号丢失最严重,与以前讨论的病例一致。

　　此病例中的另一个学习点是磁敏感伪影是如何影响脂肪饱和的。正如在第 5 章中所讨论的,频率选择饱和所致的均匀脂肪抑制依赖于脂肪内质子的均匀进动频率。然而,由磁敏性效应引起的磁场非均匀性导致相邻脂肪进动频率的变化。因此,脂肪饱和预脉冲可能错失改变进动频率的脂肪。相反,反转恢复成像不受磁场中局部变化的影响,因为它完全取决于 T1 弛豫时间。因此,在磁敏感伪影存在时,反转恢复脂肪抑制技术能够更好地应用。

病例 10

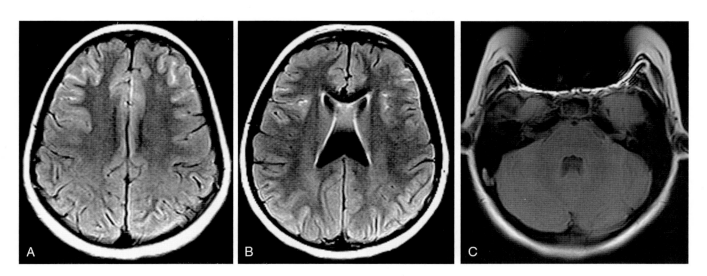

图 8-10 (A,B)轴位液体衰减反转恢复(FLAIR)序列图像显示两侧额叶软脑膜区信号增加。(C)小脑水平轴位 FLAIR 图像。面部前半部分信号丢失,周围高信号,图像失真。

诊断:正畸矫正牙箍的磁敏感伪影。

临床讨论

初看起来,可能由于感染、出血或肿瘤引起的软脑膜信号异常会令人不安。然而,更下层面图像显示口部有特征性的正畸矫正牙箍所致的信号丢失（图8-10C）。

机制探讨

正畸矫正牙箍扰乱了局部磁场。因此,额叶脑脊液(CSF)的质子磁场被改变。这种信号的变化足以引起流体衰减反转恢复(FLAIR)序列的不完全液体抑制,导致蛛网膜下隙出血表现。应当注意,与顶叶相邻的脑脊液较远离于正畸矫正牙箍,液体受到正常抑制。FLAIR 序列中,戴正畸矫正牙箍的患者常造成假性蛛网膜下隙出血表现。

病例 11

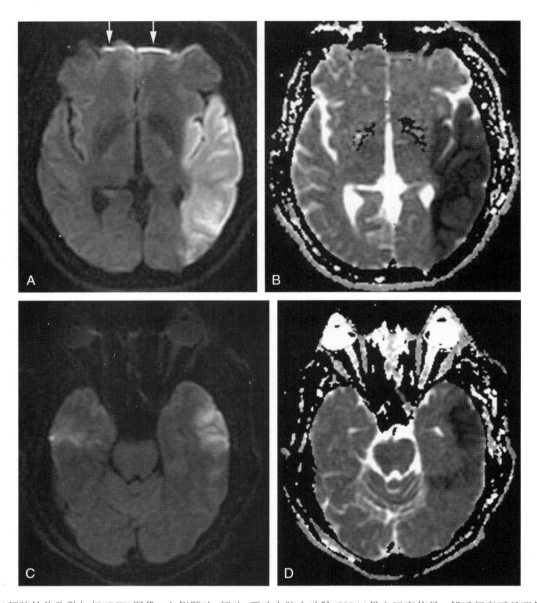

图 8-11　(A)颅脑轴位弥散加权(DW)图像。左侧颞叶、额叶、顶叶大脑中动脉(MCA)供血区高信号。邻近额窦可见两侧高信号窄带(白箭)。(B)表观弥散系数(ADC)图。左侧颞叶、顶叶和额叶 ADC 低信号,左侧 MCA 供血区限制性弥散。邻近额窦未见低信号窄带。(C)颅脑轴位 DW 图像。双侧颞叶侧面可见高信号,左侧较右侧范围大。(D)ADC 图。左侧颞叶外侧 ADC 值减低。右侧颞叶正常。

诊断:左侧大脑中动脉区梗死。右侧颞叶及邻近额窦呈高信号区,ADC 图正常,为磁敏感效应。

机制探讨

　　通常使用回波平面成像(EPI)获得弥散图像。EPI 是 GRE 序列,对磁敏感效应非常敏感[1]。鼻窦空气和大脑之间或皮质骨和大脑之间不同的磁敏感率可引起磁敏感效应。弥散加权图像上显示鼻窦旁脑组织高信号,该区域的 ADC 图正常(如本例所示)。功能性磁共振成像是另一种使用回波平面成像的 MRI 技术,因此对磁敏感效应也极为敏感(见第 17 章)。

病例 12~14:同类病例

病例 12

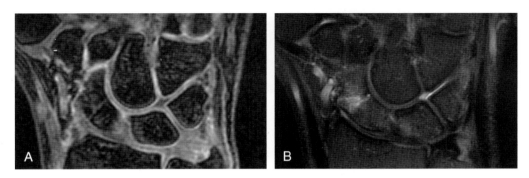

图 8-12　(A)冠状位脂肪抑制 T2 加权 GRE 图像。舟骨腰部骨小梁怀疑线性失真。舟骨 T2 信号未增高。(B)冠状位脂肪抑制 T2 加权 FSE 图像。舟骨腰部可见线性和楔状 T2 高信号。

诊断:舟骨腰部骨折。

病例 13

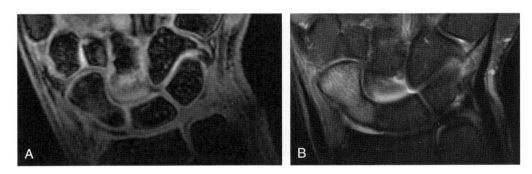

图 8-13　(A)冠状位脂肪抑制 T2 加权 GRE 图像。舟骨腰部 T2 稍高信号伴骨小梁失真。(B)冠状位脂肪抑制 T2 加权 FSE 图像。舟骨腰部线样 T2 低信号。舟骨骨髓呈 T2 高信号。

诊断:舟骨腰部骨折伴有明显周围骨髓水肿。

病例 14

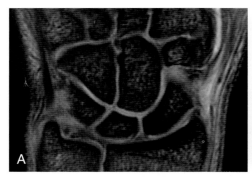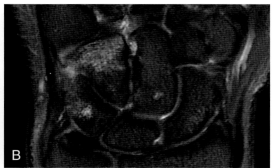

图 8-14　(A)冠状位脂肪抑制 T2 加权 GRE 图像。未发现异常。(B)冠状位脂肪抑制 T2 加权 FSE 图像。钩骨远端及三角骨远端尖部可见 T2 信号增高。

诊断:钩骨和三角骨挫伤。钩骨钩部在其他图像上显示。

机制探讨

　　骨小梁和皮质骨是抗磁性物质,具有低磁敏感性,可以导致磁敏感伪影[9]。病例 6 诠释了皮质骨和骨退行性变导致椎管狭窄过度诊断。病例 12、13 和 14 显示 GRE 序列皮质骨和骨小梁的磁敏感伪影可以掩盖骨髓水肿。骨的抗磁性可以改变局部磁场,引起质子失相位和信号丢失,隐匿了骨髓水肿所致信号增益。值得注意的是,自旋回波序列上骨髓水肿显而易见,是因为重聚脉冲使失相位质子重新获得相位。

本章要点

磁敏感性定义

　　1.磁敏感性为暴露于磁场中的物质被磁化的相对能力。

　　2.根据磁敏感性的不同,物质可分为铁磁性、顺磁性或抗磁性。

　　3.磁敏感伪影发生在彼此相邻的磁敏感性差异悬殊的组织之间,如软组织和相邻的金属。

降低磁敏感伪影的方法

　　1.自旋回波或快速自旋回波成像。

　　2.延长回波链长度。

　　3.缩短 TE。

　　4.增加接收器带宽。

　　5.降低磁场强度(1.5T 比 3.0T 伪影少)。

磁敏感伪影临床应用

　　1.寻找胆道积气。

　　2.寻找金属时,检测手术改变的证据。

　　3.寻找血管源性病变:海绵状血管瘤、弥漫性轴索损伤、PVNS。

　　4.寻找钙化:关节游离体、肾结石。

磁敏感伪影可影响诊断

　　1.几何失真和金属导致信号丢失致图像模糊。

　　2.磁敏感伪影会造成假信号:正畸矫正牙箍引起的假性蛛网膜下隙出血,弥散加权序列中窦旁异常信号。

　　3.磁敏感伪影会隐藏真正的骨髓水肿:如舟骨骨折、钩骨水肿。

　　4.磁敏感伪影使退行性病变引起的椎管狭窄过度诊断。

对磁敏感效应敏感的序列

　　1.一般 GRE 序列对磁敏感性伪影高度敏感。

　　2.由于回波时间较长,同相位成像比反相位成像对磁敏感效应的敏感性更高。

　　3.弥散加权 MRI 或功能性 MRI 平面回波成像对磁敏感效应敏感。

(王东东　郁万江　译)

参考文献

1. Runge VM, Nitz WR, Schmeets SH, et al: *The Physics of Clinical MR Taught Through Images*. New York: Thieme Medical Publishers, Inc., 2005.
2. Harris CA, White LM: Metal artifact reduction in musculoskeletal magnetic resonance imaging. *Orthop Clin North Am* 37:349-359, 2006.
3. Stadler A, Schima W, Ba-Ssalamah A, et al: Artifacts in body MR imaging: their appearance and how to eliminate them. *Eur Radiol* 17:1242-1255, 2007.
4. Maraire JN, Awad IA: Intracranial cavernous malformations: lesion behavior and management strategies. *Neurosurgery* 37:591-605, 1995.
5. Parizel PM, Özsarlak Ö, Van Goethem JW, et al: Imaging findings in diffuse axonal injury after closed head trauma. *Eur Radiol* 8:960-965, 1998.
6. Garner HW, Ortiguera CJ, Nakhleh RE: Pigmented villonodular synovitis. *RadioGraphics* 28:1519-1523, 2008.
7. Leyendecker JR, Barnes CE, Zagoria RJ: MR urography: techniques and clinical applications. *RadioGraphics* 28:23-46, 2008.
8. Merkle EM, Nelson RC: Dual gradient-echo in-phase and opposed-phase hepatic MR imaging: a useful tool for evaluating more than fatty infiltration or fatty sparing. *RadioGraphics* 26:1409-1418, 2006.
9. Majumdar S, Thomasson D, Shimakawa A, Genant HK: Quantitation of the susceptibility difference between trabecular bone and bone marrow: experimental studies. *Magn Reson Med* 22:111-127, 1991.

第 **9** 章
运动、搏动和其他形式伪影

Kimball L. Christianson, Phil B. Hoang, Steve Huang, Mark L. Lessne, Allen W. Song, Elmar M. Merkle

病例 1

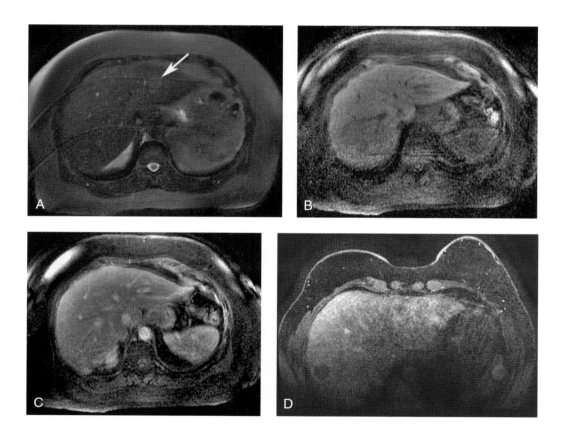

1.图 A 中,需要与肝左叶高信号病变鉴别的疾病有哪些?

2.图 D 中有何异常(不同患者)? 提示肝右叶异常信号为伪影的征象还有哪些?

3.该伪影是什么伪影? 是怎样产生的?

4.为何图 A~C 中伪影为垂直的,而图 D 中伪影却是水平的?

病例 1 答案

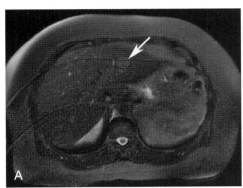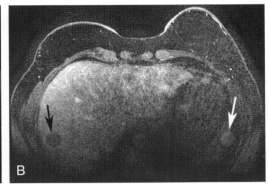

图 9-1 (A)上腹部轴位脂肪抑制 T2 加权图像,可见肝左叶圆形高信号病变(白箭)。该病变在增强前及增强后轴位脂肪抑制 3D-GRE T1 加权序列上未见显示。(B)专用乳腺 MRI 轴位脂肪抑制 T1 加权 3D-GRE 序列(与图 A 不同的患者)可见肝右叶圆形低信号病变(黑箭),在脾区/腹壁区可见一个圆形高信号病变(白箭)。

1.需要与肝左叶 T2 上高信号病变鉴别的疾病包括肝血管瘤、转移瘤及原发性肝肿瘤。但该病灶恰好位于主动脉上方,因而也需鉴别因主动脉搏动伪影导致的假性病变。

2.主动脉两侧分别有一个位于肝右叶的圆形低信号灶和位于脾区/腹壁区的略高信号灶,二者与主动脉等距且位于同一水平面上。

3.这一伪影称为鬼影,是复制运动结构的结果,出现在异常位置。该伪影仅在相位编码方向上可以观察到,是任何形式的周期性运动,如呼吸、动脉搏动或脑脊液搏动所导致的结果。

4.图 9-1A~C 均为腹部 MRI 图像,相位编码方向是垂直的;因此,伪影也呈沿着该方向分布。图 9-1D 是一幅相位编码方向为从右到左的乳腺 MRI。

第 1 部分:运动和搏动伪影

MRI 过程中运动造成的伪影十分常见。运动伪影产生于数据采集期间,是由运动引起的。具体地说,受到射频脉冲激发的特定运动组织,在信号接收期间,出现在的不同位置(常在多个不同位置出现运动伪影)。运动通常分为两种类型:躯体运动和生理性运动,如心动周期和呼吸周期、血液流动或脑脊液流动。在多数常规成像方法中,运动伪影主要出现在相位编码方向上。

梯度场强越大,由运动产生的相位移动越大,因此空间梯度的广泛应用不但增加了运动伪影,还使其更加复杂化(参考如何理解梯度在成像中的作用及其对运动伪影的影响)。虽然一些梯度组合可以补偿运动造成的伪影(例如,流量补偿梯度;详见下文),但多数难以弥补。因此,运动的不一致性,在图像读出时会导致不同的相位移动。从相位编码方向的最终数据空间来看,相位偏移导致了鬼影的产生,这是傅立叶变换的结果。例如,沿着频率编码方向一条数据线(即 K 空间中的一行数据线,译者注)的脉冲效应会被视为沿相位编码方向的波峰,导致沿相位编码方向的条纹线伪影。更严重的是,数条杂乱的数据线将导致更广泛的鬼影。

简而言之,运动伪影主要沿相位编码方向出现。更加特别的是,随机运动在相位编码方向会造成涂抹或模糊效应,周期运动(如心脏运动和血管搏动)会产生鬼影。鬼影出现在相位编码方向上,表现为运动组织在一定时间间隔上图像的复制。运动伪影的方式取决于 K 空间中相位编码方向上相位移动的可重复性。例如,如果只有一条线性偏离,那么该伪影将是一条横贯 MRI 的实线。如果该线性偏离每隔一行重复,那么该伪影将超过观察视野的一半。但如果所有的线性数据以相同的方式偏移(如过度平均后),将不出现伪影[11]。

流动的血液为何会产生运动伪影?启动选择层面的去相位和频率编码梯度后,血液中的质子运动到不同的位置时经历了不同的相位重聚梯度,不同强度的重聚梯度不能逆转去相位梯度引起的相位变化,使得相位差持续存在而表现为鬼影[10]。

如何理解梯度在成像中的作用及其对运动伪影的影响

为什么磁场梯度是必要的？如果射频脉冲缺乏梯度，那么每一个沿主磁场分布的质子都将被激发。接收线圈将接收到具有相同共振频率、相同相位的质子，难以进行空间定位，获取连贯的 MR 图像[9]。成像所需的三个磁场梯度分别是层面选择、频率编码和相位编码，主要目的是空间定位 MR 图像。对于轴位图像来说，层面选择梯度在 z 轴方向，频率编码梯度场或读出梯度在 x 轴方向，相位编码梯度在 y 轴方向。

层面选择梯度主要是使质子沿 z 轴方向处于不同的磁场环境，诱导质子以不同的频率进动，当给予窄幅射频脉冲时，仅产生 z 轴方向薄层组织的激发，即只有那些 z 轴方向上与射频脉冲相一致的质子才能被激发[9]。RF 脉冲的频率带宽取决于发射机带宽，调整梯度强度或发射机带宽可以选择不同的层面厚度。提高梯度强度或降低发射带宽可以获得较薄的层面；降低梯度强度或增加发射带宽可以获得较厚的层面。

频率编码梯度对 x 轴的空间定位至关重要。频率编码梯度与层面选择梯度施加时相有所不同，前者与回波采集同时进行，后者与 RF 脉冲同时施加。频率编码梯度使得 x 轴不同位置的质子以不同频率进动，例如，在身体右侧的质子会比在身体左侧质子进动快。通过傅立叶变换，在每个空间位置上，不同的频率可以被转换成不同的信号，从而产生 MR 图像。

频率编码梯度在产生回波过程中亦非常重要。施加激励脉冲后，随着时间的推移，在空间梯度场中质子自旋的相位差越来越大，而 MR 信号产生的前提是在回波采集时质子处于聚相位状态。梯度造成的失相位可以被控制，使得质子相位保持一致，从而产生回波，这可通过施加一对相反极性的梯度来实现。第一个梯度导致质子失相位；第二个梯度与前一个梯度极性相反，但施加时长为前者的两倍，是相位重聚梯度。在相位重聚梯度的中间点，多数质子的相位趋于一致，因而可产生回波，这被称为梯度回波。如果在聚相位梯度前和 90° 激发脉冲后施加一个 180° 聚集脉冲，这时产生的回波被称为自旋回波。脉冲序列的时间通常是固定的，因此，梯度回波和自旋

回波可同时发生。自旋回波采集信号时，聚相位脉冲与失相位脉冲一样，采用的是单极性梯度（而不是方向相反的双极梯度），因为 180° 聚集脉冲产生的是一个与初始状态方向完全相反的相位。频率编码的方向几乎都沿人体断面的长轴（例如，在腹部从右到左，在头部从前到后）方向施加[10]。

最后，相位编码梯度用于 y 轴方向的空间定位。与频率编码梯度不同的是，相位编码梯度施加于信号采集前（但是，仍在层面激发脉冲之后）。因此，质子将经历梯度场的影响并积累了一定量的可控相位差。由于相位编码梯度在数据读出前已经被关闭，这些相位差会保持不变，以确保相位编码的数量不变。例如，要完成一个二维图像的覆盖范围，不同相位在数据采集前被赋予不同幅度的相位编码梯度，随后的傅立叶变换可以沿相位编码方向解析图像。值得注意的是，相位编码通常不需要相位重聚梯度（如应用于层面选取）或相位离散梯度（如用于频率编码）。应用相位编码梯度时空间定位编码的是相位差，而不是在初始激发脉冲后和回波采集前施加的频率编码[9]。

频率编码方向的空间编码可通过单次 RF 激发完成，而相位编码方向上，空间定位通常（除单次成像技术，如平面回波序列外）需要应用大量的相位编码梯度，每一个相位编码梯度的强度都不同，都伴随着一个新的射频脉冲。相位编码的数量决定了 MR 图像 y 轴方向的覆盖范围。与此同时，TR 时间是决定图像采集时间的一个重要因素。较强的相位编码梯度可以产生较大的相位差，可以从 MR 图像上更好地分辨彼此靠近的组织（即更好的空间分辨率）。较强梯度的缺点是，梯度一端比另一端具有更多失相位的质子，因此降低了信号强度和对比度。而较弱梯度可以产生更高的信号强度和对比度。这一原理在 K 空间填充上具有重要意义。按照惯例，K 空间中心区域决定图像的对比度，而边缘区域决定图像的细节和空间分辨率。因此，K 空间中心区域由较弱相位编码梯度产生的回波首先填充，然后，随着 K 空间由中心部分向边缘部分的不断充填，相位编码梯度的强度也逐渐增加[9]。

许多方法可以用来减少运动伪影。增加采样带宽（带宽＝1/回波时间）是降低运动伪影的一种简单方法，但是会损害图像的信噪比。增加相位编码梯度的强度或作用时间会增加运动伪影的敏感性，但增加频率编码梯度的强度却不会。采样带宽随着梯度的增强而增加，较为陡峭的梯度会使质子相位重聚加快，回波时间缩短，从而降低采样时间[10]。

减少运动伪影的另一种方法称为梯度矩置零。当运动发生在去相位或聚相位期时，相位抵消会不完全，会导致相位的净累积，称为梯度矩。这种相位累积可能是质子定速运动（一级运动模式）、加速运动（二级运动模式）和搏动性或跳动性运动（三级运动模式）的结果。其最简单的形式是施加的没有运动校正的梯度，即施加一个单极的梯度。如果施加额外的梯度脉冲，如双极的梯度脉冲，可以使静态和运动组织的相位重聚，显著降低一级运动或匀速运动伪影；若施加更复杂的梯度脉冲还可以减少二级运动和三级运动伪影；但梯度力矩置零技术还是对降低一级运动伪影效果最好。梯度力矩置零需要较长回波时间（TE）；一级力矩置零 TE 的增加不多，但二级或三级力矩置零则需要更长的 TE 时间，这就带来了问题[11]。

转换频率编码和相位编码梯度方向是处理运动伪影的一种简单方法，该方法并未消除运动伪影，而是使运动伪影的方向发生变化。该方法对于鉴别真正的病理改变和运动伪影的帮助非常大。

预饱和脉冲是另一个经常用来降低运动伪影影响的方法。当被置零组织的信号对成像组织不造成影响时，预饱和脉冲是首选方法。例如，与脂肪信号有关的运动伪影，就可以用预饱和脉冲将其置零。预饱和脉冲也可用来饱和血液中流动的质子，使其进入成像层面之前被饱和掉，这是时间飞跃（TOF）血管成像的一种常用技术（见第 11 章）[10]。

求平均值是一种常被用来消除因呼吸运动导致鬼影的技术。该方法的基础是，一般在每个呼吸周期内，正常组织的位置比较固定，而鬼影的位置则变化很大。求平均值的方法是通过在每一个相位编码时段采集多次信号来完成的。与鬼影产生的信号相比，人体组织的平均信号比较一致，是图像的主要组成部分[10]。

呼吸触发也是一种减少呼吸运动伪影的方法。这种方法是把一个波纹管放置于上腹部来跟踪呼吸运动，或是用"导航"技术来监测膈肌的位置。一般是在每个呼气末期采集信号，因为在呼吸末期采集信号是非常严格的，故需要较长的时间才能获取图像。利用心电门控技术同步成像对于消除心脏运动伪影也非常有帮助。

减少呼吸运动的最有效方法是屏气扫描。对于能够屏住气的患者可以通过单次屏气的二维多层或三维采集技术；对于屏气困难的患者可以通过超快成像技术获取图像[10]。

病例 2

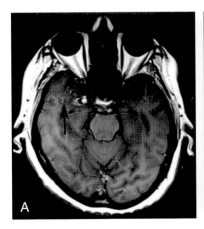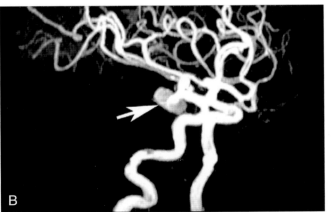

图 9-2　(A)头部轴位 T1 加权图像显示右侧颞叶内侧可见一局灶性病变，中央呈 T1 高信号，周围呈 T1 低信号。在病变两侧相位编码方向上可以看到鬼影（黑箭）。(B)TOF 法 MRA Willis 环的最大密度投影（MIP）。邻近右侧颈内动脉床突上段可见一囊状突起（白箭）。

诊断:右侧颈内动脉(ICA)床突上段动脉瘤。

讨论

鞍旁肿块鉴别诊断中动脉瘤必须要包含在内。脑动脉瘤内不同时期的血栓形成成分不同,形成中央流空、向外呈环状结构的典型征象,各环状结构的信号强度不同。认识相位编码方向上的血流搏动伪影对诊断动脉瘤十分重要。动脉瘤完全栓塞后就不能产生搏动伪影了,因此即使无搏动伪影也不能排除动脉瘤的诊断。鬼影是由于流动血液中的质子历经不同强度的聚相位梯度后,相位积累所产生的。

病例 3 和 4:同类病例

病例 3

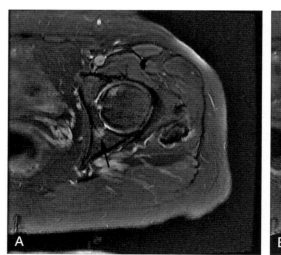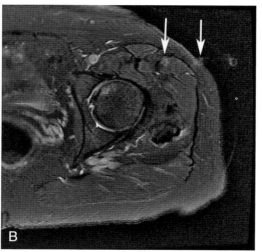

图 9-3　(A)乳腺癌患者左髋关节轴位脂肪抑制 T2 加权图像。左髋臼后缘可见圆形高信号灶(黑箭)。(B)同一患者轴位脂肪抑制 T2 加权图像,频率编码和相位编码方向互换,图 9-3A 中的高信号灶消失,注意左股动脉引起的血管搏动伪影(白箭)清晰可见。

诊断:搏动伪影产生的假性病变。

病例 4

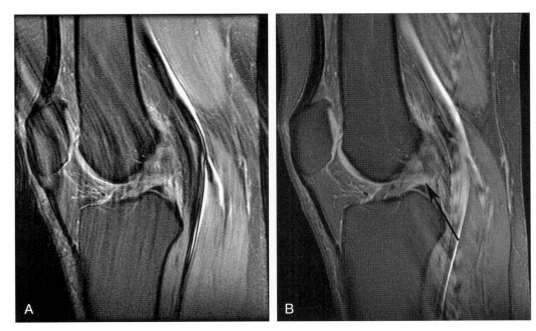

图 9-4 （A）矢状位脂肪抑制质子密度（PD）加权成像显示因腘动脉搏动而产生的广泛鬼影。（B）矢状位脂肪抑制 PD 加权成像（同一个患者）。频率编码和相位编码方向互换，伪影显著降低。前交叉韧带（ACL）撕裂（黑箭）清晰可见。

诊断：前交叉韧带（ACL）撕裂，被腘动脉搏动伪影掩盖。

讨论

　　血管搏动伪影常被误认为病变，病例 3 即是如此。血管搏动伪影也能掩盖病变，如病例 4。对于可能存在的伪影，变换相位编码和频率编码方向是解决伪影干扰的一种简单有效的方法，虽然它并未消除伪影，只是使伪影转移到另一方向，却可以使诊断更加可靠，以上两例均说明了这一点。病例 3 中，相位编码方向由垂直转向水平方向，可以清楚地确定病变为鬼影。病例 4 中，相位编码方向从水平方向转向垂直方向，ACL 撕裂清晰可见。

病例5和6:同类病例

病例5

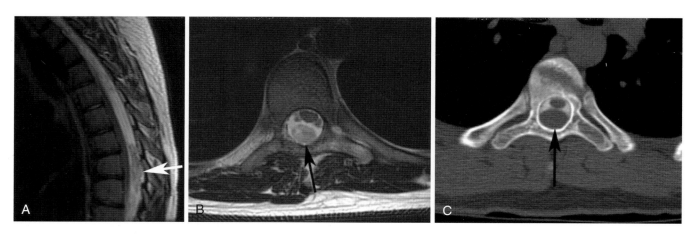

图9-5 (A)胸椎矢状位T2加权成像。脊髓后可见一个边界不清的低信号灶(白箭)。(B)轴位T2加权成像(同一患者),脊髓后方可见一卵圆形的中等信号团块(黑箭),与矢状位病灶对应。(C)轴位CT腰椎脊髓造影图像证实了脊髓后方低密度卵圆形肿块的存在(黑箭),并在硬膜囊和脊髓上具有占位效应。

诊断:蛛网膜囊肿。

病例6

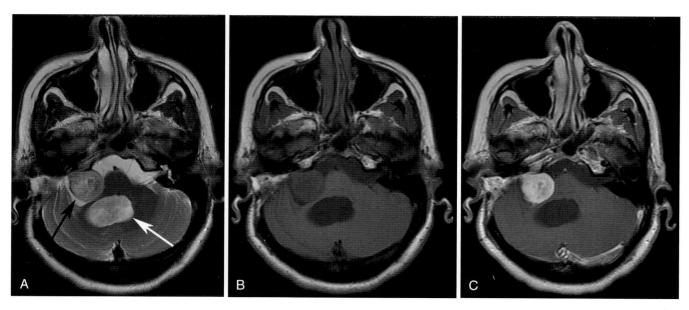

图9-6 (A)第四脑室水平颅脑轴位T2加权成像。右侧桥小脑角区(CPA)可见一不均匀T2高信号肿块(黑箭),第四脑室扩大(白箭),内亦可见到与右侧CPA信号特征非常相似的第二个病变。(B)轴位非增强T1加权成像(同一患者)。右侧桥小脑角区肿块依然可见,其信号略高于脑脊液,扩大的第四脑室可见均匀的与脑脊液信号相同的低信号。(C)轴位增强T1加权成像。右侧桥小脑角区肿块均匀明显强化,提示真实病变。第四脑室内未见异常强化。

诊断: 听神经瘤。

讨论

脑脊液搏动伪影可给中枢神经系统(CNS)的诊断造成混淆,常被误认为病变或掩盖真实病变。病例 5 中,矢状位及轴位 T2 加权成像上脊髓后方的低信号与脑脊液搏动伪影非常相似,但也不能排除髓外肿块的可能,脊髓受压前移更说明有肿块的存在。脑脊液搏动伪影和肿块有时鉴别困难,需要进一步检查。如病例 5 中的患者,其 CT 脊髓造影清楚地显示了脊髓后方的肿块。

相反,病例 6 中桥小脑角区可清晰地看见肿块;然而,在轴位 T2 加权成像上扩张的第四脑室内可见不均匀的信号强度,与桥小脑角区肿块信号相似。轴位 T1 加权增强前及增强后图像显示第四脑室持续扩张,内呈正常脑脊液信号,没有强化征象,说明 T2 加权成像看到的不均匀信号是搏动伪影而不是肿块。

病例 7

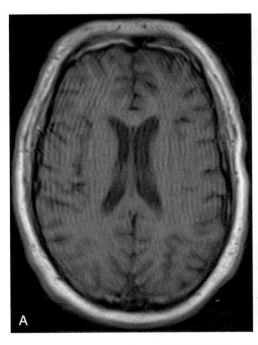
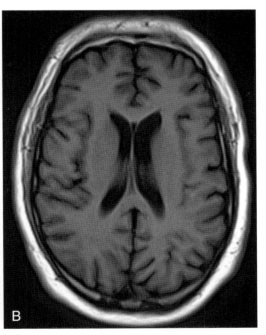

图 9-7　(A)颅脑轴位 T1 加权成像,运动伪影导致图像质量极差。(B)轴位 T1 加权 BLADE 序列显示运动伪影明显减少。

讨论

减少运动伪影的另一个简单方法是使用快速成像序列。BLADE 是一种快速自旋回波(TSE)序列,使用非线性 K 空间填充方式减少运动敏感性。在常规的 TSE 序列,每个 TR 均可获得一组 K 空间的平行线束,而 BLADE 不同于常规的 TSE 序列,其每一组平行线束都围绕 K 空间中心,相对于其他组有所旋转,而不是在相位编码方向上移动。可以用两种方式减少移动敏感性:第一,运动伪影分布在整个图像中,并且看起来更像是随机噪声的增加,而不是连贯的伪影;第二,通过对 K 空间中心的重复采样,可检测平面内物体的运动并且在重建中对其进行校正。然而,由于 K 空间中心的冗余采样,获得 BLADE 图像比获取传统 TSE 图像需要更长的时间。

病例 8

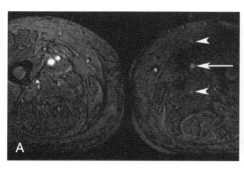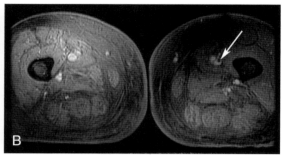

图9-8 (A)大腿上段轴位GRE(亮血技术)MR静脉造影图像。左腿可见单条血管影(白箭)及股动脉搏动产生的鬼影(白箭头)。(B)同一患者轴位增强图像显示左股静脉内低信号充盈缺损(白箭)。

诊断:左股深静脉血栓形成(DVT)。

讨论

伪影有时有助于诊断。如病例8中,轴位GRE图像显示的单条血管影像可能是静脉,也可能是动脉。区别动、静脉临床意义重大(动脉闭塞或深静脉血栓)。血管上下方的鬼影说明该血管为动脉。在该病例中,增强后的图像(图9-8B)显示了股静脉DVT。图9-8A中,左股静脉并不能因信号缺失而诊断DVT,因为缓慢流动的血液都可造成信号缺失。

病例 9

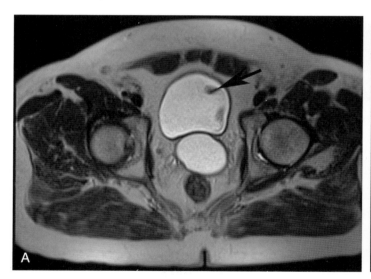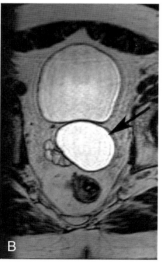

图9-9 (A)轴位半傅立叶采集单次激发快速自旋回波(HASTE)序列图像,膀胱左前部呈现曲线状低信号(黑箭)。(B)轴位可变翻转角度快速自旋回波(SPACE)序列图像(膀胱同一水平),环形低信号消失,膀胱后方可见囊状精囊腺结构(黑箭)。其他层面图像提示左肾先天性缺失。

诊断:左侧输尿管尿液喷射产生的流动伪影及Zinner综合征。

讨论

图9-9A的半傅立叶采集单次激发快速自旋回波

序列(HASTE),是一种单次激发、超快 T2 加权成像(在不到半秒时间内获得),非常有助于减少运动伪影。单次激发意味着在单次激发脉冲后采集填充 K 空间所需的全部回波。此外,使用 HASTE 序列,获得略多于 50% 的 K 空间数据即可,其余的数据采用内插算法填充,从而大大减少采集时间。HASTE 序列没有重复激发(即没有 TR),这就消除了 T1 权重的影响[10]。虽然 HASTE 序列在消除运动伪影方面非常有用,但它仍是一种流动敏感序列,如股动脉内的低信号(图 9-9A)可以说明这一点。膀胱左前部左侧输尿管喷射涡流可产生曲线状信号缺失,当腹腔内有大量的腹水并有流体运动产生时,也可出现该现象。相反,SPACE 序列(图 9-9B)是一个多次激发序列,通过多个 TR 间期填充 K 空间,不同时期的输尿管喷射效应相互抵消,使膀胱出现均匀明亮信号。

病例 10

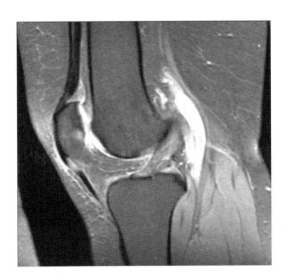

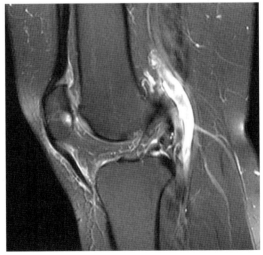

1.上方图像为质子密度(PD)加权图像,下方图像为 T2 加权图像。PD 图像上髌韧带近端的异常信号如何诊断?

2.该异常信号在 T2 加权成像上有何表现?这可以预测吗?

3.在观察肌腱和韧带信号改变时,应考虑到哪种伪影?

4.PD 图像上髌韧带近端的局灶性异常信号是如何产生的?

病例 10 答案

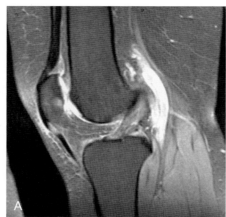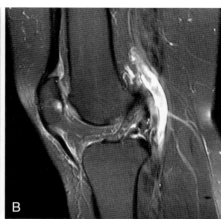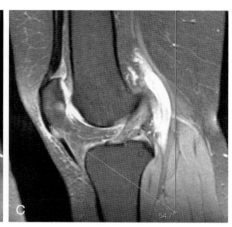

图 9-10　(A)膝关节矢状位 PD 图像(TE=17ms)显示髌韧带近端局灶性高信号,髌骨局灶性软骨下反应性改变。(B)同一层面矢状位脂肪抑制 T2 加权成像(TE=65ms)。髌韧带近端信号强度降低。髌骨反应性改变仍然存在。(C)膝关节矢状位 PD 图像显示髌韧带近端与主磁场成 54.7°角。

1.可能因患者膝关节疼痛而诊断为髌韧带炎。
2.髌韧带近端异常信号主要在 T2 加权图像上看到。
3.魔角现象。
4.魔角现象。

讨论

在短 TE 图像上,髌韧带近端的高信号是由魔角现象造成的。如果人体组织由规律性排列的胶原纤维构成,水分子可与其纤维相互结合,这些水分子间的偶极相互作用,使该组织的 T2 弛豫时间缩短,在所有脉冲序列上均表现为低信号。如果这些纤维的排列方向与主磁场方向存在一定角度,则上述偶极相互作用接近于零,导致其 T2 弛豫时间略有增加。虽然造成这种伪影时,纤维走行的角度有一定范围(45°~65°),但当肌腱与主磁场方向夹角为 54.7°时,魔角现象最大化[3],因而在短 TE 序列(T1 加权和 PD 加权)产生假性高信号。这种异常信号可在长 TE 序列上得到解决,因为延长的 T2 弛豫时间仍然比 TE 短得多,使其有足够的时间造成 T2 衰减,因而呈现低信号。

第 2 部分:其他伪影

许多常见的、与临床相关的伪影已在本书中讨论,包括化学位移伪影、磁敏感伪影、运动伪影和与增强相关的伪影等。其他在本章简要讨论的伪影与成像技术、数据采集误差和主磁场强度等有关。虽然这些伪影有时并无明显的临床意义,但常造成图像质量降低,影响诊断。

病例 11~13:同类病例

病例 11

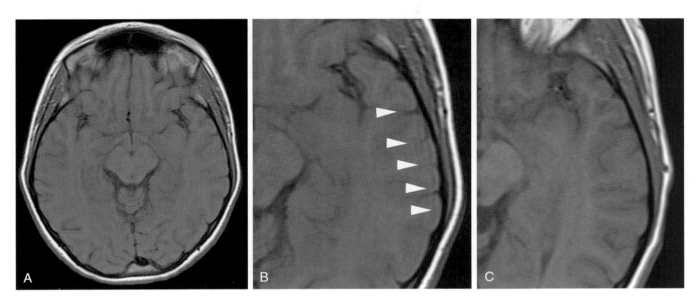

图 9-11 (A)颅脑轴位 T1 加权自旋回波(SE)序列,矩阵 320×192,多条细线状低信号横穿双侧颞叶。(B)放大的图 9-11A,重点显示左侧颞叶区域,这些垂直于表面的低信号线(箭头)显示更清晰。(C)同一患者颅脑轴位 T1 加权自旋回波序列,矩阵 320×240,上述低信号线消失。

诊断: Gibbs 伪影。

病例 12

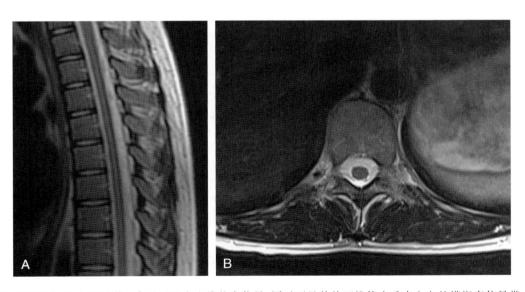

图 9-12 (A)胸椎矢状位 T2 加权成像。脊髓可见中央线状高信号,同时可见其前面椎体内垂直方向的模糊高信号带。(B)胸椎中段轴位 T2 加权成像。脊髓信号正常。(待续)

诊断: Gibbs 伪影,类似脊髓空洞。

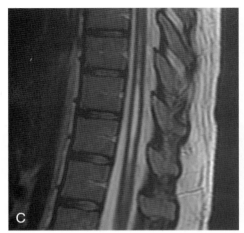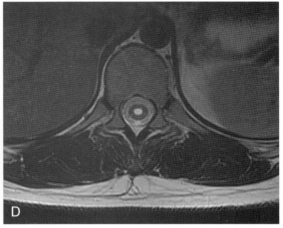

图 9-12(续) (C)另一患者胸椎矢状位 T2 加权成像。脊髓可见中央线性异常高信号,与 CSF 异常信号相似,下段脊髓较上段轻度膨胀。(D)胸椎中段轴位 T2 加权成像,可见脊髓中央囊状 T2 异常高信号。

诊断: 脊髓空洞症。

病例 13

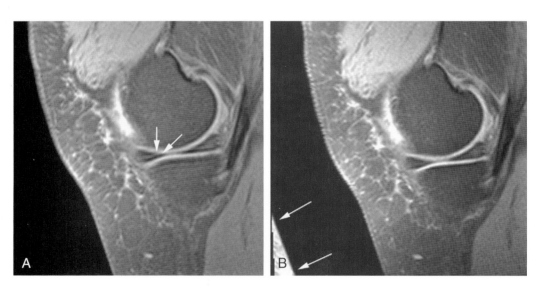

图 9-13 (A)膝关节内侧矢状位 PD 图像。半月板后角内高信号符合退变的表现。前角线性高信号延伸至其关节面(箭),提示半月板撕裂。同时,胫骨上端和股骨下端可见多条信号高、低相间的曲线影,随着离关节面越来越远,曲线影变得越来越不清楚。(B)同一层面矢状位 PD 图像。前角线性异常高信号以及胫骨和股骨上曲线的信号消失。图像右下角可见卷褶伪影(箭)。

诊断: Gibbs 伪影,类似半月板前角撕裂。

讨论

截断伪影(Gibbs 伪影)是由于 K 空间中的数据量不足引起的,发生在具有高对比度组织界面上。为减少成像时间,相位编码方向采样不足,其中最高频率的数据被剪切(截断)了,而这些最高频率的数据恰恰决定了高对比度组织界面的锐利度[2]。这样,傅立叶转换时,会造成信号的高估或低估,从而在界面两侧产生高、低信号相间的线状或带状伪影。随着离开界面距离的增加,带状影变得越来越模糊,借此可与运动伪影鉴别。

Gibbs 伪影主要出现于脊髓成像,因为脑脊液与脊髓间具有高对比度界面(病例 12),在 T1 加权成像上,表现为脊髓内长信号带;在 T2 加权成像上,表现为相应的长信号带。其形式类似脊髓空洞的信号特征。但是,如果脊髓的轴位 T2 加权成像正常,矢状位上的异常信号应为 Gibbs 伪影。

Gibbs 伪影的补救措施包括降低像素的大小,可以通过减小视野(FOV)或增加相位编码方向的采集矩阵来实现。病例 11 中,矩阵从 256×126 增加至 320×240,即可解决左侧颞叶上的交替带状伪影。

如前所述,改变频率编码和相位编码方向并不能解决 Gibbs 伪影,但可以防止伪影对所要观察结构的影响。病例 13 中,关节软骨和半月板间的界面差异导致类似前角半月板撕裂的伪影信号 (图 9-13A)[8],选择垂直于界面的相位编码方向可以消除该 Gibbs 伪影(图 9-13B)。图像左下角的卷褶伪影说明相位编码方向已变。

当然,增加采集矩阵会造成信噪比下降,延长检查时间。

病例 14

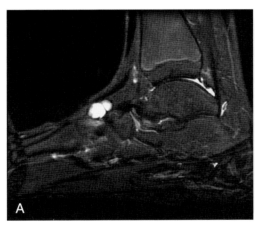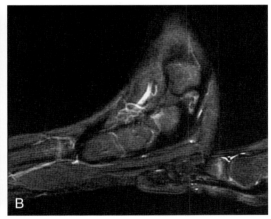

图 9-14　(A)足部矢状位 T2 加权图像。跟骨及足底后部软组织内可见异常低信号,足背中部可见孤立的囊性 T2 高信号病变,符合腱鞘囊肿表现。(B)足外侧矢状位 T2 加权图像(同足),图像后方可见患者脚趾。

诊断:卷褶伪影。

讨论

病例 14 中的异常低信号是典型的卷褶伪影,也被称为折叠失真。卷褶伪影发生于 FOV 较小时,源于 FOV 外组织的信号会重叠到图像的另一侧。组织的相位随着空间的增大而具有循环特性,因而傅立叶变换时产生了卷褶现象。在临床实践中,卷褶伪影主要出现在相位编码方向上,而不出现于频率编码方向,因为频率编码方向经常过采集(因而 FOV 增宽)。增加 FOV 可以解决卷褶伪影,但降低了图像的分辨率。

病例 15

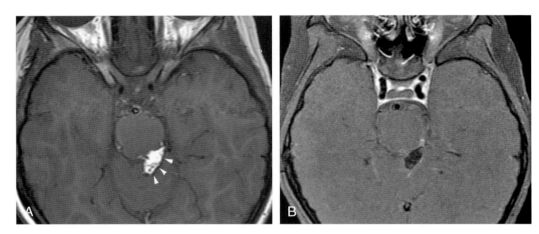

图 9-15　(A)颅脑轴位 T1 加权图像。四叠板和邻近的小脑蚓部受类椭圆形高信号灶推压;注意肿块后部边缘可见细线状低信号边缘(箭头)。(B)轴位脂肪饱和增强后 T1 加权图像。四叠板肿块高信号消失,肿块后部边缘的细线状低信号消失。

诊断:脂肪瘤。

讨论

　　化学位移错位伪影是一种更为常见的 MRI 伪影。在 MRI 成像期间,组织中产生的信号具有频率和相位两种成分,他们被应用于 MR 成像时的空间编码。正如在前面的章节中提到的,脂肪中的质子与水中质子所处的分子环境不同,因而脂肪中的质子具有与水中质子不同的进动频率。脂肪和水的质子化学位移相差 3.5ppm,相当于 1.5T 强度磁场中的 224Hz。

　　水和脂肪质子频率的差异在成像过程中被误读为空间位置差异,从而产生错位伪影。该伪影呈线性带状异常信号,主要见于频率编码方向上脂肪-水界面处,该部位含脂像素被从其真实解剖位置移开。注意,如本例所示,在频率编码方向上的错位伪影,主要涉及常规序列(自旋回波、快速自旋回波和 GRE)。单激发成像技术,如平面回波成像,这种错位伪影发生于相位编码方向上。其详细内容不在本文的讨论范围内。

　　病例 15 显示了这种伪影及其潜在的临床应用价值。脂肪瘤压迫四叠板表现为频率编码方向上其后缘薄层低信号带(图 9-15A)[相位编码方向上(从左向右)可见基底动脉产生的搏动伪影]。确认这种伪影提示病变含脂的特性,可以做出更明确的诊断。

　　化学位移错位伪影在 1.5T 的磁场强度下最显著。随着磁场强度的增加,脂肪和水质子的化学位移增加,伪影减弱。解决这种伪影的技术包括降低像素大小(减小 FOV)和增加接收器的带宽。此外,可以利用脂肪抑制技术(图 9-15B)降低脂肪信号,从而减轻或消除伪影。

病例 16

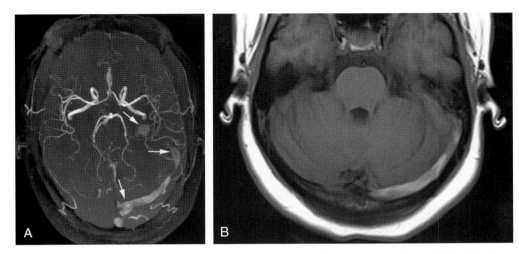

图 9-16 (A)Willis 环 3D-TOF MIP 图像。Willis 环主要血管得以显示,左侧横窦和左颈孔区域可见异常信号(箭)。(B)后颅窝轴位 T1 加权图像可见左侧横窦带状高信号。

诊断:硬脑膜静脉血栓形成;T1 污染伪影。

讨论

TOF 是一种非增强血管成像技术,源于不饱和的、移动的血细胞流动相关性增强效应。常用它来评估血管通畅性(见第 11 章)。病例 16 展示了解读 TOF 图像时可能发生的重要误区,被命名为 T1 污染伪影。

TOF 序列是 T1 加权序列,短 T1 组织均产生高信号。当存在亚急性出血或血栓含有顺磁性的正铁血红蛋白时,问题就来了。

3D-TOF MIP 图像显示了 Willis 环信号正常,说明血管通畅。然而,左侧横窦和左颈孔的高信号却提示亚急性血栓。为避免这种潜在的误区,应采用其他序列(即增强前后自旋回波 T1 加权序列和快速自旋回波 T2 加权序列)来验证或排除异常。

病例 17

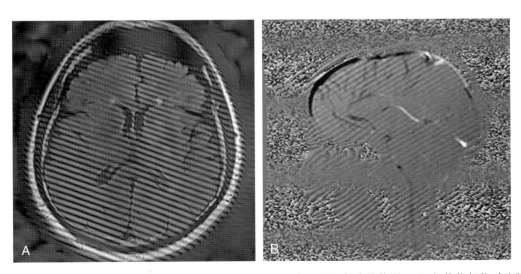

图 9-17 (A)液体衰减反转恢复(FLAIR)基底节层面轴位图像中可见多条间隔性斜线状伪影。(B)矢状位相位对比脑脊液流动图像(另一例患者)可见类似图 9-17A 中间隔性斜带状伪影,伪影满布图像,但方向不同。

诊断:鲱鱼骨状伪影。

讨论

鲱鱼骨状或尖峰状伪影是由 K 空间填充过程中瞬时错误引起的,最常源于某一电磁尖峰脉冲,而电磁尖峰脉冲源于高负载循环中梯度的应用[7],导致 K 空间中某一数据坏点。通过傅立叶变换,这个数据坏点被转换成一个正弦波函数,然后被并入图像重建中的每个像素,表现为在整个图像中的交替带状伪影(图 9-17A)。这种伪影的严重程度随着电磁尖峰脉冲强度的增加而增加。

了解鲱鱼骨状伪影首先需要对 K 空间和图像之间的关系有一个基本的了解。简而言之,K 空间的每个单独的数据点包含了 MR 图像中的所有像素的信息,K 空间中单个异常电磁尖峰脉冲不仅会扭曲单个像素,还会影响整个图像,这就是我们所看到的鲱鱼骨状伪影。

损坏的数据点不仅影响图像,而且数据点在 K 空间的位置决定其在图像中的外观。相位对比脑脊液流动图像中的线状影(图 9-17B)在自下而上的方向上从右向左分布,与图 9-17A 所看到的条带方向相反。通过观察分析条带伪影间的角度和距离,可估计 K 空间中电磁尖峰脉冲的位置[7]。

解决鲱鱼骨状伪影的方法包括编辑(和删除)数据坏点,而后进行图像重建,或者重新扫描患者(如果后处理能力不足的话,即编辑或删除数据坏点的能力,译者注)。

病例 18

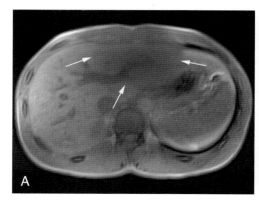 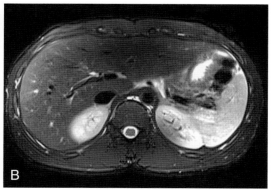

图 9-18 (A)3.0T 磁场中,上腹部轴位 T1 加权图像。肝左叶信号减弱(箭),同时可见前中腹壁皮下脂肪信号略减低。(B)上腹部轴位脂肪抑制 T2 加权图像(同一次检查),肝左叶的信号仍然减低。

诊断:驻波伪影。

讨论

由于组织导电和电解质性能不同,成像组织的 RF 激发具有非均匀性[12]。3.0T 磁场中,RF 的波长在空气中为 234cm。由于介电效应,RF 的速度和波长在体内被缩短至 30cm。巧合的是,30cm 是大多数躯体影像学检查的平均视野范围。当 RF 波长接近 FOV 的大小时,RF 场会受到有益的或有损的干扰,导致局部区域信号增高(常见于颅脑)或信号减低(阴影)。以前该伪影被称为"介电共振效应",现多称其为驻波效应或射频干扰效应[4]。

病例 18 是一个局部信号减低的典型例子。在 T1 加权成像中,肝左叶信号减低,可能会被误诊为引起 T1 延长的病变,但其 T2 加权成像信号也减低,故该信号减低是伪影引起的,并非病理过程。本例在 3.0T 磁场的检查中,肝左叶特征性信号减低和其所在位置是由负性的 RF 干扰引起的。消瘦患者更容易发生伪影。

在患者和接收线圈之间放置介电垫子可以改变成像部位的尺寸并降低 RF 的干扰[1]。在 1.5T 磁场中,RF 的波长为 3.0T 磁场中 RF 波长的 2 倍(468cm),因此人体组织中的 RF 波长(60cm)大于 FOV(30cm),产生干扰少,驻波伪影也轻得多。

病例 19

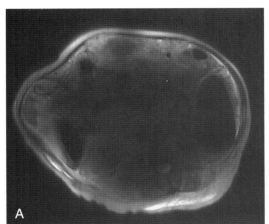 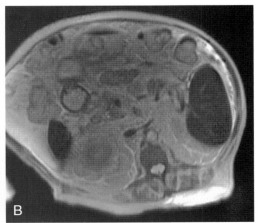

图 9-19　(A)3.0T 磁场中,腹部轴位 T2 加权图像,腹部中心部位信号强度均匀降低。(B)1.5T 磁场中,腹部轴位 T2 加权图像(同一患者于 1 天后检查)。图像诊断质量明显提高。右侧腹部存在大量腹水,脾大。

诊断:腹水伴电导率伪影。

讨论

　　当体内存在一种高导电率介质(如腹水、羊水)时,在外部 RF 场的影响下,局部形成一个循环电场,产生电流及其自身磁场,对抗主磁场,导致 RF 对成像部位的影响减弱,信号减低。

　　如病例 19 中,电导率同人体组织的介电效应,在

3.0T 磁场中产生了明显的伪影[4]。高导电性的腹水促进腹部中心位置信号丢失,不利诊断。认识到该伪影后,检查随即被停止,并于次日在 1.5T 磁场中完成检查,伪影明显减少。

　　病例 19 是一个由于增加磁场强度而使伪影加重的例子,随磁场强度增加而增加的其他伪影还包括磁敏感伪影、化学位移伪影和介电效应伪影。

病例 20

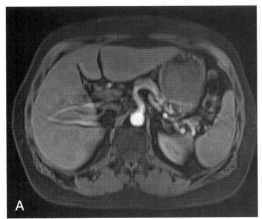 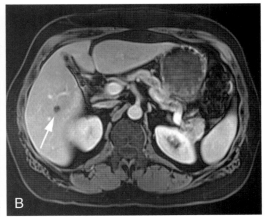

图 9-20　(A)上腹部轴位三维容积式内插法屏气检查(VIBE)T1 加权增强扫描图像,可见横贯图像中心的高信号带,该信号带在该序列其他图像上(未显示)依然存在。(B)门静脉期轴位 T1 加权增强图像(与图 9-20A 同一层面),图 9-20A 中的高信号带消失,肝右叶可见低信号病灶(白箭),在动脉期图像中未显示该病灶。

诊断:平行采集成像中的卷褶伪影。

讨论

GRE T1 加权序列与三维容积式内插法屏气检查 (VIBE)序列可以用于腹部动态对比增强成像。3D 成像可获得更薄的层厚，比 2D 序列具有更高的分辨率[5]。其缺点是 3D 覆盖需要控制呼吸，这可能对患者具有一定挑战性。正因为如此，3D GRE 序列需结合平行采集成像(PI)技术以缩短检查时间[6]。

平行采集成像从多个相控阵线圈获得信号，每个线圈单元从身体特定区域获取数据。所有的 PI 技术均以减少 K 空间采样(例如，在相位编码方向)来缩短扫描时间。PI 技术减少 K 空间采样，导致 FOV 减小。如果成像部位尺寸大于 FOV，由于信号相互混叠可导致卷褶伪影的发生(病例 20)。这些伪影大多可以通过运用矫正线圈灵敏度图来删除(即，图像可以展开)，但如果线圈灵敏度图不准确，仍可残留卷褶效应。在病例 20 中，动脉期图像上残留的重叠线完全遮挡了肝右叶的微小病变，门静脉期图像上病灶清晰可见。

本章要点

1.运动可分为两种类型,躯体运动和生理运动,如心动周期和呼吸周期、血液流动和脑脊液流动。

2.多数常规成像方法中,运动伪影主要表现在相位编码方向。

3.存在运动时,在 RF 脉冲期间在特定部位激发的组织在检测过程中会错误地映射到一个或多个不同的位置。

4.随机运动在相位编码方向上会产生涂抹或模糊伪影。周期运动(心脏运动和血管流通)会产生鬼影。

5.许多技术可以用来减少运动伪影,如梯度矩置零、转换频率编码和相位编码梯度方向、预饱和脉冲、求平均值、呼吸触发和心电门控。

6.Gibbs 伪影或截断伪影是由于 K 空间采样率过低所致,在高对比界面(脑脊液-脊髓、脑-颅骨、软骨-骨)显示清楚。降低像素大小或增加采集矩阵可以改善或消除伪影。

7.交换相位编码和频率编码方向并不能完全消除 Gibbs 伪影,但可以防止影响病变组织。

8.魔角伪影出现在肌腱和韧带与主磁场存在一定角度时,在短 TE 序列上表现为高信号伪影。该伪影不出现在长 TE 序列中为典型表现,可与病变鉴别。

9.卷褶伪影代表了错误的空间编码,由于 FOV 外组织信号被映射在 FOV 范围内,通常位于对侧面。增宽 FOV 使其包含整个成像部位,可以消除卷褶伪影。

10.化学位移伪影是由于脂肪和水之间的共振频率不同而产生的脂肪体素空间编码错误。该伪影在身体中脂肪-水界面处显示最清楚,并见于常规序列图像的频率编码方向。

11.TOF 为 T1 加权序列,高 T1 信号组织(高铁血红蛋白)可以作为 T1 污染伪影出现在重建 MIP 图像中,酷似显露的血管;对源图像以及其他序列评价可以防止错误的发生。

12.成像中通过增加磁场强度获得益处的同时,也加重了伪影。如与伪影相关的介电效应、化学位移和磁敏感效应。

13.平行采集成像技术通过同时使用几个接收线圈获取空间编码信息,缩短了 3DGRE 序列的检查时间。由于 K 空间采样不足,FOV 必须缩小,而且会产生卷褶伪影,可通过应用适当的个体化线圈灵敏度图来展开图像,消除这些伪影。

(王东东　郁万江　译)

参考文献

1. Cornfeld D, Weinre J: Simple changes to 1.5-T MRI abdomen and pelvis protocols to optimize results at 3 T. *AJR Am J Roentgenol* 190:140-150, 2008.
2. Czervionke L, Czervionke J, et al: Characteristic features of MR truncation artifacts. *AJR Am J Roentgenol* 151:1219-1228, 1988.
3. Erickson SJ, Cox IH, et al: Effect of tendon orientation on MR imaging signal intensity: a manifestation of the "magic angle" phenomenon. *Radiology* 181:389-392, 1991.
4. Merkle EM, Dale BM: Abdominal MRI at 3.0 T: the basics revisited. *AJR Am J Roentgenol* 186:1524-1532, 2006.
5. Rofsky NM, Lee VS, Laub G, et al: Abdominal MR imaging with a volumetric interpolated breath-hold examination. *Radiology* 212:876-884, 1999.
6. Vogt FM, Antoch G, Hunold P, et al: Parallel acquisition techniques for accelerated volumetric interpolated breath-hold examination magnetic resonance imaging of the upper abdomen: assessment of image quality and lesion conspicuity. *J Magn Reson Imaging* 21:376-382, 2005.
7. Zhuo J, Gullapalli RP: MR artifacts, safety, and quality control. *RadioGraphics* 26:275-297, 2006.
8. Turner DA, Rapoport MI, et al: Truncation artifact: a potential pitfall in MR imaging of the menisci of the knee. *Radiology* 179:629-633, 1991.
9. Lee VS: *Cardiovascular MRI: Physical Principles to Practical Protocols.* Philadelphia: Lippincott Williams & Wilkins, 2006.
10. Mitchell DG, Cohen MS: *MRI Principles*, 2nd ed. Philadelphia: Elsevier Saunders, 2004.
11. Brown MA, Semelka RC: *MRI Basic Principles and Applications*, 3rd ed. New York: Wiley-Liss, 2003.
12. Lee VS, Hecht EM, Taouli B, et al: Body and cardiovascular MR imaging at 3.0 T. *Radiology* 244:692-705, 2007.

第 **10** 章
流动相关性增强

Scott M. Duncan, Timothy J. Amrhein

病例 1

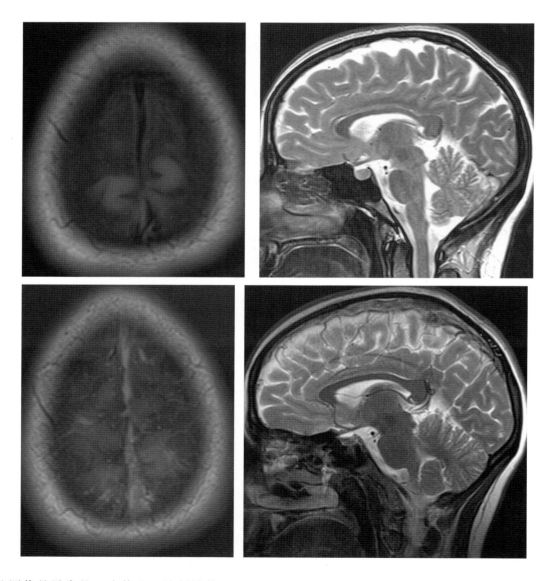

1.哪些图像是异常的？为什么？诊断是什么？

2.通常，哪些 MRI 序列具有流空效应并表现为流动相关性增强？

3.在心脏成像中，哪些序列是"黑血"技术？哪些序列是"亮血"技术？

病例 1 答案

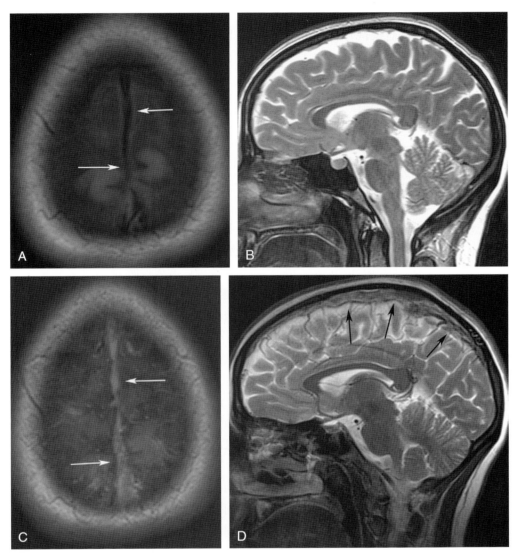

图 10-1　(A)轴位 T1 加权快速自旋回波(FSE)图像显示上矢状窦流空(箭)。(B)矢状位 T2 加权 FSE 图像同样显示上矢状窦流空。(C)轴位 T1 加权 FSE 图像显示上矢状窦扩张,呈高信号,流空消失(箭)。(D)矢状位 T2 加权 FSE 图像再次显示扩张的上矢状窦及高信号(箭)。

　　1.图 10-1C 和图 10-1D 是异常的,因为其上矢状窦呈高信号,正常流空信号消失。

　　2.一般来说,血管流空常出现于自旋回波序列。梯度回波序列血管呈高信号,是流动相关性增强效应所致。

　　3.心脏成像时,流空效应表现为"黑血",故"黑血"技术是自旋回波序列。流动相关性增强效应表现为"亮血",故"亮血"技术采用梯度回波序列。

诊断:上矢状窦血栓形成。

机制探讨

　　图 10-1C 及图 10-1D 为异常图像,上矢状窦呈高信号,我们可以在自旋回波序列中确认血管结构中的流空信号。评估自旋回波序列时,一定要注意观察动脉流空和静脉流空是否存在,流空存在可排除血栓。

血管对比:流空效应和流动相关性增强

　　初学者对于磁共振成像最难理解的莫过于如何鉴

别流空效应和流动相关性增强。那么血管什么时候应该是黑的,什么时候应该是亮的?

答案其实很简单。自旋回波技术产生流空效应,而梯度回波技术产生流动相关性增强效应。当然,这仅是一个概括,也有例外(我们将在以后探讨)。但多数情况下,该原理是正确的。

心脏 MRI 就是利用自旋回波和梯度回波这两种截然不同的 MR 序列图像的流动相关特性来显示心血管系统。"黑血"技术描述的是流空效应,而"亮血"技术描述的是流动相关性增强效应。换句话说,"黑血"技术中血液无信号,是自旋回波序列产生的流空现象。"亮血"技术中血液呈高信号,是以梯度回波序列中的流动相关性增强效应为基础的。

流空效应和流动相关性增强效应都基于相同的时间飞跃现象,其基础是血液中流动的质子与静止质子所经历的射频脉冲和磁化强度不同。因此,从流动的质子获得的信号与从静止的质子获得的信号有所不同。

自旋回波成像利用两次射频脉冲产生信号。首先施加 90° 脉冲,使纵向磁化翻转为横向平面。随后施加 180° 脉冲使失相位质子重聚,产生回波。质子必须历经两次射频脉冲而产生信号。例如,对运动的质子而言,初始时被施加 90° 射频脉冲,但在施加 180° 射频脉冲前这些质子已经离开了成像层面(避开了 180° 脉冲),相位不会重聚,横向磁化的质子仍处于失相位状态而不能获得信号。另外,如果施加 90° 射频脉冲时质子不在成像层面,施加 180° 射频脉冲时质子进入成像层面,质子将纵向翻转 180°(反转或颠倒)。该情况下,也没有横向磁化,不产生信号(因为初始 90° 射频脉冲被错过)。这两种情况都不产生信号,形成"流空"现象。

虽然我们可能认为流空是因信号完全丢失造成的,但事实上,它可以从完全正常的信号到完全无信号。丢失信号的数量依赖于质子运动的速度、层面厚度、回波时间(TE)、血管走行方向等因素。质子的速率越大,质子移出成像层面越快,经历 90° 和 180° 两次射频脉冲的概率越小。层面越薄,成像层面中质子翻转所需的距离越短,经历两次射频脉冲的概率越小(及产生流空的可能性越大)。回波时间越长意味着两次射频脉冲间的时间间隔越长(90° 射频脉冲和 180° 射频脉冲之间间隔回波时间的一半)。在信号采集前运动的质子(经历过 90° 射频脉冲)有更多的时机被未经过第一射频脉冲的"新"质子取代。因此,长回波时间序列(如 T2 和质子密度成像)流空最显著,这一点十分重要。T1 加权序列(短回波

时间)与血栓形成有关的管腔内信号变化应通过比较同层面的 T2 和 PD 序列加以证实,因这些序列对血液慢流不敏感,可以明确诊断为血栓。

最后,血管走行对有无流空也有影响。时间飞跃现象只适用于垂直于成像层面的流动。当血管倾斜或平行于成像平面时,质子较长时间停留在成像层面,增加了受到两次射频脉冲的概率,大都受到射频脉冲的激发并产生信号。因此,如果血管倾斜或平行于成像平面,尽管血管内血流正常,我们仍将看到血管内信号。

动脉的血流速度如果足够快,无论血管倾斜与否(如颈内动脉岩内段、大脑中动脉),血管内均可无信号。相反,静脉血液流速慢,即使管腔通畅,可能仍有部分信号,特别是当血管走行倾斜时。因此,如果自旋回波序列静脉管腔内信号可见,虽然血栓可能性很大,但应采用对流速敏感性更高的序列加以确认(如相位对比序列)。

梯度回波成像时,时间飞跃现象具有与自旋回波序列相反的作用。梯度回波序列属单次射频脉冲激发,相位重聚依赖于施加梯度场。此外,梯度回波序列重复时间(TR)短且重复次数多,在施加下一次射频脉冲前,质子的纵向磁化没有完全恢复,多次重复后,已恢复的纵向磁化量与反转到横向平面的磁化量达到平衡,即所谓的饱和。流动的质子进入层面时没有经历先前多次的 RF 脉冲激发,将比相邻的部分饱和的非移动的质子产生更多信号,这就是"流动相关性增强"的基础(线图 10-1)[1]。

流动相关性增强也是一种时间飞跃现象,影响自旋回波成像的变量(速度、层面厚度等)同样会影响梯度回波的流动相关性增强。例如,增加射频脉冲的重复时间,也导致梯度回波成像时间飞跃效应的增加。然

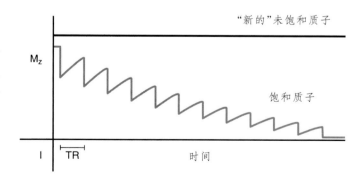

线图 10-1　静止质子和运动质子在多次射频脉冲后磁化强度的比较。运动、不饱和的质子信号最强。而稳定的质子则会经历多次射频脉冲。该曲线显示了在多个射频脉冲后信号如何逐渐减弱,最终达到稳定状态,其中恢复的纵向磁化量等于通过下一个射频脉冲(饱和)翻转到横向平面中的磁化量。(Adapted from Lee VS: *Cardiovascular MRI: Physical Principles to Practical Protocols.* Philadelphia: Lippincott Williams & Wilkins, 2006, p 22.)

而,差异在于,最终结果是增加了梯度回波成像中的流动相关性增强,而不是增加自旋回波成像的流空效应。另一个区别是,由于梯度回波序列仅使用一次射频脉冲,没有180°重聚"回波"脉冲,代表射频脉冲之间的相对时间是 TR 而不是 TE。因此,梯度回波序列 TR 越长,流动质子增强得越明显。

梯度回波图像通常是激发三维(3D)组织块,而不是激发多个连续的二维(2D)层面。应用三维采集技术,质子想要避开多个重复射频脉冲激发的话,必须横穿整个被激发的厚层组织,这意味着质子必须穿过比连续单层 2D 采集技术更远的距离,这将导致"初入层面效应"。当流动的质子沿血管顺行流动时,它们不断受到激发 3D 组织块的 RF 脉冲激发,变得越来越饱和,这导致到达血管的下游时信号逐渐减弱。因此,图像中组织块起始部血管内表现为高信号,随着远离组织块,血管内信号逐渐丧失,末端信号最低。初入层面效应依赖于血流的方向,如腹主动脉,其近段信号比远段高(血流自上而下),而下腔静脉远心侧信号更高(血流自下而上)。当血流速度更快、TR 时间更长,沿着与血流相反方向的连续层面/块采集时,流动相关性增强表现得更明显。

梯度矩归零

时间飞跃现象是 MRI 血管增强的主要决定因素。但是,也存在其他一些使流动血液信号衰减的因素,导致自旋回波序列中的血管流空以及梯度回波序列中流动性相关增强效应的减弱。

梯度的应用导致质子失相位,因为梯度场中不同部位的磁场强度稍有不同,导致质子的进动频率不同。这种失相位可导致信号的消失和总体信号的减低。为了校正该信号损失,可应用双极梯度(极性相反的两个等强度的梯度)重排失相位质子。双极梯度对于静态质子作用明显,但对移动的质子(例如流动的血液)作用较弱。流动质子在施加双极梯度的两相期间(即去相位和重聚相位期),位置发生改变,因此没有经历强度相等且极性相反的梯度。这种差异导致了移动质子的净相位变化的累积,相位变化量取决于移动质子的速度(相位对比成像中采用的原理)。根据层流原理,血管中质子流动速度是不一致的,管壁附近流速慢而中心部分质子流速快。因此,血管内质子将累积不同量的相位,它们之间相互作用导致血管内的信号减弱或消失。

虽然这种信号损失对于简单的解剖成像应用影响不大,但评估血管时,可以通过流动补偿梯度或梯度矩归零的校正技术来提高成像质量。流动补偿梯度是第二个双极性梯度,是第一梯度的镜像(即双相梯度以相反的顺序施加,先负后正)。用示意图表示,表现为三相梯度场,负性梯度与正性梯度"背靠背"(线图 10-2)。该技术使得移动质子获得相位变化,其与在第一个双极性梯度期间获得的相位变化相等,但方向相反,结果净相位变化为零。但这种补偿技术仅仅适用于以恒定速度流动的质子。高阶流动,例如搏动和跳动,可以通过更大、更复杂的梯度方案来补偿,但较少应用[2]。此外,湍流区域的信号不能被流动补偿技术纠正,因而信号减弱。应用梯度矩归零技术的不足是扫描时间延长,因为此时必须延长 TE 或 TR 时间,以允许第二双极性梯度插入到扫描序列中。

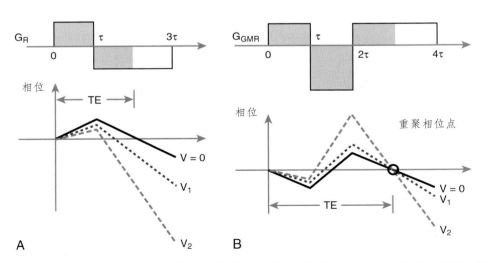

线图 10-2　梯度矩归零。黑色箭头表示没有流动的质子;虚线表示质子以恒定速度运动。(A)没有任何流量补偿,静态的质子在 TE 期间无净相位移动,而流动的质子有。(B)应用梯度矩归零(三相梯度场)导致所有质子(无论速率大小)净相位变化为零。注:仅适用于恒定速率的质子。

另一种补偿与流动性相关的失相位的方法是缩短 TE 或 TR,这样就减少了获取信号之前质子失相位的 时间。心脏成像就是采用短 TE 和 TR 来补偿更高阶的流动,而不使用更复杂和更耗时的梯度。

病例 2

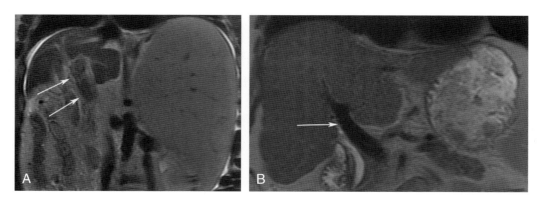

图 10-2 (A)腹部冠状位 T2 加权半傅立叶单激发快速自旋回波(HASTE)图像,显示门静脉扩张且信号不均(白箭)。注意肝脏缩小, 脾脏明显增大。(B)正常患者腹部冠状位 T2 加权 HASTE 图像,显示门静脉管腔大小正常,血管流空。

诊断:门静脉血栓形成。

讨论

门静脉含不均匀信号且扩张,缺乏正常流空,符合 门静脉血栓形成。此外,有门静脉高压症状,脾脏明显 肿大。

病例 3 和 4:同类病例

病例 3

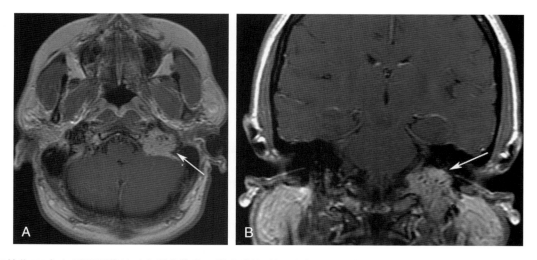

图 10-3 (A)轴位 T1 加权增强图像显示左颈静脉孔区增强肿块(箭),内部含有低信号斑点区。(B)冠状位 T1 加权增强图像再次显 示左颈静脉孔区肿块(箭),斑点状低信号区表现为流空。

诊断:颈静脉球瘤。

讨论

　　血管球瘤(副神经节细胞瘤)表现为典型的"盐和胡椒"征,T2 加权或增强 T1 加权图像均可见[3]。"盐"即肿瘤的白色部分,代表 T1 图像病变显著增强(富血管性),也表示高含水量导致的 T2 高信号。"胡椒"即病变的黑色部分,表示显著的血管流空。

病例 4

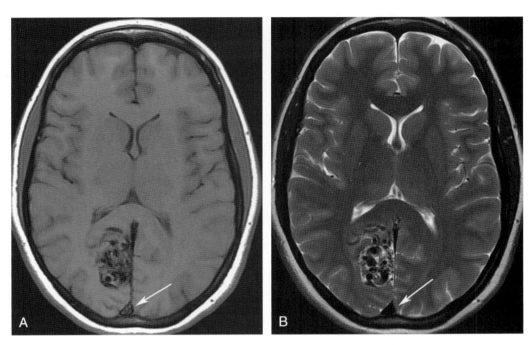

图 10-4　(A)脑部轴位 T1 加权自旋回波(SE)图像(TE=15ms)显示这位小儿患者右枕叶不均匀肿块及蜿蜒的流空信号。注意上矢状窦流空不完全(箭)。(B)脑部轴位 T2 加权 SE 图像(TE=116ms)再次显示了右枕叶不均匀肿块。注意流空信号比 T1 加权图像更明显。此外,上矢状窦完全流空(箭)。

诊断:动静脉畸形(AVM)。

讨论

　　流空信号是病变的特征性表现,表明病变富血管,从而缩小了鉴别诊断范围。在案例 4 中,流空(包括上矢状窦)在 T2 加权图像比 T1 加权图像更明显。T2 比 T1 具有更长的回波时间(116ms 对 15ms),质子可以有更长的时间离开成像层面,避开 180°回波脉冲。需要牢记的是,获得自旋回波图像信号,质子必须经历初始 90°激发脉冲和 180°重聚脉冲。此外,回波时间越长,T2* 效应降低获得信号的时间越长,磁敏感伪影越明显。较长回波时间序列(通常为 T2)是评价流空和确定血管通畅最敏感的序列。

病例 5 和 6:同类病例

病例 5

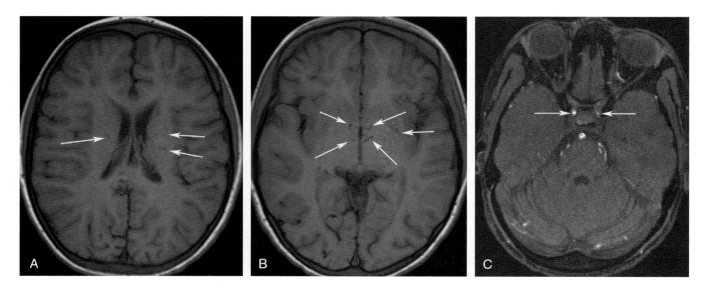

图 10-5 (A)轴位 T1 加权图像在放射冠水平。侧脑室周围白质可见多个与流空信号一致的环形低信号结构(箭)。(B)丘脑和基底节水平轴位 T1 加权图像仍可见流空信号(箭)。(C)颈内动脉床突上段水平轴位 TOF 图像显示颈内动脉狭窄,左侧比右侧严重(箭)。

诊断:烟雾病。

讨论

  "moyamoya"(颅底异常血管增生症)是一个烟雾病的日语词汇,源于该病在常规血管造影中的特征性表现。该病病因多样,如特发性(日本人最多见)、镰细胞贫血病等。共同特征是血管内膜增生和颈动脉远端狭窄,从而增加了豆纹动脉侧支循环[4]。

病例 6

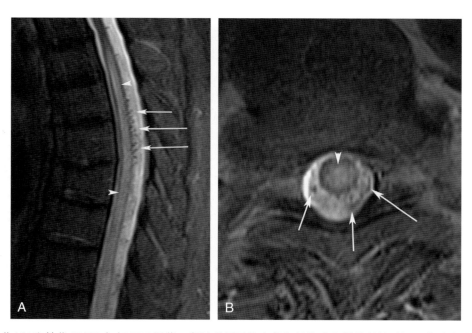

图 10-6 胸椎矢状位(A)和轴位(B)T2 加权 FSE 图像。脊髓背侧可见多条蜿行性流空低信号灶(箭)。脊髓水肿(T2 高信号)和增粗(箭头)。

诊断:硬脑膜动静脉(AV)瘘合并脊髓缺血。

讨论

硬脑膜 AV 瘘常见于老年人,通常发现在胸腰段脊髓。AV 瘘位于硬脑膜,接近于脊神经根,通过 AV 瘘动脉血从神经根脑膜动脉进入神经根静脉。脊柱静脉压的增加会降低正常脊柱的静脉血回流。静脉系统压力的增加导致流空,表现出的模式为匍行性或可表现为脊髓内黑点[5]。

机制探讨

上述病例说明了如何理解可以用来识别病理学和阐明诊断的 MR 血管物理学原理。硬脑膜动静脉瘘时,流空信号表示动脉闭塞性疾病在意外位置继发的侧支循环或异常血管通路。MR 信号流空包括正常流空和异常流空。越长的回波时间(T2 和 PD)流空越明显。

病例 7

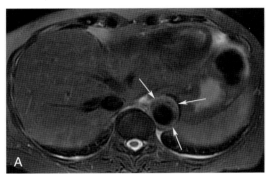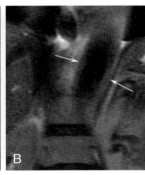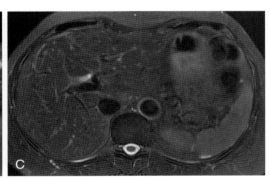

图 10-7　(A)腹部轴位 T2 加权 HASTE 图像　主动脉壁弥漫性增厚(箭)。(B)腹部冠状位 T2 加权 HASTE 图像。主动脉壁光滑增厚(箭)。(C)腹部轴位 T2 加权 HASTE 图像(6 个月后)显示主动脉壁正常。患者行类固醇间隔治疗。

诊断:主动脉炎。

讨论

主动脉炎导致主动脉壁环形弥漫性增厚。根据临床症状和影像学表现,患者经历类固醇治疗。随后的MRI(图 10-7C)显示主动脉壁厚度恢复正常。

机制探讨

流空,除了可以提供腔内有无血流信息外,也可增强管腔与管壁间的对比度,从而对血管病变形态提供良好的诊断依据[1]。该病例,流空更好地显示了血管壁的弥漫性增厚和不均匀信号,有助于主动脉炎的诊断。

病例 8

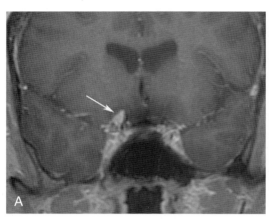 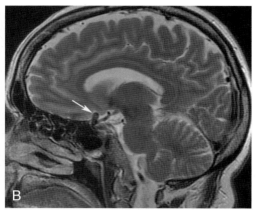

图 10-8　(A)脑部冠状位 T1 加权增强图像　邻近右侧海绵窦可见一增强肿块(箭)。(B)脑部矢状位 T2 加权 SE 图像。向上延伸的血管流空(箭)对应于冠状位 T1 加权图像所见的肿块。

诊断:颈内动脉床突上段动脉瘤。

机制探讨

　　冠状位 T1 加权增强图像中强化肿块需鉴别诊断的疾病广泛,包括脑膜瘤、神经鞘瘤及动脉瘤。对应的 T2 加权图像流空信号可诊断为动脉瘤。流空信号的确定有助于对解剖结构复杂的鞍上区动脉瘤的诊断。

病例 9 和 10:同类病例

病例 9

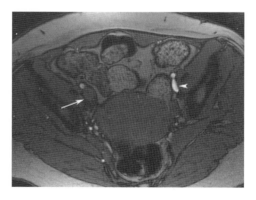

图 10-9　骨盆轴位 T1 加权梯度回波(GRE)图像可见右侧髂外静脉扩张并见腔内充盈缺损(箭)。左髂外静脉正常(箭头)。

诊断:右髂外静脉血栓。

病例 10

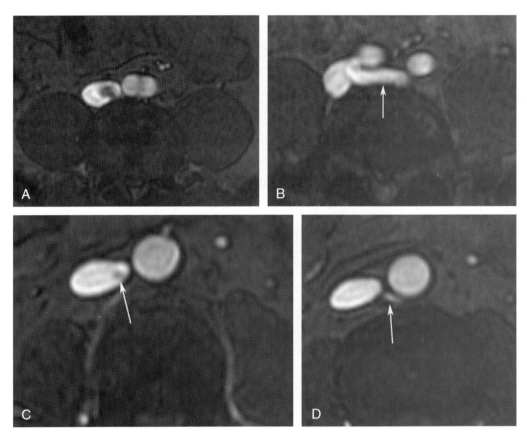

图 10-10　(A)下腔静脉(IVC)远端水平轴位 GRE 图像可见腔内明显充盈缺损。(B)第一幅图片轴位 GRE 图像尾侧。左髂总静脉(箭)横向汇入下腔静脉。(C)中腹部上方水平轴位 GRE 图像。下腔静脉内小的充盈缺损(箭)。(D)前一张图片轴位 GRE 图像尾侧,腰静脉横向汇入下腔静脉(箭)。

诊断:流入伪影(类似下腔静脉内血栓)。

机制探讨

超声是评价下肢深静脉血栓(DVT)的一种不可或缺的检查方法,但其受限于观察更多中央静脉结构。因此,MRI 已成为一种重要的辅助成像方式,可提供骨盆和腹部深静脉通畅性信息。MR 静脉成像(MRV)诊断盆腔血栓已被证实比传统静脉造影更准确[6]。梯度序列的固有流动相关性增强特性使血管腔内流动血液产生高信号。血管扩张并发充盈缺损,如病例 9,应考虑到腔内血栓形成。然而,MRV 亦有缺陷,如慢流和垂直于成像层面的血流都与静脉血栓相似。常发生于血管汇入下腔静脉区域,如本例中左髂静脉和腰静脉引流水平。要增加 MRV 的特异性,T2 加权脂肪抑制快速自旋回波序列可用来评价周围软组织水肿(继发于急性深静脉血栓形成)。还可以获得相位对比图像以进一步增加解释的特异性和置信度[7]。

病例 10 提供了在单个患者中对梯度图像上的平面内流动缺乏敏感性的两个实例[8]。单独评估,这两种充盈缺损都可以代表血栓。然而,连续图像可见横行引流静脉。横向(而不是从下到上)过程增加管腔内质子留在成像层面内的时间,与静脉血的慢流/通过时间共同作用,导致被多个 RF 脉冲饱和的质子进入成像层面。因此饱和质子在图像采集期间不能产生信号,表现为低信号和充盈缺损。该情况发生的常见位置包括在髂静脉汇合处和在双侧肾静脉水平远端的 IVC。如果为了诊断血栓,相位对比成像或对比度增强的 T1 加权 MRV 图像可以增加特异性。

病例 11

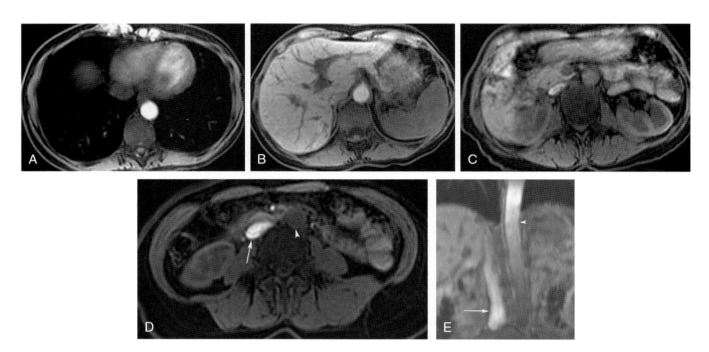

图 10-11　(A)下胸部轴位纯水 2 点 Dixon GRE 图像在降主动脉内显示明亮的高信号。IVC 内呈低信号。(B)第一幅图像下方几厘米处(肝脏水平)的轴位纯水 2 点 Dixon GRE 图像,显示降主动脉内信号略减低。IVC 与肝实质信号类似。(C)更下方位置(肾脏水平)的轴位纯水 2 点 Dixon GRE 图像,降主动脉内中等信号。IVC 信号比主动脉亮。(D)骨盆水平纯水 2 点 Dixon GRE 图像(最下方图像),主动脉内呈低信号(箭头),IVC 呈高信号(箭)。(E)动脉冠状重建。基于轴位采集的 3D 同相位 GRE 成像数据集。主动脉从上到下信号逐渐变低(箭头),而 IVC 从上到下信号逐渐变高(箭)。

诊断:梯度序列的正常流入现象。

机制探讨

　　梯度回波图像通常通过 3D 组织层面重复饱和来获取,导致在成像的组织层面内质子渐进性饱和,信号的强度逐渐降低。从所获得的 3D 数据集重新格式化的轴位图像在降主动脉上部呈现高信号,因为主动脉从成像组织层面上部接收新入的或不饱和的质子。这些质子受到饱和脉冲激发,受到纵向磁化可以产生信号。在成像的组织层面中,越低层面获取的轴位图像,管腔内质子的信号源受到的脉冲激发越多,质子越处于饱和状态。这导致更少的纵向磁化可用于产生信号并且说明下主动脉内逐渐减小的信号强度。主动脉最下部层面质子处于完全饱和状态,信号最低。相反在 IVC 内,越往下信号越高,这是因为 IVC 从成像组织层面下面接收新入的或未饱和质子,因此越上部层面信号越低。这是梯度序列上流入现象的典型示例,信号强弱取决于液体流动方向。

病例 12 和 13：同类病例

病例 12

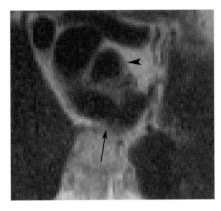

图 10-12　主动脉弓水平的轴位 HASTE 图像，显示右主动脉弓及走行于气管（箭头）和食管后方的异常左锁骨下动脉（箭）。

诊断：右位主动脉弓及异常左锁骨下动脉。

讨论

右位主动脉弓分两种类型，镜像右位主动脉弓和右位主动脉弓与异常左锁骨下动脉。两者间存在明显差异：首先，镜像右位主动脉弓常合并其他心脏畸形（发生率＞95%），最常见法洛四联症或动脉闭塞。右位主动脉弓与异常左锁骨下动脉少见合并其他心脏畸形（发生率 5%~10%）。此外，右位主动脉弓与异常左锁骨下动脉形成一个完整血管环，其由纵隔左侧的动脉导管构成，可导致吞咽困难和喘息[10]。

病例 13

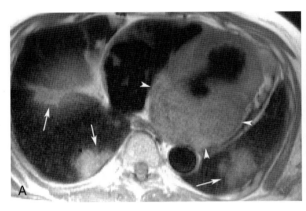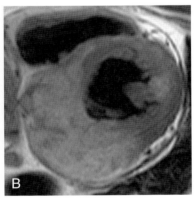

图 10-13　（A）左心房、心室的水平轴位 HASTE 图像。软组织肿块累及左心房大部（箭头），双肺多发结节（箭）。（B）左心房、心室水平斜位 FSE 图像再次显示左心房肿块。与 HASTE 图像相比空间分辨率增加。

诊断：肾细胞癌（RCC）转移到心脏和肺。

讨论

该病例利用黑血图像（自旋回波序列）识别和显示左心房肿块。黑血技术更清晰地显示了肿块及大血管边缘。鉴别诊断需考虑心肌层的浸润性肿块。包括原发性恶性肿瘤，例如血管肉瘤、脂肪肉瘤和横纹肌肉瘤以及转移性病变。

机制探讨

病例 12 和病例 13 是心脏"黑血"技术的两个例子。在病例 12 中，黑血技术清晰显示了纵隔血管的解剖结构。在病例 13 中，黑血技术可以更好地评估血管壁和心肌[1]。如前所述，黑血图像是自旋回波序列，其利用流空效应使血管结构内的信号丢失。虽然偶尔使用标准快速自旋回波（FSE）技术以获得高分辨率图像，但采集信号时间长，高速运动区域中不被常规应用。

多数心脏成像使用半傅立叶单次激发快速自旋回波或 HASTE 序列[也称为单次激发快速自旋回波（SSFSE）]。顾名思义，该序列涉及单个 90° RF 脉冲与长回波串链（通常＞70）组合，以便填充 K 空间。仅填充略多于一半的 K

空间(例如,56%)可以减少扫描时间,剩余部分 K 空间通过其固有对称性内插快速成像。单幅图像的采集时间不到 0.5s[1]。因此在单次屏气中可获取胸部整个图像序列。虽然该技术增加了成像速度并可减少运动伪影,但它也同时降低了信噪比(采样略超过 K 空间的一半),降低了对比噪声比和空间分辨率,如病例 13。FSE 图像上肺结节显示更加清晰。在 HASTE 图像上,心脏肿块显示相对不清晰。而在 FSE 序列上,改善对比噪声比后,在正常心肌信号和转移性病变的高信号间可明显分辨。通过增进分辨率和增强辨识力,可见左心室的前外侧壁的第二处病变。

　　在心脏舒张期获取黑血心脏图像,可以减少运动伪影。然而,舒张期血流量减少(特别是心腔内),导致流空效应减弱或消失。通过施加双反转恢复技术可以完全消除来自流动血液的信号。初始反转恢复脉冲使整个组织层面所有自旋反转,随后在成像层面施加第二个反转恢复脉冲。利用该技术,成像层面内的所有稳态质子都经历了两个 180°反转脉冲(总共 360°),而且已经恢复到正常纵向磁化,在激发脉冲和图像采集期间可产生信号。然而,流动的质子(即血液内的质子)在激发脉冲和图像采集之前进入成像层面中,在第二次反转脉冲期间离开了成像层面,因此不会恢复到正常纵向磁化。最终,反转时间(TI)被设置为血液的归零时间,进一步减少了从流动血液获取的信号。综合这些技术可获得更好的"黑血"图像[1]。关于双反转恢复技术的进一步讨论,请参见第 6 章。

病例 14

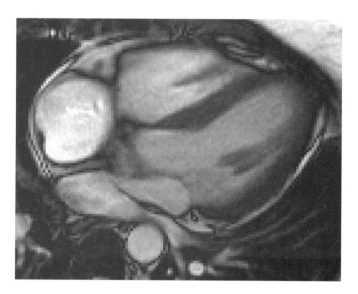

图 10-14 平衡稳态自由进动心脏的四腔图,显示左心房内的薄隔膜。

诊断:三房心。

讨论

　　三房心表示左心房内出现异常间隔,将心房分为两个心腔[1]。该异常间隔常引起血流阻塞,导致肺静脉高血压和肺水肿。严重时可导致新生儿心力衰竭并可在胸片上识别。

机制探讨

　　白血或亮血成像是心脏 MRI 序列之一,它用于心腔的评估、心脏瓣膜的评估、心脏缺陷的评估以及最常见的心功能的评估。换句话说,与黑血技术提供的解剖信息相比,它提供生理信息及解剖结构。亮血序列通常是在心电图(ECG)门控下以电影形式显示[1],难以在书面上图示。心功能信息,特别是心壁异常运动,以电影形式可以更好、更清晰地显示。

　　如前所述,白血技术利用与梯度图像的流动相关性增强的优点,与黑血技术利用自旋回波技术中的流空的优点大致相同。与黑血技术类似,白血技术增加了几个波纹,以确保来自血液足够的信号强度超过依赖于流动相关性的增强。

　　在心脏 MRI 中使用的梯度具有比 T2* 时间短的 TR。结果下一个 RF 脉冲到达时,残余横向磁化没有完全衰减,该剩余磁化可以影响下一次采集的信号。

　　清除剩余磁化有两种方式。第一种是使用梯度干扰或破坏剩余磁化强度。扰相梯度利用 MRI 中的重复主题之一,将质子暴露于磁梯度,导致其快速失相位。使用梯度成像,自旋被失相位,然后使用双极性梯度重新定相。当重定相梯度波幅等于失相位梯度波幅时,可获取信号(TE)。扰相梯度在 TE 之后留下回聚梯度,迅速地使自旋再次失相并且破坏(也称为干扰或粉碎)剩余的横向磁化。扰相梯度技术用于 TOF 成像。

大约 10 年前,心脏成像在白血技术中使用扰相梯度。如前所述,白血从流动相关性增强产生。但存在两个问题:第一,由于它依赖于流动相关性增强,因此新的旋转质子进入成像层面存在一定延迟;第二,额外的扰相梯度造成更长的采集时间和更长的 TR。

在过去 5~10 年中,梯度技术的进步使得梯度快速转换和调整成为可能。这些新技术可以形成新的和更好的成像序列。如稳态成像,残余横向磁化在随后的激发中可获得更多的信号。起始 RP 脉冲使磁化矢量部分地倾斜到横向平面中,RF 脉冲在整个 Z 轴上来回振动磁化矢量。外观类似于音乐节拍器,其结果是在扰相梯度中横向和纵向磁化都进入稳定状态。

稳态技术在扰相梯度技术中有几个优点:首先,由于它应用残余横向磁化,因此信噪比增加;其次,由于横向磁化被加回到纵向磁化,所以可以快速达到稳态,如同单个 TR。第三,TR 非常短(<5ms),可快速成像,例如,具有 ECG 门控的典型四心腔白血序列可以在少于 20s 内完成,即可在单次屏气内完成。

稳态序列的另一个优点是图像具有 T1 加权和 T2 加权,即具有长 T2 和短 T1 的分子将有明亮的信号(水和脂肪)。由于血液具有长 T2 和短 T1 时间,在稳态图像上显示为高信号。因此,稳态白血图像中的高信号主要源于血液固有的 T1 信号和 T2 信号,而不是流动相关性增强。因此,不必延长 TR 来等待"新鲜"自旋质子进入成像层面,并且慢流不会缺乏信号。

虽然流动相关性增强在稳态序列中产生部分信号,但大部分信号为血液的固有高信号。由于使用了多个强有力的梯度而且剩余的横向和纵向磁化都被重复应用,因此场不均匀性和磁化率增加了伪影灵敏度[1]。

心脏 MRI 的多数序列中,包括白血和黑血成像,都是 ECG 门控的。白血成像门控可以在整个心动周期中评估心脏动态功能和生理学功能,如心肌和瓣膜的运动,通常以电影形式显示。黑血成像中门控用于在心动周期的舒张期期间获取图像,从而限制心脏运动伪影。ECG 门控与核素心脏门控有许多相似之处,ECG 门控的详细技术超出了本书的范围。

病例 15~17:同类病例

病例 15

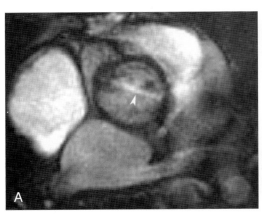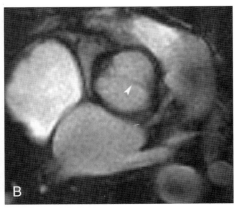

图 10-15 (A)在心脏收缩期期间聚焦在主动脉瓣上的稳态自由进动图像显示与二尖瓣、主动脉瓣一致的线性射流(箭头)。(B)在心脏舒张期期间聚焦在主动脉瓣上的稳态自由进动图像证实仅存在两个主动脉瓣叶(箭头)。

诊断:主动脉狭窄和主动脉瓣反流的二叶式主动脉瓣。

讨论

二叶式主动脉瓣是常见的先天性心脏异常,在一般人群中的发生率为 0.9%~2.0%。二叶式主动脉瓣存在于 54%的主动脉狭窄的成年患者中[12]。主动脉狭窄造成湍流,在 MR 成像心脏收缩期期间近端主动脉内线性异质信号在瓣膜上表现为速度增加。

病例 16

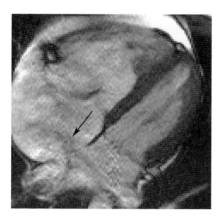

图 10-16　稳态自由进动四腔图像显示较大的房间隔缺损及湍流射血(箭)。右心房扩大,心室从左向右分流容量负荷过大。

诊断:继发孔型房间隔缺损。

讨论

　　白血和黑色隔膜之间的良好对比清楚地证明了右心房和左心房之间连通,没有完整的隔膜。此外,流到右心房的湍流血液增加了信号强度,识别间接征象如右心房、右心室增大亦十分重要。

病例 17

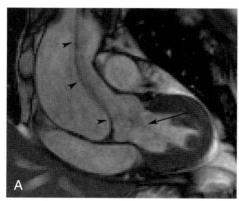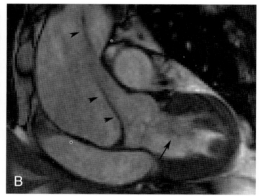

图 10-17　(A,B)以左心室流出道(LVOT)为中心的稳态自由进动图像。可见扩张的升主动脉延伸到主动脉根部以及在升主动脉内的解剖瓣(箭头)。从主动脉瓣逆行延伸到左心室的喷射低信号,为主动脉瓣反流(箭)。

诊断:马方综合征伴有主动脉环扩张,升主动脉夹层以及主动脉瓣反流。

讨论

　　与来自动脉粥样硬化疾病的升主动脉瘤不同,马方综合征继发的动脉瘤导致主动脉根部扩张,称为主动脉环扩张。编码糖蛋白原纤维蛋白的基因缺陷导致血管间质减弱,并可导致夹层,如病例 17 所示[13]。主动脉瓣关闭不全是这些患者的常见并发症,其发生继发于主动脉环扩张以及升主动脉夹层。

机制探讨

　　白血成像十分利于评估心脏瓣膜。来自血池的高信号与心脏瓣膜的低信号形成鲜明对比。此外,瓣膜狭窄或反流的湍流表现为白血背景上的暗信号区。湍流血流产生不同速率的质子,因此在梯度中可获得不同量的相移。该相移导致信号的消除并导致特征性低信号或流空效应。因为该相移是随机的,因此流量补偿梯度不能校正该种失相位。如病例 16 中在右心房邻近继发孔型房间隔缺损处可见湍流所致低信号(图 9-16),病例 17 中左心室内反流所致低信号(图 9-17B)。

　　有时,难以确定湍流、射流是否继发于瓣膜反流与瓣膜狭窄。反流方向有助于识别射流。识别湍流的方向首先必须定位瓣膜狭窄位置,可能需要分析几种电影序列。另一种帮助识别瓣膜及湍流方向的方式是识别射流的轮廓。湍流喷射从点开始并扇形向外延伸。因此,射流的较窄部分表示射流的瓣侧,而宽扇形端表示湍流的方向。使用这两种技术,应该相对容易地确定湍流的起源。

病例 18

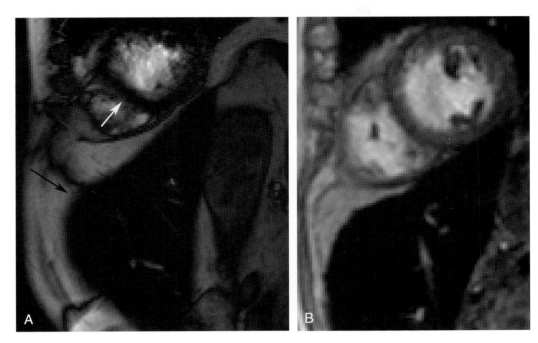

图 10-18　(A)心脏和上腹部稳态自由进动短轴图像。心肌(白箭)呈极低信号,继发于铁沉积的磁敏感伪影。另外,肝脏呈黑信号(黑箭)。(B)心脏和上腹部扰相梯度短轴图像显示具有中等灰度信号的心肌。再次证明肝脏内的黑信号。

诊断:血色素沉积影响心肌并造成严重磁敏感伪影。

机制探讨

　　在过去几年中,稳态成像已经成为白血成像中使用的主要序列,替代了扰相梯度序列。前者具有更快的扫描时间和更好的信噪比。然而,稳态图像具有较强的磁敏感伪影[1]。在这种情况下,血色素沉积导致心肌内

的弥漫性铁沉积,导致显著的磁敏感伪影,无法评估心肌。一位机敏的 MR 技术专家认识到这个问题,并尝试进行扰相梯度图像,成功地降低了磁敏感伪影。然而,在肝实质中仍然存在相当大的磁敏感伪影,扰相的梯度图像上亦可见。肝脏内的铁浓度比心肌内的铁浓度高得多。

病例 19

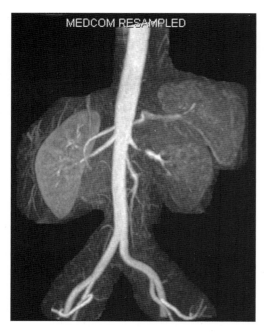

图 10-19 腹部磁共振血管对比增强造影(CE-MRA)最大密度投影(MIP)图像。左肾动脉严重局灶性狭窄伴狭窄后扩张。注意与右肾动脉相比,左肾不对称增强。

诊断:左肾动脉粥样硬化狭窄。

机制探讨

一方面,磁共振血管对比增强造影(CE-MRA)在原理上与 CT 对比增强血管造影(CE-CTA)类似,静脉内注射造影剂,在血管增强峰值时获取图像。但两者血管增强方式不同,CE-CTA 取决于用碘造影剂来增加血管的密度;CE-MRA 依赖于使用顺磁性钆螯合物缩短血液 T1。换句话说,CE-CTA 描述的是碘分子,而 CE-MRA 描述的是周围分子(血液中的分子)中的钆分子。

由于血管增强短暂、快速,应用 3D 扰相梯度回波序列在血管增强峰值期间获取图像。3D 薄层容积采集可以多平面重建并应用高分辨率最大强度投影(MIP)。K 空间中心填充,这使得组织对比度的信息被最大化。

病例 19 阐明了 CE-MRA 的优点;MIP 图像清楚地显示左肾动脉的严重狭窄和狭窄后扩张。另一优点是可以描绘狭窄所致肾的不对称增强。

病例 20

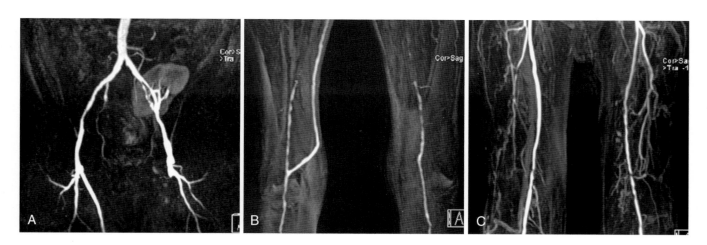

图 10-20 (A)下腹部和骨盆 CE-MRA MIP 图像显示患者双侧股腘旁路。左半盆腔可见移植肾。左侧髂外动脉中度狭窄,伴有左肾移植动脉吻合支。可见右股腘旁路近端左股腘旁路起始部闭塞。(B)大腿 CE-MRA MIP 图像。右股腘旁路远端通畅。左股腘旁路阻塞。(C)下肢的 CE-MRA 显示双侧严重的血管病变,只有单条血管血流到达足部。

诊断:多灶性外周血管病变。

机制探讨

四肢 CE-MRA 与其他部位 CE-MRA 的主要不同

在于图像的获取方式。下肢 CE-MRA 实行分段采集（类似于常规血管造影），可以在非常短的时间内采集一段血管的图像，只需一次静脉推注钆对比剂,MRI 检查床就会跟踪着对比剂从近段（大腿）向远处（小腿、踝）移动。

本章要点

机制探讨

1.自旋回波序列产生流空效应。

2.梯度回波序列显示流动相关性增强。

3.流空效应和流动相关性增强都基于相同的"时间飞跃"现象。

4.时间飞跃现象基于以下事实:血液中流动的质子不经历与静态质子相同的 RF 脉冲。

5.流空效应并不是二元的,相反,其具有从完全正常信号到完全信号流空的频谱。

6.具有长 TE 的序列（例如 T2 和 PD 图像）流空效应显著。

7.血管倾斜层面成像使质子停留在成像层面内的时间增加,从而增加它们经历两次 RF 脉冲（并且产生信号）的可能性。

8.在梯度回波序列中,质子的纵向磁化在施加下一个 RF 脉冲之前不完全恢复。在梯度回波图像中的多个重复的 TR 导致在所恢复的纵向磁化量与倾斜到横向平面中的磁化量之间达到平衡。这称为"饱和",并且基于质子的固有 T1 和 T2* 性质导致信号减弱。

9.移动到成像层面内的质子不饱和并具有完整信号,这是"流动相关性增强"的基础。

10.利用 3D 获取,质子必须穿过整个激发组织容积以避免多个重复的 RF 脉冲,称为层面流入现象。

11.层面流入现象造成在血管的下游方向内的信号渐进丢失,其取决于血流的方向。

12.双极梯度不能校正移动质子中的相移,会进一步造成信号丢失。

13.流量补偿梯度是可以解释流动质子中相移的第二"镜像"双极梯度。

14.多数"黑血"心脏成像使用半傅立叶单次激发快速自旋回波或 HASTE 序列[也称为单次激发快速自旋回波(SSFSE)]。这些序列包括单个 90° RF 脉冲与长回波链（通常>70）的组合,以便填充 K 空间。

15.在心舒张期期间获取黑血心脏图像可以减少运动伪影。

16.通过应用双反转恢复技术来抵消心脏舒张期期间的血流量减少,可以完全消除来自流动血液的信号。

17.稳态成像对磁敏感伪影敏感。

18.扰相梯度成像降低磁敏感性,成像时间长。

19.下肢 CE-MRA 成像时,下肢血管分段成像,钆对比剂好像从上到下被跟踪一样。

临床应用

1.应在自旋回波序列图像上评估血管的流空效应。

2.静脉栓塞在自旋回波图像上表现为血管的固有信号。

3.要在短 TE 序列（如 T1W 图像）上确认流空效应需要评估长 TE 序列（T2 和 PD）。

4.识别位置异常的流空效应或异常出现的流空效应对于诊断特别有帮助。

5.T2W 图像常用于评估 DVT 有无观察软组织水肿,常见于急性栓塞。

6.梯度图像上平面内血流敏感度的相对缺失可导致与成像平面平行的血管走行区域出现"流入"现象。

7.心脏成像中,"白血"技术是梯度回波序列,"黑血"技术是自旋回波序列。

8.标准心脏成像序列包括 HASTE 和 SSFSE。

9.白血心脏成像中,线性暗信号代表血流速度加快和湍流区域。这些可见于瓣膜狭窄,瓣膜反流和间隔缺损。

（王东东　郁万江　译）

参考文献

1. Lee VS: *Cardiovascular MRI: Physical Principles to Practical Protocols.* Philadelphia: Lippincott Williams & Wilkins, 2006.
2. Miyazaki M, Lee VS: Nonenhanced MR angiography. *Radiology* 248:20-43, 2008.
3. Edelman RR: *Clinical Magnetic Resonance Imaging*, 3rd ed. Philadelphia: Saunders Elsevier, 2006.
4. Hasuo K, Mihara F, Matsushima T: MRI and MR angiography in moyamoya disease. *J Magn Reson Imaging* 8:762-766, 1998.
5. Krings T Geibprasert S: Spinal dural arteriovenous fistulas. *AJNR Am J Neuroradiol* 30:639-648, 2009.
6. Orbell JH, Smith A, Burnand KG, Waltham M: Imaging of deep vein thrombosis. *Br J Surg* 95:137-146, 2008.
7. Spritzer CE, Norcock JJ Jr, Sostman HD, Coleman RE: Detection of deep venous thrombosis by magnetic resonance imaging. *Chest* 104:54-60, 1993.
8. Glockner JF, Lee CU: Magnetic resonance venography. *Appl Radiol Online* 39(6), 2010.
9. Bradley WG Jr: Carmen Lecture. Flow phenomena in MR imaging. *AJR Am J Roentgenol* 150:983-994, 1988.
10. Brant WE, Helms CA: *Fundamentals of Diagnostic Radiology.* Philadelphia: Lippincott Williams & Wilkins, 2007.
11. Krasemann Z, Scheld H-H, Tjan T, Krasemann T: Cor triatriatum. *Herz* 32:506-510, 2007.
12. Yener PN, Oktar GL, Erer D, Yardimci MM, Yener A: Bicuspid aortic valve. *Ann Thorac Cardiovasc Surg* 8:260-267, 2002.
13. Judge DP, Dietz HC: Marfan's syndrome. *Lancet* 366:1965-1976, 2005.

第 **11** 章
时间飞跃法成像

Scott M. Duncan, Timothy J. Amrhein

病例 1

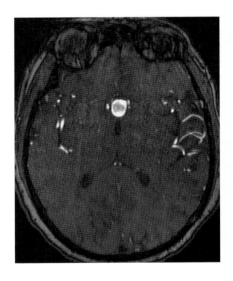 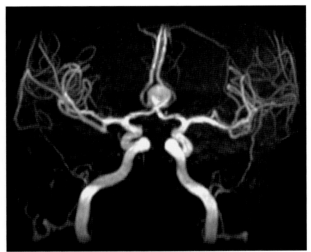

1.时间飞跃法(TOF)成像需要使用钆(Gd)对比剂吗?

2.为什么只有动脉信号,而没有静脉信号?

3.在 TOF 图像上除了流动的质子还有什么结构可呈高信号?

4.与对比增强血管造影比较,身体哪些部位经常用 TOF 法? 为什么?

5.TOF 法可以在多少个方位显示血流?

病例 1 答案

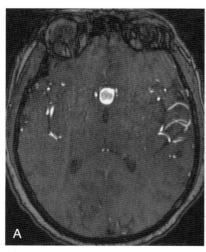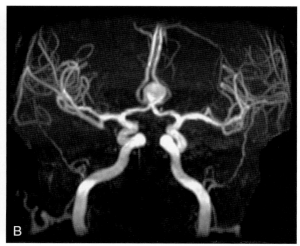

图 11-1　(A)轴位 TOF 图像。第三脑室前方可见一个较大高信号病灶,提示前交通动脉瘤。(B)前循环 TOF MIP 图像。再次显示前交通动脉瘤。

1.TOF 图像不需要使用 Gd 对比剂。

2.通过在理想的成像平面上应用饱和带,使静脉中的信号饱和,从而消除静脉信号。

3.TOF 图像具有一定程度的 T1 加权效果,所以短 T1 时间的组织,如脂肪等,可呈现高信号,与流动的血液相似。

4.最常用 TOF 法的部位是大脑动脉环和足部。这些部位在进行对比增强血管造影时容易被静脉沾染,同时又有与横轴图像垂直方向的质子流入。静脉沾染可通过应用饱和带消除静脉信号的 TOF 法来避免。

5.只有垂直于成像层面的血流可以用 TOF 成像显示。

诊断:囊状前交通动脉瘤。

讨论

TOF 法是一种血管造影技术,不需要在血管内注射 Gd 对比剂。随着对肾源性系统性纤维化(NSF)认知的加深,当对比增强血管造影禁忌时,TOF 技术很常用。即使对比增强血管造影可以使用的条件下,TOF 法也经常用于大脑动脉环血管结构的评估。病例 1 中,在 TOF MIP 图像上动脉瘤得以很好地显示,注意静脉流动相关性增强被消除了。

机制探讨

TOF 血管造影的大部分原理与第 10 章讨论的内容相似,这里我们还是要回顾一下,以便保持知识的连贯性。TOF 血管造影采用梯度回波序列,优化某些参数,使得血管呈高信号,而不移动背景组织的信号被抑制。背景组织抑制采用的是信号饱和技术,而血管高信号与流动相关性增强有关。

背景组织信号抑制是通过多个射频脉冲饱和易感层面的背景组织而实现的。TOF 成像时,TR 时间很短,下一次 RF 脉冲到来时质子的纵向磁化不能完全恢复,因此随后的 RF 脉冲产生的横向磁化矢量较少。几次 RF 脉冲过后,质子达到稳定状态,每次 RF 脉冲后翻转到横轴的质子数量与恢复到纵向磁化的质子数量相等[1]。这种现象称为"饱和"或者"磁化平衡"(更详细的阐述请参考第 10 章内容,特别是第 10 章的线图 10-1)。饱和并非"全与非"现象,而是一个频谱。多个变量可影响饱和程度,包括翻转角度和 TR。

饱和现象只发生于不移动的质子。与成像平面垂直方向运动的质子不受前面多个 RF 脉冲的影响,当其进入成像层面时,他们的纵向磁化矢量不受影响,(即未被饱和)(线图 11-1),所以相对于邻近被饱和的组织呈高信号。这种特性被称为流动相关性增强,是一种时间飞跃现象,所以称为时间飞跃法血管造影。有几个变量会影响流动相关性增强的效果,包括 TR、层厚、流速和流动方向[2]。

TR 和翻转角度是影响信号饱和程度和流动相关

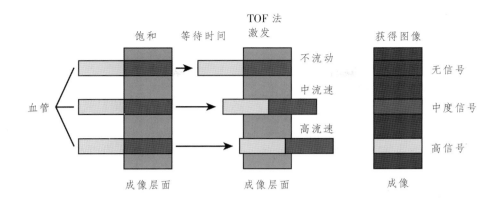

线图 11-1　基于血液流速的信号强度。成像层面内的质子被饱和。由于流速不同(高、中、低)，一定数量未饱和的新质子进入成像层面。获得图像时，高流速的血流信号高，因为有许多未被饱和的新质子进入成像层面。低流速或不流动的质子呈低信号，因为很少的未饱和质子进入成像层面。

性增强程度的重要参数。短 TR 会造成纵向磁化矢量恢复减少，下一次脉冲受到激发的纵向磁化矢量也减少。短 TR 的最终效果是促进信号饱和。短 TR 对缩短成像时间和减少运动伪影也有利。但短 TR 也有不足，流动的饱和质子没有足够的时间离开成像层面，新的未饱和质子没有足够的时间进入成像层面，因此，短 TR 会减弱流动相关性增强。保持短 TR 而增加流动相关性增强效果的一种方法是薄层扫描。薄层扫描意味着运动质子穿越的距离较短，使得血管内的质子更替较快，最终增加了流动相关性增强的效果。薄层扫描会造成扫描时间延长（因为每厘米范围内层数增加），但是这种扫描时间的增加可被薄层扫描的短 TR 抵消。TOF 法常用的 TR 时间为 25~50ms，层厚小于 1mm。

　　激发脉冲的翻转角度是影响静止质子饱和度的另一个参数。翻转角度增加意味着在 TR 时间不变的前提下被翻转到横向的磁化矢量增加，下一个 RF 脉冲激发的纵向磁化矢量减少。所以，翻转角度越大，纵向磁化矢量恢复越少，饱和程度越高(信号低)。翻转角度越大，下一个 RF 脉冲激发的纵向磁化矢量也越少，静止质子的饱和程度越高。TOF 成像时，最大的翻转角度为 45°~60°。最后，需要注意的是短 TR、大翻转角度的梯度回波序列增加了 T1 加权(见第 1 章)，所以 TOF 图像上的高信号也可能是血流之外的物质，包括脂肪或者皮下血液制品。

　　有几个因素可以减弱流动相关性增强效果，流动相关性失相位(如第 10 章中阐述的)是其中因素之一，可通过梯度矩置零或采用短 TE 时间来弥补。通常 TOF 成像中所使用的 TE 小于 10ms。采用短 TE 时间可以最大程度减少复杂的、耗时的高阶流动补偿梯度

的使用[2]。记住，梯度矩置零只能补偿第一阶流动(恒定速度的流动)。其不足是增加了成像时间，需要插入额外的梯度来解决。

　　血管腔内的流速不一致，如正常血管内中心区域流速快，周围区域流速慢。另外，由于湍流和其他因素，血管内不同部位的流速也会有微观变化。这种速度上的小变化会导致单体素内质子失相位，称为体素内失相位。同一体素内失相位的质子中会有部分质子出现信号消除，导致信号减低。这种情况下可使用较小的体素以减少失相位程度，还可以提高空间分辨率。然而，正如其他磁共振成像方法一样，体素缩小会导致采集时间延长，信噪比会降低。

　　TOF 法的另一个限制是只能检测一个平面内的血流，即与成像层面垂直的平面。如果质子在成像层面内流动，他们就会接受成像层面内反复的脉冲激发，导致和静止质子一样的信号饱和，所以成像层面必须与血流方向垂直。许多血管是垂直走行的，轴位是 TOF 血管成像的最佳扫描平面。由此可知，弯曲走行的血管，或横行及斜行的血管，如锁骨下动脉或肾动脉、肾静脉不适合使用 TOF 法成像。

　　TOF 法血管造影还有一些缺陷需要注意：首先，与 CT 和常规血管造影比较，TOF 法经常过度评价血管的狭窄程度，这是由于磁场不均匀导致流动的血液体素内失相位而造成的，这种失相位导致血管腔内局部信号降低，造成狭窄假象。湍流导致的快速失相位也是不能纠正的，所以湍流处的血管狭窄会被过度诊断[3]。另外，一般情况下，MRI 的空间分辨率不如 CT 和常规血管造影，也是造成狭窄过度诊断的原因之一。

　　TOF 法成像与对比增强 MRA 相比主要的弱势是

采集时间长。Gd 对比增强 MRA 只需要 10~15s,而 TOF 法则需要 4min 以上,会明显增加运动的敏感性。因此,TOF 法只用于范围较小的部位(通常<10cm)。

TOF 法通常采用逆血流方向的采集顺序,如在颅脑,需要从顶部开始采集,以保证流入成像层面的质子没有在前一层面内被饱和。如果沿着血流方向采集,流入层面的质子会被前一个层面的 RF 脉冲饱和,不能产生信号。

TOF 法血管成像可以采用二维(2D)采集,也可以采用三维(3D)采集。3D 采集具有几个优势,但并不适合于所有情形。3D 采集信噪比较高,可以更好地评估迂曲的血管[2],但只适用于流速较快的血管。由于 3D 图像中整个厚层组织被一次激发,所有厚层范围内的质子均被一次性转到横向,而不是一层一层地进行,所以比较直观。如果厚层太厚,那么第一层的血管信号最高,依次递减,与第 10 章阐述的"流入现象"相似。为了避免这种现象,3D TOF 使用的翻转角度通常较小,为 20°~35°(记住,小翻转角导致更多的纵向磁化矢量残留,静止和运动的质子被饱和的较少)。3D 采集通常用于评估大脑动

脉环、主动脉和下肢近端血管。2D 采集通常用于足部外周动脉和静脉成像,因为这些部位流速较慢。

多重重叠的薄块血管成像(MOTSA)技术结合 2D 和 3D 技术,取其各自所长。它是由数个相互重叠的薄层 3D 薄块组成的,相互重叠扫描可以提高信噪比,但仍保留血管的高信号,因为其每一个模块都比较薄。这种技术通常应用于 Willis 环成像。

TOF 法血管成像的主要优势是相反方向血流的流入性增强效应被抑制。这就是 TOF 经常用于头部和足部的原因,尽管这些部位也可以采用对比增强血管造影。回想一下大脑动脉环的 CTA 或 CT 扫描下肢末端血管,其中的 MIP 图像,甚至原始轴位图像有太多的静脉沾染,很难分辨出动脉和静脉。TOF 法通过在成像平面周围施加饱和带的方式饱和了来自静脉的信号,消除了静脉信号的干扰。例如,大脑动脉环成像时,静脉饱和带被加在接近头顶的部位。若做静脉成像,则饱和带放置在成像层面的近端,以消除动脉的干扰。

病例 2

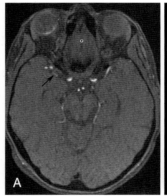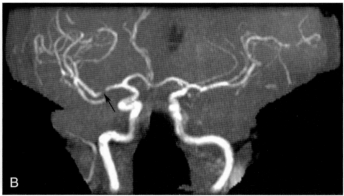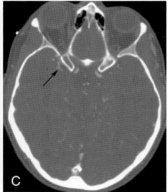

图 11-2 (A)轴位 TOF 图像。右侧大脑中动脉(MCA)M1 段明显狭窄(箭)。(B)大脑前循环 TOF MIP 图像,显示右侧的大脑中动脉几乎闭塞(箭)。(C)轴位 CTA 图像。右侧的大脑中动脉只有轻度狭窄(箭)。

诊断:右侧大脑中动脉狭窄,MRI 过度诊断。

机制探讨

这是一个由于失相位、动脉横向走行和湍流造成 TOF 过度诊断血管狭窄的非常好的病例。在 MRI 上,右侧大脑中动脉显示明显狭窄,但在 CTA 图像上显示

血管近乎正常。注意,TOF MIP 图像显示右侧大脑中动脉几乎闭塞,这是由于微弱的流动相关性增强在 MRI 上信号被压制,不能与背景很好地区分(MR 成像的算法所致)[3]。所以,利用 MIP 判断血管狭窄一定要参考原始图像,对于 CTA 和 MRA 均是如此。

病例 3

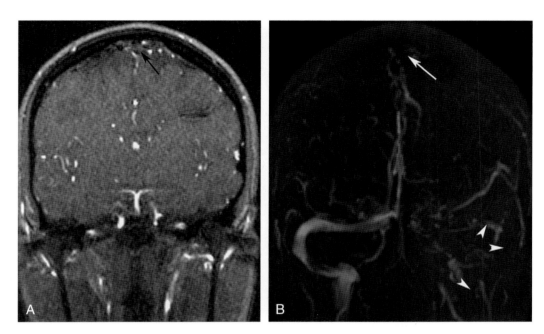

图 11-3 (A)冠状位 TOF 图像。上矢状窦信号消失(箭)。注意基底动脉。(B)TOF MIP 图像。上矢状窦信号消失(箭),左侧横窦和乙状窦与左颈静脉也未显示(箭头)。

诊断:静脉窦血栓形成,累及上矢状窦、左侧横窦、乙状窦和颈内静脉。

讨论

　　静脉窦血栓形成的患者临床表现常常没有特异性,所以静脉窦血栓常常在偶然的情况下被发现或因其他原因行 MR 检查时被发现。遗憾的是,自旋回波技术并不能准确地评估硬脑膜窦[4],而 TOF 序列对检测血栓形成更具有敏感性和特异性[4],若临床怀疑硬脑膜窦血栓,应在 MR 检查中加一个 TOF 序列。

机制探讨

　　静脉血管成像最好延长 TR、缩小翻转角,以便有足够的时间使得缓慢流动的静脉窦能够显示其流动相关性增强效果。但是,延长 TR、缩小翻转角会使得背景组织抑制得不够,所以,TOF 法成像的背景组织信号要更高一些。

　　本例属于很少应用的冠状位(而不是通常采用的轴位)采集方式。上矢状窦属前后(AP)方向走行,横窦和乙状窦也有从后向前(PA)方向的血流,所以冠状位采集可以最大程度地评估上矢状窦。冠状位与 AP/PA 方向垂直,有利于体现静脉的流动相关性增强效果。不同研究者有不同的扫描方式,有人更喜欢采用轴位采集方式来评估硬脑膜静脉窦,此时需要配合使用动脉饱和带。

　　本例的图像中会看到动脉的流动,不必惊奇!静脉窦血流既有前后方向(上矢状窦)的,也有后前方向(横窦和乙状窦)的。所以,如果使用饱和带,只有一个方向的血流会被饱和掉;而动脉内的血流主要是自下而上,只有很少前后或后前方向的成分,所以使用饱和带时其信号很少被抑制。

病例 4

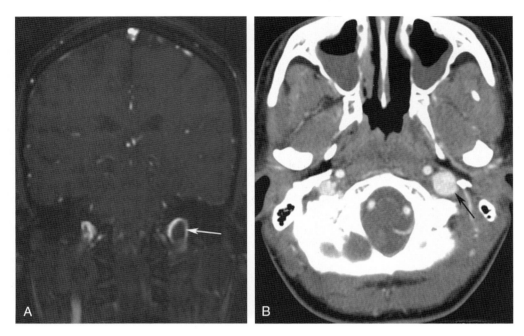

图 11-4 (A)冠状位 TOF 图像。左侧颈内静脉充盈缺损(白箭)。(B)轴位 CTV。左侧颈内静脉完好(黑箭)。

诊断:CTV 上左侧颈内静脉血栓被证实是伪影(流动缺陷)。

机制探讨

本例很好地表明了 TOF 法的一个缺陷,即对慢血流的敏感性差,特别是成像平面内流动的血液[5]。左侧颈内静脉的血流方向是自上而下,相对流速慢,颈内静脉内的质子未能被新流入的质子替换,而被反复施加的 RF 脉冲饱和了。这种假阳性结果被放射学家认识到了,也被更敏感的 CTV 证实了,显示颈内静脉完好。

病例 5

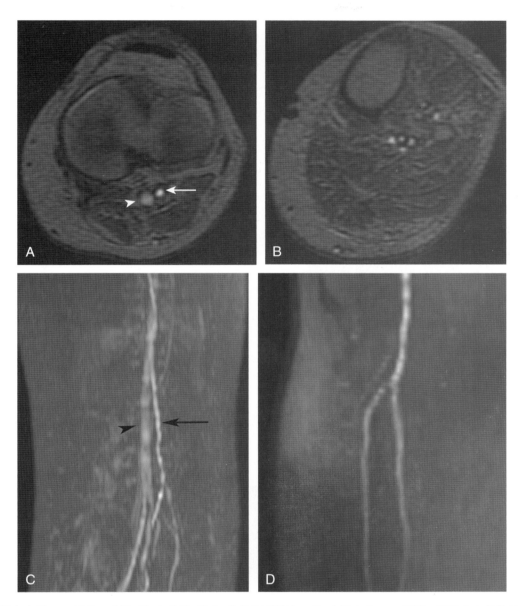

图 11-5　(A)腘窝水平 TOF 图像。动脉(箭)和静脉(箭头)信号均可辨认。(B)小腿中部 TOF 图像。可见多个高信号血管影,不能分辨动脉和静脉。(C)小腿近段 TOF MIP 图像。靠上的部位可以分辨腘动脉(箭)和腘静脉(箭头),而靠下的部位分辨困难。(D)静脉抑制的 TOF MIP 图像。

诊断: 进行 MRA 时缺乏静脉抑制。

机制探讨

　　如果不施加静脉饱和带,动脉和静脉是很难区分的。本例表明了在静脉干扰较多的部位(头部和足部)行对比增强血管造影时在 TOF 中施加静脉饱和带的价值[6]。请注意,本例中靠上的部位,只有少量血管可见,动脉因为管径较小、信号较高(由高流速造成)可以与静脉分辨;而在靠下的部位,多条血管同时显示,血流都较慢,动脉和静脉不能分辨。

病例 6

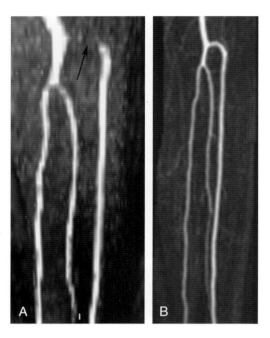

图 11-6　(A)TOF MIP 图像。胫前动脉近段完全闭塞(箭)。
(B)对比增强 MRA MIP 图像。胫前动脉近段管腔正常。

诊断:横向走行的胫前动脉近段产生狭窄假象。

讨论

　　本例 TOF 图像上胫前动脉近段显示完全闭塞,但其远侧动脉分支却显示正常,这高度提示近段的狭窄可能是假象。本例做了对比增强 MRA,获得了时间分辨图像,其 MIP 图像显示胫前动脉近段管腔完全正常。

机制探讨

　　由于胫前动脉近段横向走行,血液在横轴平面内流动,饱和的质子未能被新流入的未饱和质子取代而造成信号丢失,造成血管狭窄的假象[3]。这种现象偶尔可见于颞骨岩部横行的颈内动脉和肾动脉[6]。

病例 7

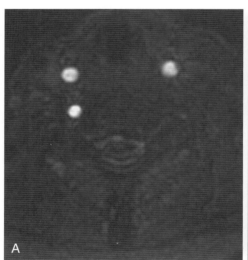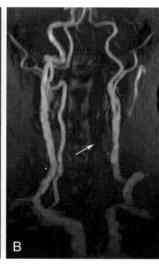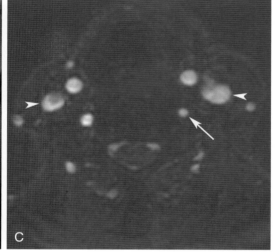

图 11-7　(A)轴位 TOF 图像。左侧椎动脉信号消失。(B)TOF MIP 图像。左侧椎动脉从起始部到基底动脉信号完全消失(箭)。(C)轴位 TOF 图像,未施加饱和带。左侧椎动脉可见(箭),颈内静脉(箭头)和其他颈部静脉也可见。

诊断：锁骨下动脉窃血。

机制探讨

最初的 TOF 图像（图 11-7A 和图 11-7B）显示左侧椎动脉信号全程完全消失。如果不考虑这些图像是如何获得的，很可能会诊断为椎动脉完全闭塞。但是，这里应用了饱和带，饱和了静脉，也饱和了自上而下走行的动脉。这造成了锁骨下动脉窃血时，椎动脉的血液可能会倒流[7]。本例又做了一次未加饱和带的 TOF 序列，结果显示了椎动脉血流（图 11-7C），明确了锁骨下动脉窃血的诊断。左侧椎动脉的信号不如右侧椎动脉信号高，是因为流速较慢的原因。这种自上而下的图像采集方式也可能抑制了部分动脉的信号。

另一方面，你是否注意到脑脊液也呈高信号？这种高信号并非来自于水（记住，TOF 是 T1 加权，不是 T2 加权，水在 T1 加权上应该呈低信号），而是来自于脑脊液流动。

病例 8

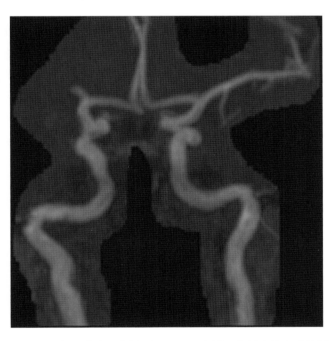

图 11-8　大脑动脉环前循环 TOF MIP 图像。右侧大脑中动脉近段突然中断。

诊断：右侧大脑中动脉急性卒中。

讨论

如前所述，TOF 法通常用于大脑动脉环成像，因为能压制静脉干扰[8]。由于没有静脉的干扰，MIP 图像较好地显示了右侧大脑中动脉的突然中断。

病例 9

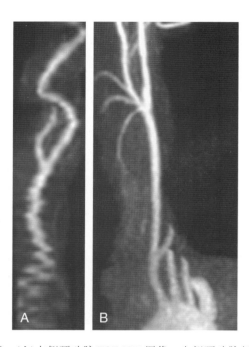

图 11-9　(A)右侧颈动脉 TOF MIP 图像。右侧颈动脉起始部明显的运动伪影,该患者因急性肾衰竭而不能接受对比增强 MRA 检查。(B)另一位患者右侧颈动脉对比增强 MRA MIP 图像。没有运动伪影,主动脉弓和大血管近段显示良好。注意有部分静脉干扰。

诊断:TOF 图像中的呼吸运动伪影影响判断。

机制探讨

本组并列的两幅 MIP 图像表明了 TOF 法血管造影的主要缺陷,包括成像时间相当长,增加了运动敏感性。在 TOF 图像上,颈动脉近段完全变形,甚至不能分辨主动脉弓。显然,TOF 法并不是理想的大范围和胸部近段的血管造影技术。然而,在肾源性系统性纤维化(NSF)的好发年龄,越来越多的患者由于肾功能差而不能接受 Gd 对比剂。另外,肾脏疾病的危险因素(高血压、糖尿病、吸烟、肥胖等)也是血管病变的危险因素。所以,相当多的患者因血管疾病而不能接受 CT 或 MRI 对比增强检查。过去的几年中,TOF 法非对比增强 MRA 技术有了长足的发展。尽管有些限制,但这种方法往往是有严重肾脏疾病的患者唯一的选择。

如果我们在 TOF MIP 图像上从胸部往上观察,你会发现呼吸运动伪影减少,所以血管分叉远端的血管图像质量很好,这就是其成功地应用于大脑动脉环评估的原因。

本章要点

机制探讨

1.随着对肾源性系统性纤维化(NSF)认识的增加,TOF 法非对比增强血管造影技术应用越来越多。

2. TOF 是一种梯度回波序列,通过抑制背景组织信号,增强流动相关性对比而产生血管图像。

(1)静止的背景组织通过采用短 TR 和大翻转角扫描参数而被饱和。

(2)流动相关性增强通过采用短 TE、薄层、小体素等扫描参数而增强。

3. TOF 法的一个主要优势是能够消除相反方向的血流信号。这一点可用于头部和足部的静脉信号抑制,尽管这些部位对比增强血管造影也可以使用,但 TOF 法是可选择的 MR 序列之一。

4. TOF 法的弱势是采集时间长,并且会过度诊断狭窄程度,易产生运动伪影。

5. TOF 图像采集可采用 2D 或 3D 技术,3D 技术具有较好的空间分辨率,信噪比较高,利于评估迂曲走行的血管。但是,其采集时间长,不适合于大范围血管成像。

MOSTA 技术结合了 2D 和 3D 技术的各自优势。

6. TOF 法只能检测一维平面内的血流,因此,通常用轴位采集信号。TOF 法评估迂曲血管、斜行血管或与成像层面平行的血管方面有一定缺陷。

临床应用

1. TOF MIP 图像可能会过度评价血管狭窄,必须结合原始图像来判断狭窄程度。

2. TOF 法可以很好地评价硬脑膜窦血栓,其信号采集可采用冠状位,也可采用轴位。

3.胫前动脉的近段由于与成像层面平行,经常表现为较弱的信号。如果该区域其他血管都表现正常,那么诊断胫前动脉近段狭窄或闭塞时要特别慎重。

4.锁骨下动脉窃血时,受累的椎动脉由于流向与正常情况相反,可能会被饱和带饱和而表现为完全阻塞的假象。要区别是锁骨下动脉窃血还是椎动脉闭塞,可应用不施加饱和带的 TOF 序列再扫描一遍。

（郁万江　译）

参考文献

1. Edelman R, Hesselink J, Zlatkin M: *Clinical Magnetic Resonance Imaging* (Vol 1). Philadelphia: Saunders, 1996.
2. Lee V: *Cardiovascular MRI: Physical Principles to Practical Protocols*. Philadelphia: Lippincott Williams & Wilkins, 2006, p 402.
3. Kaufman J, McCarter D, Geller SC, Waltman AC: Two-dimensional time-of-flight MR angiography of the lower extremities: artifacts and pitfalls. *AJR Am J Roentgenol* 171:129-135, 1998.
4. Vogl T, Bergman C, Villringer A, et al: Dural sinus thrombosis: value of venous MR angiography for diagnosis and follow-up. *AJR Am J Roentgenol* 162:1191-1198, 1994.
5. Ayanzen RH, Bird CR, Keller PJ, et al: Cerebral MR venography: normal anatomy and potential diagnostic pitfalls. *AJNR Am J Neuroradiol* 21:74-78, 2000.
6. Miyazaki M, Lee VS: Nonenhanced MR angiography. *Radiology* 248:20-43, 2008.
7. Huston J, Ehman RL: Comparison of time-of-flight and phase-contrast MR neuroangiographic techniques. *RadioGraphics* 13:5-19, 1993.
8. Yang JJ, Hill MD, Morrish WF, et al: Comparison of pre- and postcontrast 3D time-of-flight MR angiography for the evaluation of distal intracranial branch occlusions in acute ischemic stroke. *AJNR Am J Neuroradiol* 23:557-567, 2002.

第 12 章

时间分辨对比增强 MR 血管造影术

Kimball L. Chirstianson, Allen W. Song, Elmar M. Merkle, Charles Y. Kim

病例 1

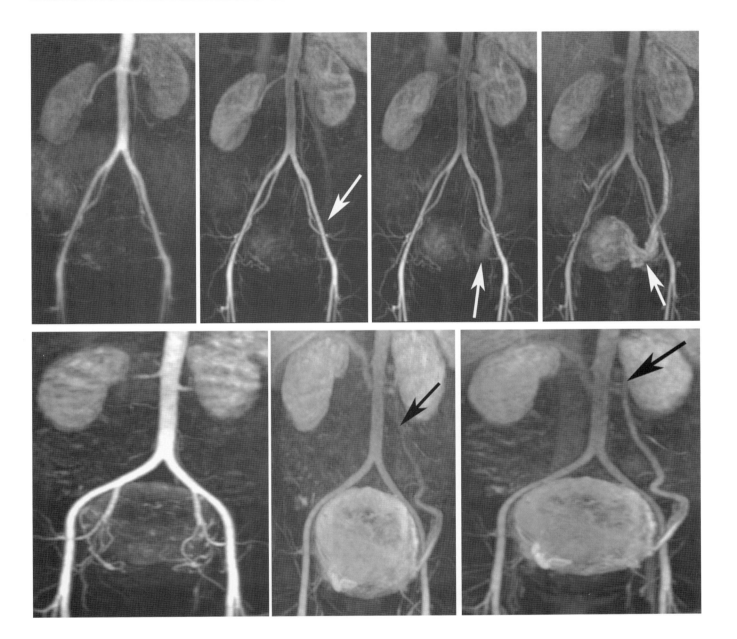

1.此处应用的磁共振技术是什么？

2.上面一行图像诊断是什么？下面一行图像诊断是什么(不同患者)？

3.两个病例应用此技术如何解释病理？

4.什么是时间分辨成像？

病例 1 答案

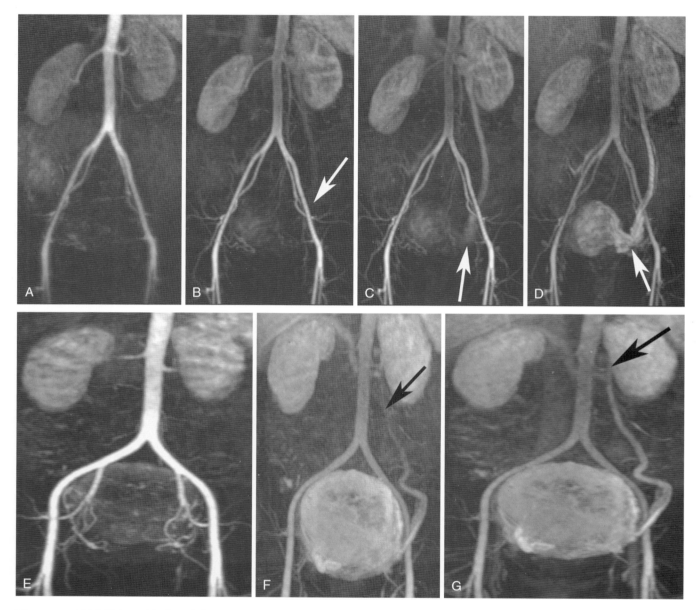

图 12-1　时间分辨交叉随机轨迹成像(TWIST)MRA。(A~D)显示对比剂在左性腺静脉内逆流,(B~D)中白箭示团注前缘;(E~G)这些图像也显示了相反血流并流向左肾静脉(F 和 G 中黑箭所示)。

1.时间分辨对比增强 MRA。

2.上面一行图像显示左卵巢静脉扩张,左侧卵巢静脉逆行对比,盆腔充血综合征。下面一行图像显示扩张并血流朝向左肾静脉的左卵巢静脉。

3.本病例,血流方向是诊断的关键。静态成像只显示扩张的左卵巢静脉,然而,具有高时间分辨率的时间分辨成像可明确显示血流方向。

4.时间分辨成像的快速连续采集图像使血流动力学(或任何其他非静止状态)以实时的方式可视化。当采用时间分辨成像,通常有一个 ROI。ROI 区三维容积薄层图像是以高空间分辨率并快速团注对比剂的方式多次采集获得,牺牲部分空间分辨率。

讨论

时间分辨 MRA 是诊断盆腔淤血综合征(PCS)的有效方法。PCS 是慢性盆腔疼痛的病因,日常认为是由于卵巢静脉瓣关闭不全导致反流、充血和盆腔腹痛。静态成像技术，如 CT 和常规 MRA 评价 PCS 作用有限，见上述 3 个问题。诊断 PCS 的金标准是血管造影术。时间分辨成像也是一个很好的选择，因为其无创，无电离辐射。PCS 的血管内治疗是使用线圈或硬化剂栓塞卵巢静脉[1]。

机制探讨

　　放射科常用扫描方法包括平片、CT 和 MRI，均涉及静态成像问题。尽管高分辨率静态图像对诊断至关重要，有时需要时间分辨率，以便准确地做出诊断。如超声和 X 线透视有很高的时间分辨率，允许进行动态成像。随着时间分辨技术的发展，现在 MRI 已具备动态成像的能力。时间分辨 MRA 采用非常快的成像技术，一次团注即可多次采集，从而提供动态对比增强和实际动态血流信号。这使图像快速采集的同时仍然保持足够的空间分辨率成为可能。时间分辨序列通常采用 3D 序列，每次采集需要 2~5s[2]。时间分辨技术还可用于动静脉畸形、外周血管疾病、胸导管，并区分主动脉夹层真假腔。

　　与静态对比增强 MRA、CTA 和常规血管造影术相比，时间分辨 MRA 具有一定优势。MRA 无创、无辐射。时间分辨 MRA 可显示血流方向，有助于检测异常反流，对评价侧支血管有帮助。时间分辨 MRA 的局限性包括 MR 检查的一般禁忌证：起搏器、金属植入物、幽闭恐惧症及肾功能不全患者。

　　为了更好地理解时间分辨 MRA，理解 K 空间的概念很重要。K 空间是原始信号空间定位；回波（即 MR 信号）通过磁体的接收线圈接收映射在 K 空间的空间频率。K 空间图与 MR 图像通过傅立叶变换可以相互转换。K 空间坐标有二维（K_x 和 K_y）和三维（K_x、K_y 和 K_z）。填充 K 空间中央区域的相位编码线主要决定图像的对比，而周边区域的相位编码线主要决定图像的解剖细节。此概念对理解时间分辨图像非常重要。K 空间的填充有多种采样方法，主要由轨迹控制。线性空间的轨迹填充 K 空间，每行对应于每个回波时间。另外，K 空间先填充中心位置，随后填充周围部分，该技术叫做 K 空间中心优先采集技术（线图 12-1）。

　　为了更好理解如何减少采集时间，要了解影响采集时间的因素。

　　采集时间=TR×相位编码步数×采集次数/回波链长度

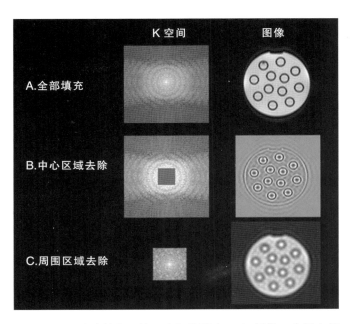

线图 12-1　去除特定区域 K 空间的影响。(A)图像 K 空间全部填充，图像具有良好的对比度和分辨率。(B)图 K 空间中心去除，图像对比度差。(C)图像 K 空间周边去除，图像有良好的对比，但结构显示模糊。

　　所有因素均可调控，以减少采集时间；然而，本章主要侧重于减少相位编码步数的方法，以及使用独特的 K 空间轨迹导致的 K 空间欠采样。

　　减少相位编码步数进而减少采集时间的方法之一称为部分傅立叶 K 空间采集。该方法仅填充 K 空间的一部分，然后根据已获得的信号决定是否填充剩余的 K 空间（复杂的 K 空间数据具有共轭对称性），或简单地采用 K 空间零填充。比如，K 空间周围区域采用零填充，则中心区域可快速填充，因此极大地减少了相位编码步数。同时，由于 K 空间完全填充（中心区域产生数据，周围区域为 0），认可获得所需矩阵大小和插值空间分辨率[2]。

　　K 空间填充其他方法已被研发，可用于快速成像技术，如时间分辨成像。其中大部分技术成像较快，因为优先填充 K 空间中心区域而不是周围区域，称为欠采样。其中填充 K 空间的方法之一是匙孔成像。该技术通常在第一次采集时最大程度填充 K 空间。下一次 K 空间采集时，只填充中心区域，而周围区域则复制上一次采集的数据。该技术显著增加了时间分辨率，因为不但采样 K 空间中心区域，而且在随后的采集中通过复制初始 K 空间的周围区域来保持空间分辨率。这种技术可以矫正，即通过在不同时间点对 K 空间中心区域和周围区域的几行数据进行采样，而不仅仅是复制初次采集的数据。这样可以提高不同时间点 K 空间周围区域采集数据的空间分辨率[2,3]。

另一种主要应用心脏电影成像的技术是视图共享,可提高时间分辨率,同时保持采集时间。在心脏电影成像中,每次心跳将获得心动周期的很多帧图像。采用的 K 空间填充技术成为节段性填充,因为每次心跳每帧图像仅填充 K 空间的一部分。下次心跳,再填充每帧图像 K 空间的其他几行。以此类推,直至多次心跳后 K 空间完全填充。视图共享明显增加了每次心跳采集的图像帧数,因此提高了时间分辨率。每隔一帧图像采集 K 空间的几行数据,然后所需的其他 K 空间数据行则从之前或之后已经采集的数据中复制[2]。

此外,采用多通道线圈的并行成像技术也可减少相位编码步数,进而减少采集时间。并行成像技术的一个显著优点是不降低空间分辨率,因为不同位置的线圈有独特的空间敏感度,可以恢复丢失的空间信号。此外,并行成像技术可与上述技术共同用于时间分辨成像[2]。

目前常用的 2 个并行成像技术是敏感性编码(SENSE)和空间协调同时采集(SMASH)。减少相位编码步数导致的 K 空间欠采样技术可以导致卷褶伪影

或混叠,主要发生于 FOV 比身体成像区域小时。出现卷褶伪影时,一侧的部分图像叠加到另一侧图像上。SENSE 技术可在图像后处理过程中消除卷褶伪影。其基于不同部位线圈独特的空间敏感度,通过区分图像信号与混叠伪影信号之间的差异来消除卷褶伪影。

一旦对正确的信号进行识别和计算,每个像素均被重新分配适当的信号强度,无论是真实图像还是卷褶部分,从而重建一个没有任何混叠伪影的完整的图像。与 SENSE 技术相似,SMASH 技术利用接收线圈的不同敏感度修复图像,但所有操作均在 K 空间区域进行。

目前,最常用的对比增强 MRA 序列如下:

● 时间分辨交叉随机轨迹成像(TWIST 序列)——西门子

● 时间分辨对比剂动态显像(TRICKS 序列)——GE

● 匙孔技术时间分辨血管造影术(TRAK)序列——飞利浦

这 3 个序列可以使用上述各种成像技术及组合,可在保证足够空间分辨率的前提下,减少采集时间和增加空间分辨率(线图 12-2)。

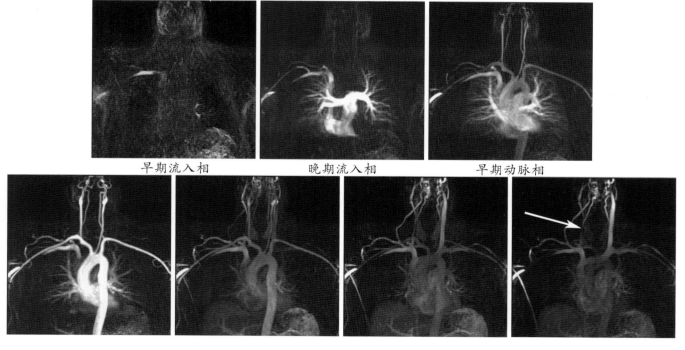

早期流入相　　　　晚期流入相　　　　早期动脉相

线图 12-2　多幅胸部时间分辨 MRA 图像显示患者右颈内静脉狭窄(白箭,静脉晚期)。增强后,冠状位快速采集,时间间隔为 2~5s。流入相,造影剂经右锁骨下静脉进入上腔静脉,右心及肺动脉。

病例 2

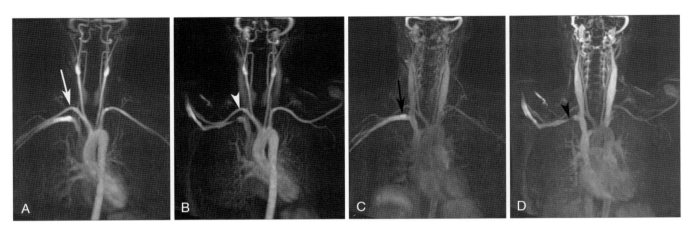

图 12-2　上臂下垂(A)和上举(B)动脉期时间分辨 MRA 图像,显示右锁骨下动脉起源正常。上臂下垂(C)和上举(D)静脉期图像。上臂上举时,黑色箭头显示右锁骨下静脉狭窄(D),上臂下垂时,血管显示管径正常(黑箭,C)。

诊断:胸廓出口综合征。

讨论

　　胸廓出口综合征是指走行于锁骨和第一肋之间的臂丛神经、锁骨下动脉及静脉异常受压引起的症候群。

常由骨和软组织受压引起。症状取决于不同部位的神经血管束受压。临床上,症状有时会因手臂上举而加重。时间分辨 MRA 成像可以确定症状是否是由动脉或静脉受压引起。本病例,手臂上举时右锁骨下静脉明显狭窄。如果静脉血栓形成,称为佩吉特综合征。

病例 3

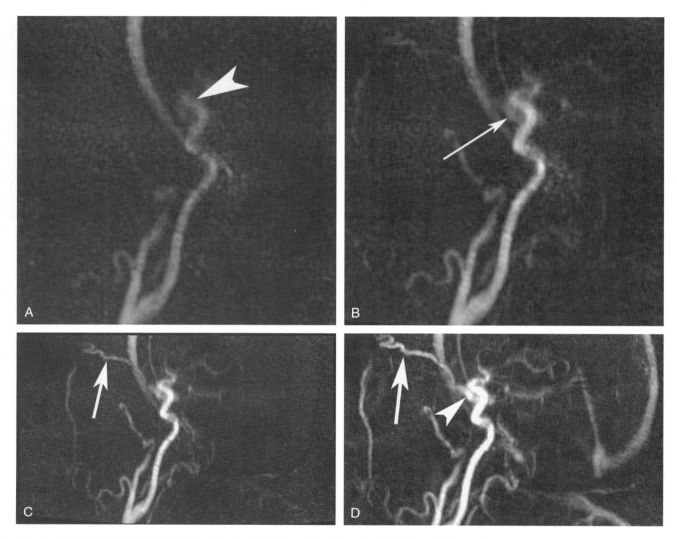

图 12-3　矢状位时间分辨 MRA 图像显示颈内动脉分布。(A)箭头显示动脉早期颈内动脉海绵窦段。(B)箭示动脉稍晚期同侧海绵窦段充盈。(C)箭示动脉晚期眼上静脉逆行充盈。(D)静脉早期颈内动脉海绵窦段(箭头)及眼上静脉(箭)明显充盈。

诊断:颈动脉海绵窦瘘(CCF)。

讨论

这些图像说明时间分辨成像对诊断 CCF 极其有帮助。较高时间分辨率在动脉早期显示海绵窦较好,从而证实了诊断。CCF 最常见的病因是外伤,但也可由动脉瘤破裂或动脉粥样硬化引起,患者常表现为眼球突出、球结膜水肿和静脉淤血导致的眼眶杂音。静态 MR 和 CT 表现包括眼上静脉不对称性扩张、眼球突出和眼外肌不对称性肿大。

病例 4

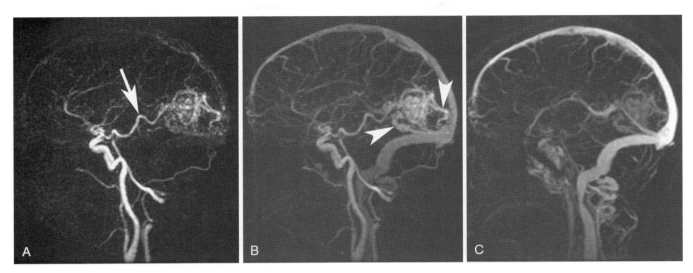

图 12-4 脑部矢状位时间分辨 MRA 图像。(A)显示动脉早期图像显示右侧枕部异常血管团即刻增强。箭示异常血管团由扩张的大脑后动脉供血。(B)静脉早期图像显示异常血管通过皮质浅支和小脑幕的分支引流静脉,流入远端和近端右上矢状窦、横窦(箭头)。(C)静脉中期图像显示异常血管团部分廓清。

诊断:动静脉畸形(AVM)。

讨论

　　脑 AVM 是指一条或几条供血动脉、引流静脉及畸形血管团之间的直接交通,常由发育异常所致,1.5%~3%会合并出血,首次出血死亡率约为 10%[5]。Spetzler 及 Martin 制订的 6 级分级方案最常用,以病变大小(1~3cm,3~6cm,>6cm),静脉引流模式(深或浅),是否累及运动性语言中枢为评级的主要指标。病变评分超高越难切除。传统的高分辨率 MRA 对这些病变的评价有一定的局限性,由于很难区分动脉与静脉。对比增强时间分辨 MRA 有助于 AVM 的诊断,因为高时间分辨率,使 AVM 与静脉畸形的异常血管间存在增强时间的差异。此外,这种技术有助于区分供血动脉与引流静脉。

病例 5

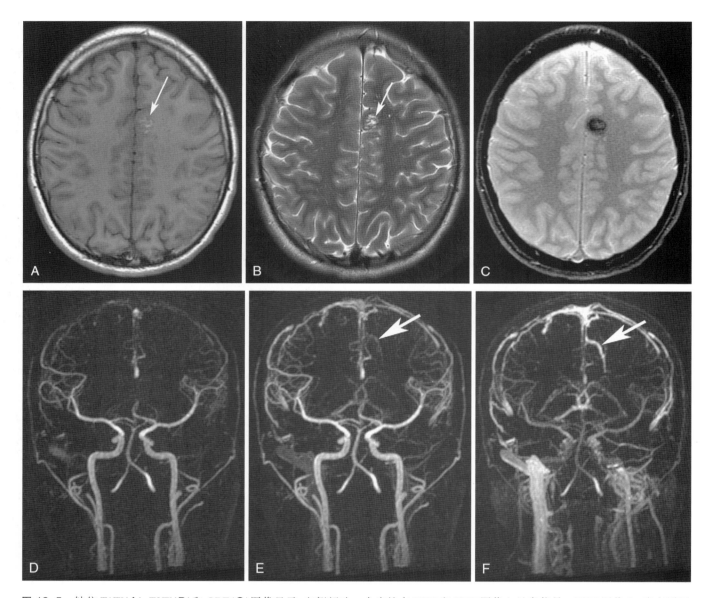

图 12-5　轴位 T1W(A)、T2W(B)和 GRE(C)图像显示,左侧额叶一个病灶在 T1W 和 T2W 图像上呈高信号。T2W 图像上,病变周围可见轻度低信号环(白箭),GRE 序列显示低信号。冠状位时间分辨 MRA 图像动脉早期(D)、动脉晚期(E)和静脉早期(F)。图 E 中对比剂异常充盈结构静脉期更加明显(白箭,F),无供血动脉,似乎引流至硬脑膜表面。

诊断:海绵状血管瘤(图 12-5A~C);发育性静脉异常(DVA)(图 12-5E~F)。

讨论

　　平扫图像(见图 12-5A~C)显示海绵状血管瘤的典型表现。T1WI 和 T2WI 高信号是由于高铁血红蛋白。T2WI 周围低信号和 GRE 图像显示低信号是因为含铁血黄素沉积造成的磁敏感效应。发育性静脉异常往往与海绵状血管瘤相关。本病例,动态成像有助于 DVA 的诊断和排除 AVM(见图 12-5D~F)。DVA 代表异常静脉引流,属于先天发育异常。DVA 与 AVM 的鉴别非常重要,由于 DVA 多为偶然发现,如果去除将导致静脉性梗死。

病例 6

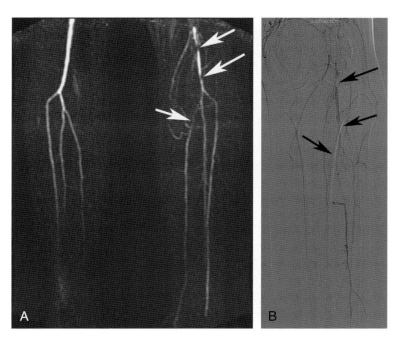

图 12-6 (A)下肢时间分辨 MRA 图像动脉期。(B)同一患者下肢减影血管造影图像。箭示腘动脉、胫腓干与胫前动脉狭窄。

诊断:左下肢周围血管病变。

讨论

常规下肢高分辨 MRA 成像,图像采集是由近及远分三段进行的,通过检查床的移动,获取整个下肢的血管信息。每段检查期间,检查床可以移动以覆盖整个检查范围。虽然这种步进式扫描检查前两段(包括主动脉远端、髂血管和大腿血管)时比较理想,但下肢远端及时触发团注非常困难,静脉污染影响较大。如果动脉血管近端及远端血管狭窄或闭塞,下肢血管的增强扫描动脉期的时间差异非常明显,静态 MRA 图像采集的时相就更难把控。此时,时间分辨 MRA 有助于本病例的诊断。由于时间分辨 MRA 采集时间很短,类似于常规血管造影术,能确保获得双下肢诊断性动脉期图像,尤其是在非对称性动脉血流合并严重的外周血管疾病的情况下。

病例 7

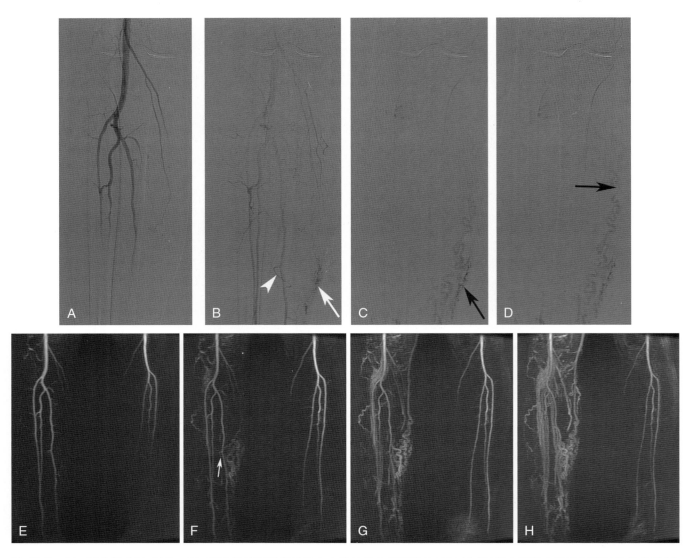

图 12-7 (A~D)动脉 DSA 图像。(A,B)动脉晚期图像显示左小腿异常血管团充盈过早(白箭)和主要供血动脉与胫后动脉分离(白箭头)。(C,D)扩张静脉通道逐步充盈(黑箭)。(E~H)时间分辨 MRA 图像。(E)右侧远端血管过早充盈多于左侧。(F)箭示动脉造影中见同一供血动脉,充盈小腿内侧异常血管团。(G~H)图像显示扩张静脉结构逐步充盈,很难区分动脉与静脉。

诊断:动静脉畸形。

讨论

本病例和病例 6 说明了时间分辨 MRA 在诊断特定病变方面与血管造影相似,并且无辐射,也没有血管造影侵袭性损害。血管造影和时间分辨 MRA 动态成像不仅有助于明确诊断,而且能够显示病变供血动脉,指导临床治疗。

本章要点

1.虽然高分辨率静态图像对许多疾病诊断至关重要，但时间分辨率对有些血管病变的精确诊断是必要的。

2.成像模式如超声和 X 线透视检查有很高的时间分辨率，可动态成像。随着时间分辨技术的提高，目前 MRI 也可行动态成像。

3.时间分辨 MRA 激励感兴趣区内 3D 容积层块，即一次团注对比剂多次成像，迅速采集，时间分辨率提高，但空间分辨率下降。

4.时间分辨成像技术的应用包括动静脉畸形、周围血管疾病、深静脉血栓、胸出口综合征，CC 瘘和 PCS。

5.减少采集时间进行时间分辨成像主要是通过减少相位编码步数，通过 K 空间欠采样以及并行成像。

6.时间分辨成像序列包括 TWIST、TRICKS 和 TRAK 等。

（葛文静　郁万江　译）

参考文献

1. Kim CY, Miller MJ Jr, Merkle EM: Time-resolved MR angiography as a useful sequence for assessment of ovarian vein reflux. *AJR Am J Roentgenol* 193:W458-W463, 2009.
2. Lee VS: *Cardiovascular MRI: Physical Principles to Practical Protocols*. Philadelphia: Lippincott Williams & Wilkins, 2006.
3. Edelman RR, Hesselink JR, Zlatkin MB, Crues JV III: *Clinical Magnetic Resonance Imaging*, 3rd ed. Philadelphia: Saunders Elsevier, 2006.
4. Kim CY, Mirza RA, Bryant JA, et al: Central veins of the chest: evaluation with time-resolved MR angiography. *Radiology* 247:558-566, 2008.
5. Hadizadeh DR, von Falkenhausen M, Gieseke J, et al: Cerebral arteriovenous malformation: Spetzler-Martin classification at subsecond-temporal-resolution four-dimensional MR angiography compared with that at DSA. *Radiology* 246:205-213, 2008.

第 **13** 章

相位对比血管成像

Scott M. Duncan, Timothy J. Amrhein

病例 1

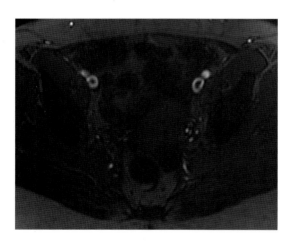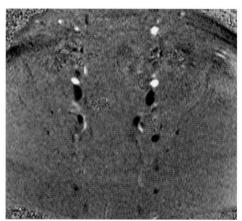

1.双侧髂外静脉低信号强度的可能原因是什么？是双侧深静脉血栓吗？如果不是，为什么在 GRE 图像上显示充盈缺损？

2.探测慢血流最敏感的 MR 序列是什么？

3.在相位对比图像中，动脉和静脉为什么有相反的信号强度（即动脉出现高信号或白色、静脉出现低信号或黑色）？

4.相位对比序列能获取哪两类信息？

5.在这个相位对比法图像中，是在哪个平面检测血流？是与图像垂直还是平行？

病例 1 答案

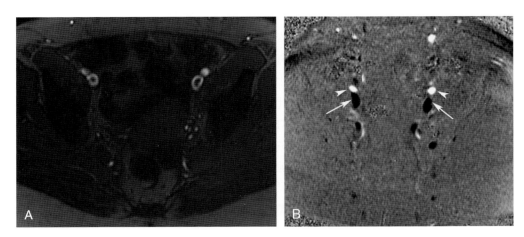

图 13-1　(A)轴位 T1W GRE 图像。双侧髂外静脉充盈缺损。(B)轴位相位对比图像。双侧髂外动脉呈高信号(箭头),双侧髂外静脉呈低信号(箭)。

1.在 GRE 图像中,双侧髂外静脉呈低信号可能代表血栓或流动伪影。然而, 相位对比图像证实没有 DVT,代表流动伪影。在 GRE 图像中充盈缺损有两个原因,首先,流动组织的失相位;第二,静脉血流太慢导致流动相关增强。

2.相位对比法对慢血流检测是 MR 最敏感的序列。

3.流动方向任意标记。高信号(白)和低信号(黑)的血流方向相反。本例,高信号代表正向血流,低信号代表逆向血流。

4.可以从相位对比序列、相位对比图像和幅度图像生成两幅图像。

5.相位对比图像可检测通过层面流动或垂直于图像的血流。

诊断:开放性血管结构不伴深静脉血栓形成。

讨论

在 GRE 图像中,髂静脉中心区域的低信号与双侧静脉血栓有关,可能继发于慢血流,获得相位对比图像来进一步证实。在相位对比图像中,双侧髂外静脉呈低信号,证实是血管内的血流而不是血栓。

病例 2

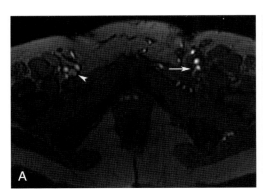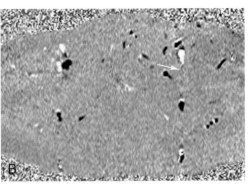

图 13-2　(A)轴位 T1W GRE 图像。右侧股静脉流动相关增强(箭头)及左侧无流动相关增强(箭)。(B)轴位相位对比图像。右侧股深浅静脉汇合处呈低信号(黑)。左侧显示灰色信号(箭),双侧股外动脉显示高信号。

诊断：左股静脉深静脉血栓形成。

机制探讨

相位对比法是 MR 另一种无需增强的 MRA 技术。相位对比法获得的信息主要用于两个方面：产生常规血管造影图像和血流定量。由于 TOF 技术和对比血管造影术是非常快速的序列，相位对比法很少用于产生血管造影图像。然而，当其他造影图像难以确诊时，相位对比法最常用于获取生理信息、解决问题[3]。尤其对于慢速血流，相位对比法是最敏感的序列，与其他的 MR 序列不同，相位对比法它还可以获取血流速度、流量和压力数据[3,5]。

MR 回波记录两种不同的信息：幅度和相位。其类似于一个矢量；幅度决定大小，相位决定方向（0°～360°）。为了生成大多数图像，相位信息被忽略，只显示幅度信息。然而，有些情况，相位信息是必要的。相位信息用于在相位编码方向定位信号。沿相位编码梯度的质子获得不同的相位，取决于它们沿梯度的位置。比如，质子在 1.49T 磁场的边缘比在 1.5T 磁场的中心自旋得慢。当质子以不同频率自旋时，它们会产生不同的相移，用来映射体内质子的位置。相位对比序列使用同样的原理，但采用特殊的梯度来消除静态质子间的相位差，而突出运动质子间的相位差。在相位对比序列中，运动质子经历一个不断变化的磁场，因此不同于静态质子的相位，静态质子处于一个恒定的磁场。由于快速流动的质子比缓慢流动的质子通过梯度移动的距离更远，它们的相位差（与静态质子相比）大于慢速运动质子。总之，在相位对比中，相位差与质子速度成正比，可以计算出来[3]。

除了速度，相移也与梯度幅度成正比，移动单位距离，较大梯度产生更大的相移。因此，对于特定的速度，相移的程度可以通过调整梯度的大小来改变。举例来说，一个质子以恒定的速度 10cm/s 通过梯度场。当梯度从 1.49T 增加到 1.51T 时，质子的相移为 90°；如果梯度变化加倍，即从 1.48T 增加到 1.52T，质子的相移为 180°。调整梯度的能力很重要，因为相移大于±180°将导致混叠，类似超声多普勒。又如，同一梯度，一个质子速度为 50cm/s，相位为 180°，另一个质子速度为-50cm/s，相位为-180°。那么质子速度为 75cm/s 时，相移为多少？质子相移应为 270°，而实际上却被错误地标记为- 90°相移。这是产生混叠的一个例子，因为质子速度被错误地标记成-25cm/s [FIGURE 1（线图 13-1）]。

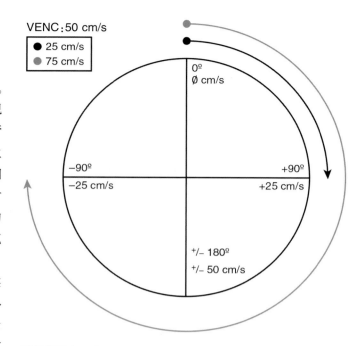

FIGURE 1   Aliasing in phase contrast. IF VENC set at 50 cm/sec, a proton with a velocity of 25 cm/sec will develop +90° of phase shift and be correctly calculated. However, a proton with a velocity of 75 cm/sec will develop +270° of phase shift and be incorrectly calculated as having a velocity of –25 cm/sec.*

我们不需要计算梯度的理想大小。只需要输入一个速度编码（VENC）值，电脑即可计算出梯度大小。VENC 值是混叠发生前能准确测量的最大速度。换句话说，在电脑中设置梯度，VENC 值（最大投影速度）将产生±180°相移（上面例子中，VENC 值应为 50cm/s）。VENC 设定值越接近实际测量值，测量结果越精确。如果 VENC 值设置太低（如上例），将出现混叠。如果 VENC 值设置太高，流速较慢的血流无法精确测量，且信噪比会降低。评价静脉窦和静脉理想的 VENC 值通常为 20~30cm/s[3]。动脉血的 VENC 值通常大于 100cm/s，最高可达 300cm/s 或 400cm/s，取决于待评估的血管及其狭窄程度[3]。调整 VENC 值与调整超声多普勒最大速度相似。相位对比法是 MR 检查慢速血流最敏感的序列，原因之一就是 VENC 值可以调控。在病例 1 和 2 中，VENC 值设置为 30cm/s，结果成功检测到髂静脉中的慢速血流。

---

* 应版权方要求，此图须为英文原文。译文如下：

线图 13-1   相位对比混叠。如果流速编码值设定为 50cm/s，质子速度为 25cm/s 时，相移为 90°，此时可正确计算。然而，当质子速度为 75cm/s 时，相移应为 270°，却被错误计算成-25cm/s。

相对比法是梯度回波（GRE）序列，采用双极梯度获取信号。双极梯度的两个瓣叶通常称为去相位和重相位，两者幅度和间期相同，方向却完全相反。静态质子经历两个方向相反的梯度，导致回归零相位，这与质子沿梯度的位置无关。相反，运动质子在双极梯度两个瓣叶之间的位置发生改变，这会产生两个不同的磁场强度，进而影响质子的相位。这种差异导致相对于静态质子的相位净变化的积聚[6]。

实际上，单一的双极梯度不足以解释磁场的不均匀性，导致静态质子不必要的相移。为了消除磁场的不均匀性，另外施加一个镜像双极梯度。镜像双极梯度与第一个梯度相同，但顺序相反。记录每个双极梯度回波并减影，即血流敏感序列，类似 DSA。静态质子在第一个双极梯度积聚的相位（仅次于磁场不均匀性）将在第二个梯度获得完全相同的反向相位。因此，当减影时，

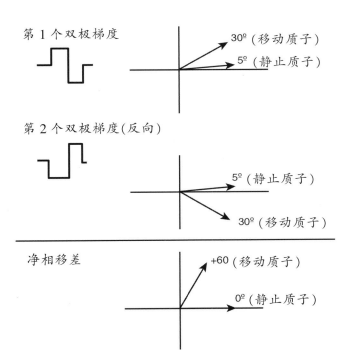

线图 13-2 相位对比中场强非均匀性校正。静止自旋质子由于磁场的不均匀性产生相移。当双极梯度磁场翻转，磁场的不均匀性仍会产生相同的相移（本例中：±5°）。然而，运动质子将有-30°相移。通过减影两个数据集，消除静态质子的相移，而运动质子的相移则加倍。（Adapted from Lee VS: Cardiovascular MRI: Physical Principles to Practical Protocols. Philadelphia: Lippincott Williams & Wilkins, 2006, p 207.）

静态质子净相位为 0。但与第一个梯度相比，在第二个双极梯度，运动质子旋将产生幅度相同但方向相反的相位（如+15°和-15°）。减影后，方向相反的相移导致净相移加倍（线图 13-2）。

缺点是：每个双极梯度回波采集时间是 TOF 序列的 2 倍。此外，仅能检测到平行于梯度场方向的血流。为获得 3 个方向的血流，需结合传统血管造影图像，并且序列重复 3 次，采集时间相当长。

如前所述，血流定量是相位对比法最常见的应用。血流定量可在一个方向（跨平面血流）或 2 个方向（平面内血流）获得。对于跨平面血流，速度编码梯度沿着层面选择轴方向（头尾的轴向扫描），获得跨平面的血流图像。对于平面内血流，梯度沿频率和相位编码轴方向（左右和前后方向），获得平面内的血流信号。病例 1 和 2 显示的是跨平面血流，下面的病例 4 显示的是平面内血流。

相位对比图像有一个显著的血管造影表现特点，与透视 DSA 图像类似。由于采集两个独立的数据集，减影后创建血流定量图[5]。所有的静态自旋质子（0°相移）呈中间灰度信号。运动质子根据血流方向则分别呈高信号或低信号，信号强度与速度大小相关。含空气的区域（无信号），比如患者体外、肺内和鼻旁窦内，可见静态的"雪花"样表现，这是次级背景噪声和随机运动的质子。

如前所述，相位对比技术的主要优点之一是计算速度和流量数据的能力。这些信息通常采用跨平面成像获取，通过心脏门控获取心动周期的动态信息。选择 ROI，应用计算机软件，可以确定流速和流量与时间的相关性。这些数据可以代入伯努利方程计算血管腔内压力，进而评价血管狭窄程度（如主动脉缩窄）。最后，高阶流数据如脉动和痉挛可以使用更复杂的梯度分析。然而，此应用程序很少使用。

相位对比法有几个缺点，限制了其临床应用。首先，采集时间长（TOF 图像的 2~4 倍），因此，在 MR 血管造影成像中应用相对少见；其次，与 DSA 类似，相位对比法对运动退化非常敏感。事实上，如果在患者在采集时移动，图像通常没有诊断价值；最后，湍流中的质子是涡流，而不是向一个方向流动，导致信号流空，无法采集速度数据。湍流最常发生在重度狭窄血管的远端或血管分叉处。

病例 3

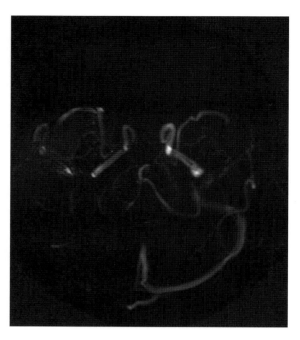

图 13-3 脑部轴位相位对比图像。右侧横窦、乙状窦无血流信号。

诊断:右侧横窦和乙状窦血栓形成。

讨论

相位对比法可用于 MR 血管造影评价静脉窦血栓形成。右侧横窦和乙状窦无信号证实为静脉窦血栓形成[7]。

机制探讨

在血流定量方面,相位对比血管造影术的采集和显示与相位对比法不同。血流检测需在 3 个方向,而不是 1 个或 2 个方向。在相位对位法中,净流速是由三维勾股定理决定(下面),因此总是正数(负数的平方是正数)。

$$V_{净流速}=\sqrt{V_x^2+V_y^2+V_z^2}$$

信号强度与血流净流速相关。相位对比血管造影术的优点是良好的背景抑制,并具有探测三维血流的能力。扫描时间长是相位对比法最大的劣势,至少相当于 TOF 序列的 4 倍,而 TOF 序列比钆对比剂增强血管造影术时间还要长。

病例 4

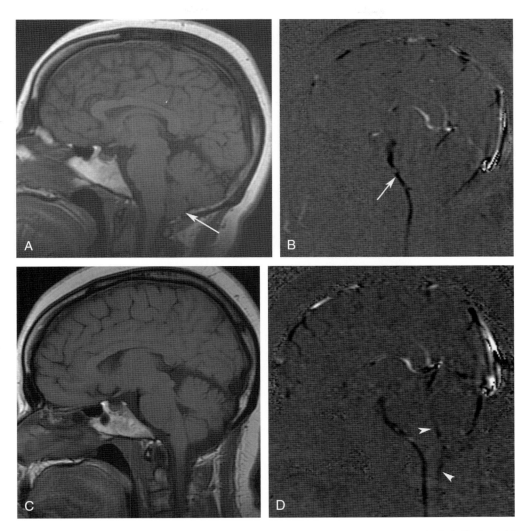

图 13-4　(A)颅脑 T1W 矢状位图像。通过枕骨大孔(箭)的扁桃体疝符合 Chiari 畸形。(B)颅脑矢状位相位对比图像。脑干前可见黑色信号(箭)。第四脑室、正中孔及小脑背侧无信号。(C)颅脑 T1W 矢状位图像。患者枕下开颅术后,解决小脑扁桃体疝问题。(D)颅脑矢状位相位对比图像(枕下开颅术后改变)。脑干前方仍可见黑色信号。此外,第四脑室、正中孔及小脑背侧亦可见黑色信号(箭头)。

诊断:Chiari Ⅰ 型畸形,脑脊液(CSF)在减压前、后的变化。

讨论

　　Chiari Ⅰ 型畸形中,小脑扁桃体位置低于枕骨大孔平面,导致脑脊液流动受阻[8]。在初始的相位对比图像中,脑干后部仅可见微弱甚至无流动信号。然而,枕下开颅术后图像显示该区域流量明显升高,提示此处狭窄改善。

机制探讨

　　除了显示静脉血流,相位对比法也可用于评估脑脊液(CSF)流动[8]。CSF 流动速度比静脉血流慢,VENC 值设置较低,通常成人为 5~7cm/s,儿童为 15cm/s。此外,CSF 流动复杂,随着心脏周期的变化而变化[9]。因此,电影成像可更好地显示血流特点。正常情况下,蛛网膜下隙内有 CSF 流动。因此,为了证明双向血流,应在脑脊液间隙中发现黑信号和亮信号。在临床实践中,单一静态图像(如上述)不足以评价 CSF 动态流量,但足以说明 MRI 原理书中的重点。

病例5

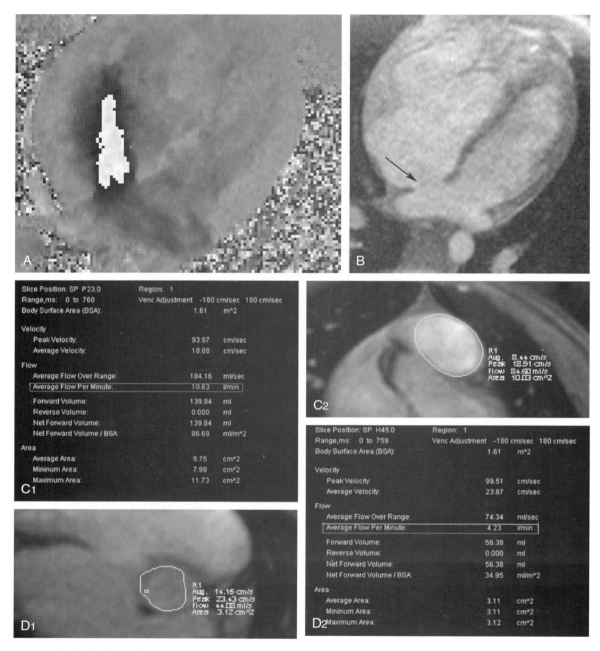

图 13-5　(A)四腔心相位对比图像。显示从左心房到右心房的喷射血流。(B)心腔大小图像。左心房和右心房显示缺损(箭),证实为房间隔缺损(ASD)。注意右心房由于长时间血容量增多而体积增大。(C)主肺动脉(C2)ROI 表(C1)。平均流量为 10.63L/min。(D)主动脉根部(D1)ROI 表(D2)。平均流量为 4.23L/min。

诊断:房间隔缺损(ASD)伴左向右分流。

讨论

对于心脏分流患者,相位对比法是一种非常好的非侵入性获取血流信号的方法[10]。病例5,相位对比图像(图13-5A)很好地说明了血流从左心房射入右心房的过程,诊断为 ASD。然而,很多可选择的序列,包括图5B 幅度图像可提供相似的信息。本病例中,相位对比法真正的好处体现在血流表中,显示了左向右分流的严重程度。本病例,Qp/Qs 比 10.63/4.23 或 2.5,虽然大于 1,但与左向右分流一致[3],这个特殊病例存在严重分流,肺循环血流是体循环的 2 倍。

机制讨论

血流动力学通常采用心脏门控跨平面相位对比成像。ROI 置于感兴趣的血管上（本例中为主动脉和主肺动脉）并被追踪。计算机根据相移和 VENC 值自动计算速度。

相移(°)×VENC(cm/s)/180° = 速度

血流量计算为平均流速乘以血管截面积：

速度(cm/s)×截面积(cm²)×60(s/min)/1000(mL/L)

=血流量(L/min)

你是否看出图 13–5B 也为相位对比图像？如前面讨论，所有回波都包含幅度和相位信息。在相位对比图像中，幅度数据可以显示，以提供额外的解剖信息。事实上，幅度图像是 GRE 序列，其使用双极梯度使质子重新排列。在这种情况下，幅度图像可更好地显示较大的房间隔缺损。

病例 6 和 7：同类病例

病例 6

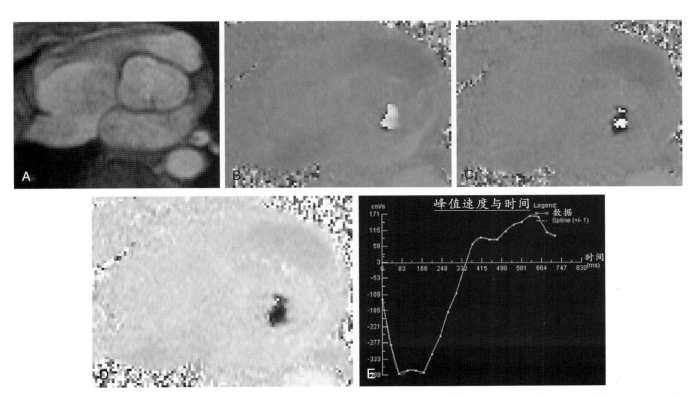

图 13-6　(A)截面通过主动脉瓣，幅度图像，显示主动脉根部扩张。(B)截面通过主动脉瓣，相位对比图像(VENC 值为 250cm/s)。主动脉瓣上可见高信号和低信号叠加，提示混叠。(C)截面通过主动脉瓣，相位对比图像(VENC 值为 350cm/s)，显示混杂信号和混叠。(D)截面通过主动脉瓣，相位对比图像(VENC 值为 400cm/s)。只见黑色信号，提示无混叠。(E)主动脉射血的速度图(VENC 值为 400cm/s)，收缩期显示快速血流，舒张期为反向血流。

诊断：主动脉瓣狭窄伴主动脉瓣关闭不全。

讨论

相位对比法测量的速度数据已经通过超声心动图验证[11]。图 6E 显示主动脉瓣狭窄处收缩期高速血流。舒张期反流（曲线 x 轴以上区域，对应 y 轴正值）也意味着主动脉瓣关闭不全。确定射血速度对主动脉瓣狭窄非常重要，影响患者的预后和治疗。患者射血速度<300cm/s 在未来 5 年很少出现症状。然而，如果峰值速度>400cm/s，患者在未来 2 年内可能会出现症状，相关死亡率增加[12]。病例 6，患者速峰值为 382cm/s，是否有症状不能确定。然而，患者出现了症状，因此成功进行了择期主动脉瓣修复术。

病例 7

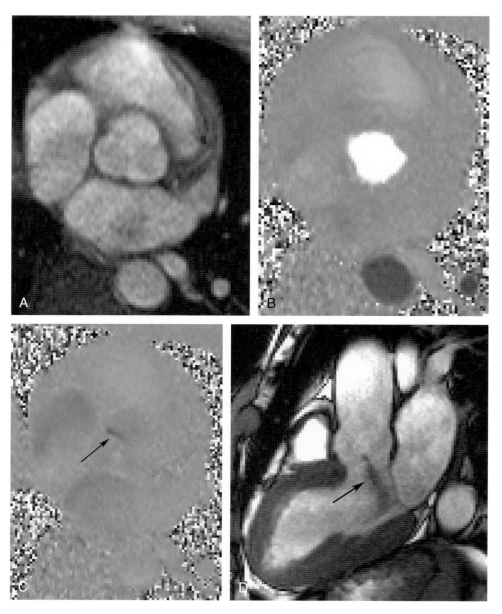

图 13-7 (A)截面通过主动脉瓣,幅度图像。显示正常主动脉瓣。(B)截面通过主动脉瓣,相位对比图像,收缩期。主动脉根部呈高信号,降主动脉呈低信号。(C)截面通过主动脉瓣,相位对比图像,舒张期。主动脉瓣反流显示裂隙状低信号(箭),与主动脉瓣关闭不全一致。(D)主动脉流出道的真稳态进动快速成像(FISP)。可见一黑信号(箭)向后延伸到左心室,证实主动脉瓣功能不全。

诊断:主动脉瓣关闭不全。

讨论

　　对上一病例的补充,本病例相位对比图像显示舒张期反流,证实为主动脉瓣关闭不全。

机制探讨

　　病例 6 说明为了消除混叠,需在扫描过程中调整

VENC 值。正常主动脉速度<250cm/s,然而,初始相位对比图像主动脉射血呈高、低信号,提示混叠伪影。当 VENC 值提高到 350cm/s 时,混叠会减少但不能消除。最后,VENC 值设置为 400cm/s 时可以消除混叠伪影。VENC 值设置为 400cm/s 时获得速度图。

本章要点

机制探讨

1.所有的 MR 回波包含相位和幅度信息。通常只使用幅度数据来生成图像。相位对比利用相位信息。

2.相位对比依赖于质子通过一个复杂的磁场梯度时产生的相位差。

3.一个质子的相位累积量与它的速度和梯度的大小成正比(即,质子移动速度越快,施加的梯度越大,相位越大)。

4.质子相移范围为−180°~+180°,超过这一范围将产生混叠。

5.梯度大小的计算,可直接设置 VENC 值。

6.VENC 值是混叠发生前可准确测量的最大速度。

7.VENC 值越接近测量速度,测量越准确。

8.相位对比使用双极梯度(梯度具有相同的幅度和相位,但方向相反)返回静止质子到 0°相移。由于运动质子改变梯度,不经历相反的磁场,从而积累相位。

9.镜像双极梯度(背靠背双极梯度的反序)用来消除因磁场不均匀性引起的相位差。

临床应用

1.相位对比法是非增强 MR 血管造影技术,几乎是唯一能够提供额外生理信息的技术。

2.相位对比图像与 DSA 图像相似。

3.静态质子呈中度灰色信号,流动质子可呈低或高信号,取决于血流方向。

4.相位对比序列的幅度数据可以显示解剖信息,它是 GRE 序列。

5.相位对比法是检测血流最敏感的序列,因此,常被用来区分缓流与血栓。

6.相位对比法在心脏成像中可提供有用的生理数据。

7.相位对比速度测量在主动脉狭窄患者中可作积分管理。

8.主动脉与肺动脉的流量信息对比可评估分流的严重性。

9.利用伯努利方程,可以从速度测定得到压力数据,可用于评估血管狭窄(如主动脉缩窄)。

10.由于采集时间相当长(TOF 序列的 3~4 倍)以及对患者移动敏感,相位对比在临床上很少用于常规的解剖血管成像。

(莴文静　郁万江　译)

参考文献

1. Spritzer CE, Norconk JJ, Sostman HD, Coleman RE: Detection of deep venous thrombosis by magnetic resonance imaging. *Chest* 104:54-60, 1993.
2. Catalano C, Pavone P, Laghi A, et al: Role of MR venography in the evaluation of deep venous thrombosis. *Acta Radiol* 38:907-912, 1997.
3. Lee VS: *Cardiovascular MRI: Physical Principles to Practical Protocols*. Philadelphia: Lippincott Williams & Wilkins, 2006, p 402.
4. Edelman R, Hesselink JR, Zlatkin MB: *Clinical Magnetic Resonance Imaging*, 2nd ed (Vol 1). Philadelphia: Saunders, 1996.
5. Brown MA, Semelka RC: *MRI Basic Principles and Applications*, 2nd ed. New York: Wiley-Liss, 1999, p 210.
6. Miyazaki M, Lee VS: Nonenhanced MR angiography. *Radiology* 248:20-43, 2008.
7. Provenzale JM, Joseph GJ, Barboriak DP: Dural sinus thrombosis: findings on CT and MR imaging and diagnostic pitfalls. *AJR Am J Roentgenol* 170:777-783, 1998.
8. Roldan A, Wieben O, Haughton V, et al: Characterization of CSF hydrodynamics in the presence and absence of tonsillar ectopia by means of computational flow analysis. *AJNR Am J Neuroradiol* 30:941-946, 2009.
9. Bhadelia RA, Bogdan AR, Kaplan RF, Wolpert SM: Cerebrospinal fluid pulsation amplitude and its quantitative relationship to cerebral blood flow pulsations: a phase-contrast MR flow imaging study. *Neuroradiology* 39:258-264, 1997.
10. Beerbaum P, Korperich H, Barth P, et al: Noninvasive quantification of left-to-right shunt in pediatric patients: phase-contrast cine magnetic resonance imaging compared with invasive oximetry. *Circulation* 103:2476-2482, 2001.
11. Kilner PJ, Manzara CC, Mohiaddin RH, et al: Magnetic resonance jet velocity mapping in mitral and aortic valve stenosis. *Circulation* 87:1239-1248, 1993.
12. Otto CM, Burwash IG, Legget ME, et al: Prospective study of asymptomatic valvular aortic stenosis: clinical, echocardiographic, and exercise predictors of outcome. *Circulation* 95:2262-2270, 1997.

第 14 章

扩散磁共振成像

Kimball L. Christianson, Allen W. Song, Elmar M. Merkle, Ramsey K. Kilani

病例 1

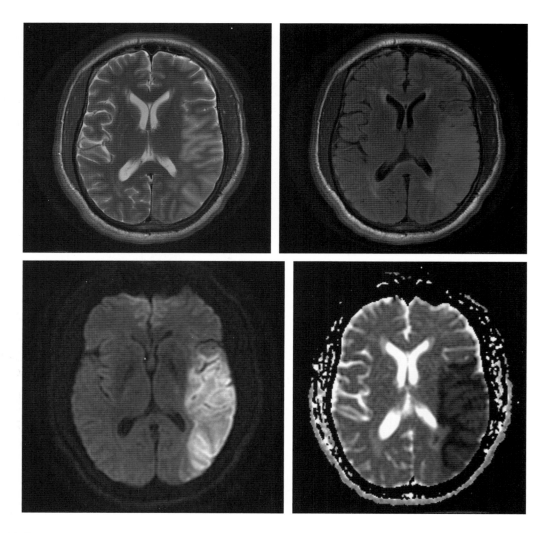

1.诊断是什么？

2.引起扩散加权成像(DWI)高信号的原因是什么？

3.为什么表观扩散系数(ADC)图很重要？

4.在检测急性卒中时,DWI 如何优于常规 MRI 序列和 CT？

病例 1 答案

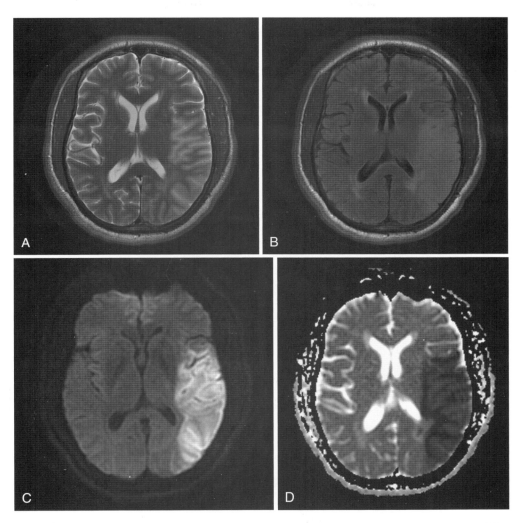

图 14-1 T2W(A)和 FLAIR(B)图像示左侧大脑中动脉分布区域 T2 高信号伴脑回肿胀、脑沟变浅。(C)DWI 图像显左侧大脑中动脉分布区高信号。(D)相应区域 ADC 图为低信号，扩散受限。

1.左侧大脑中动脉分布区急性脑梗死。

2.DWI 高信号主要由于细胞毒性水肿（脑回肿胀）。当神经元细胞缺血和氧代谢停止，ATP 依赖性离子转运蛋白停止运转。跨细胞膜的离子梯度能引起水分子从细胞外间隙扩散到细胞内。随着细胞内水分子增加(扩散受限)，细胞内水分子的运动能力降低，相对于细胞外间隙内的水分子。细胞毒性水肿的区域，水分子扩散受限，产生 DWI 图高信号。

3.DWI 图像上可见 T2 对比，表现为高信号，但这种高信号并不是因为扩散受限。因此，必须能够区别高信号来源于扩散受限还是 T2 对比或 T2 透过效应。可通过 ADC 值不同加以区分。如果 DWI 高信号的区域

在 ADC 图上为低信号，确定为扩散受限。如果相应区域 ADC 图为高信号，那么高信号是由于透过效应引起，这种情况常见于非细胞毒性水肿的多种相关病变。

4.发病 6 小时内，单独使用 CT 或常规 MRI 检测到急性脑卒中的敏感性小于 50%，应用 DWI 技术敏感性增加约 95%。

诊断：左侧大脑中动脉供血区域急性脑梗死。

讨论

DWI 是基于水分子布朗运动原理。脉冲序列利用 MRI 扩散特征而应用于临床。DWI 能够区分快速移动质子(例如不受限)与缓慢移动质子(例如受限)[3]。由于

速度优势，自旋回波−回波平面成像是最常用的 DWI 成像序列,可最大程度地减少宏观运动伪影。扩散加权序列的显著特点是应用两个强度相等且相反的扩散敏感梯度场在任一侧施加 180°聚焦脉冲。第一个梯度脉冲使质子失相位,第二个梯度脉冲使质子复相位。如果质子在整个脉冲序列过程中保持静态,第二个梯度会重新调整并且相位相干性和信号不会改变。当质子沿脉冲序列扩散运动时,成对梯度不能完全重聚,导致相位相干性及信号的损失[3]。

DWI 信号强度的产生根据如下方程(Stejskal-Tanner 序列):

$$S=S_0 e^{-bD}$$

其中,S 为测量信号强度,S_0 为施加扩散梯度前的信号强度,b 为 b 值,D 为扩散系数。

$$b \text{ 值}=\gamma^2 G^2 \delta^2(\triangle-\delta/3)$$

其中,γ=42 MHz/T,G=扩散梯度脉冲强度,δ=扩散梯度脉冲持续时间,$\triangle$=2 个梯度脉冲起始点的间隔时间

如上面方程所述,S_0 是图像原始信号。这种信号强度由 T1、T2 和质子密度组成。因此,DWI 中高信号可能缘于 T2 对比,称为 T2 穿透效应。ADC 图能够区分高信号是由于扩散受限还是 T2 穿透效应。ADC 图是由不同 b 值的两个序列组成;前提是其他因素包括 T1、T2 和质子密度对比要精确地保持一致,典型表现是在自旋回波−回波平面成像中 b 值为 0 时图像近似 T2W 图像。b 值大于 0 时可为 DWI。ADC 图是根据两幅图像信号强度比率的负对数进行计算,方程如下:

$$D=-(1/b)\ln(S/S_0)$$

ADC 图有效消除了除 DWI 之外的其他对比。重述,ADC 图完全依赖于特性组织的扩散系数而不是 T1 值或 T2* 值。

扩散张量成像(DTI)是在 DWI 基础上发展而来,阐述水分子沿神经纤维束的扩散运动,将在本章后面讨论。

病例 2 和 3:同类病例

病例 2

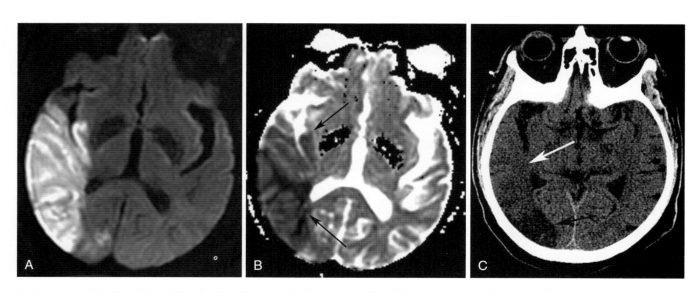

图 14−2　DWI(A)和 ADC(B)图显示右侧大脑中动脉分布区域扩散受限(黑箭,B)。(C)CT 轴位图像显示相应区域呈低密度,右侧大脑中动脉区域(白箭和黑箭)脑沟变浅。

诊断:急性脑梗死(右侧大脑中动脉供血区域)。

病例 3

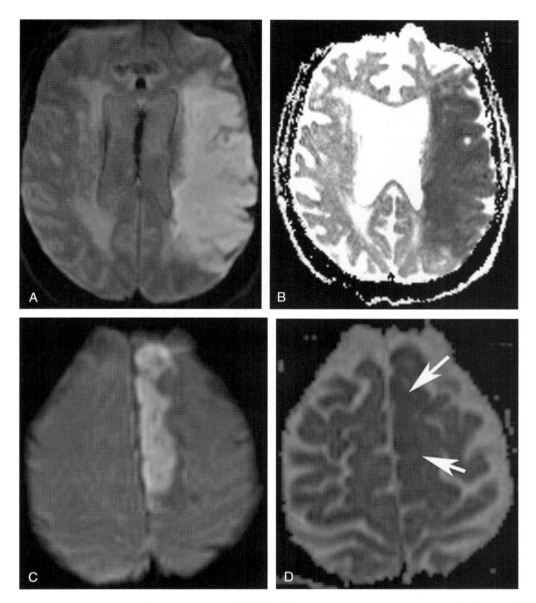

图 14-3　DWI(A)和 ADC(B)图显示左侧大脑中动脉供血区域扩散受限。DWI(C)和 ADC(D)图显示左侧大脑前动脉供血区域扩散受限(白箭,B)。

诊断:左侧大脑前动脉和大脑中动脉不同阶段的脑梗死。

讨论

在 T2W 图像中,常很难区分新发卒中、陈旧卒中及原有卒中的新进展,因为它们均表现为高信号。随着枉死时间延长,单纯以 DWI 图像诊断较为困难,因为信号的增加可持续数月。急性期脑梗死的信号增高是由扩散受限引起,随着梗死时间延长,信号增高多由 T2 透过效应引起。然而,DWI 不能可靠地分辨信号增高的原因。相比,ADC 图能够分辨出脑梗死的不同阶段。通常,梗死 1~3 天的 ADC 值与正常脑组织相比约

降低 50%。第 4~7 天,ADC 值降低 25%~50%,第 7~12 天,降低 0~25%。10~12 天以后,ADC 图上低信号变为高信号。因此,脑卒中患者 DWI 及 ADC 图上均为高信号提示慢性脑梗死[4-6]。

黑色箭头(图 14-2B)指示 ADC 图上的脑梗死区域。梗死前后区域信号减低肉眼未见明显差异。然而,ADC 值测量,梗死前部区域约降低 50%(图 14-2C,白箭)和梗死后部区域约降低 20%(图 14-2C,黑箭)。这种差异提示梗死前部区域是急性梗死、后部区域是亚急性梗死。这与 CT 显示的后部(黑箭)低密度代表亚急性梗死以及前部(白箭)小低密度灶和脑沟变浅代

表急性梗死是一致的。

左侧大脑中动脉脑梗死(图 14-3A 和 B)的 ADC 值降低约 50%,符合急性脑梗死;左侧大脑前动脉脑梗死(图 14-3C 和 D)的 ADC 值降减低约 20%,符合亚急性脑梗死。

病例 4

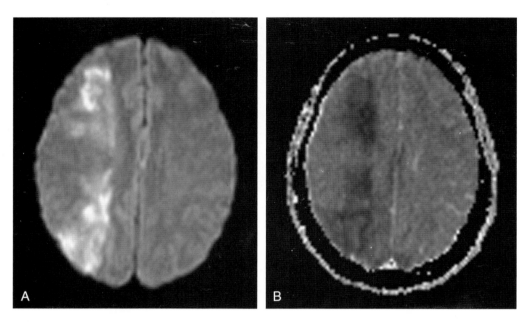

图 14-4 DWI(A)和 ADC(B)图显示右侧大脑半球前后部楔形扩散受限。这些扩散受限不是与一个血管分布一致,而是位于多个血管供血区之间,称"分水岭"脑梗死。大脑前部,扩散受限区域位于大脑前动脉及大脑中动脉分水岭区域。大脑后部,扩散受限区域位于大脑前动脉、大脑中动脉及大脑后动脉分水岭区域。

诊断:分水岭脑梗死。

讨论

大脑分水岭区包括大脑皮层和深部脑白质。病例 4 说明了皮层分水岭区，代表了多条动脉供血的脑区域。深部脑分水岭梗死是指以大脑中动脉深、浅穿支供血的放射冠区和以大脑前、中动脉浅穿支供血的半卵圆中心。典型的双侧分水岭梗死病因是由于血流动力学缓慢和严重的低血压。单侧分水岭梗死病因不清。目前假说包括颈动脉疾病基础上低血压和严重颈动脉疾病的微栓子[7]。很多情况下,这两个假说有协同作用,低血压发作影响正常栓子的冲洗。

病例 5

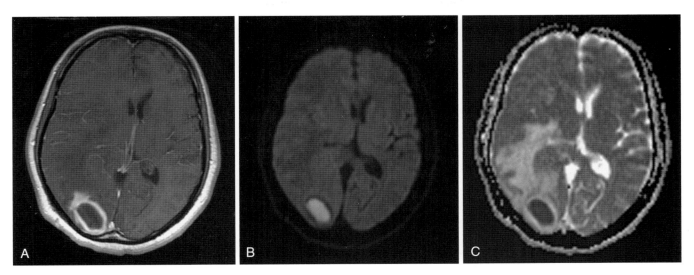

图 14-5　(A)T1W 轴位增强图像显示右侧枕叶环形强化病变。DWI(B)和 ADC(C)图显示病变扩散受限。

诊断:右侧枕叶脑脓肿。

讨论

病变边缘强化见于多种疾病，包括胶质瘤、脑脓肿、脱髓鞘疾病、转移瘤和血肿。临床病史对于缩小诊断范围非常有帮助，由于常规 MRI 序列表现缺乏特异性，DWI 和 ADC 图有助于区分脑脓肿、原发性肿瘤坏死或者转移瘤。病变中心部分表现扩散受限强烈提示脑脓肿的诊断。最常见的是肿瘤坏死的中心区域表现扩散增加，DWI 上表现为低信号。脑梗死需鉴别，但脑梗死边缘强化不常见。临床上能够区别两种实性成分

(梗死与脓肿)[6]。

据推测，脓肿的中心扩散受限是由于脓液的物理特性。黏度的增加和脓液细胞限制了水分子的运动导致扩散受限，表现 DWI 高信号和相应的 ADC 值减低[6]。

病例 5，在 ADC 图上病变周围相应的血管源性水肿表现 T2WI 高信号。脑白质周围血管源性水肿区域在 DWI 图上表现为等信号。血管源性水肿是扩散不受限的例子，DWI 图上呈低信号;扩散未受限的血管源性水肿所引起的低信号被 T2 穿透效应抵消，因而呈等信号。

病例 6

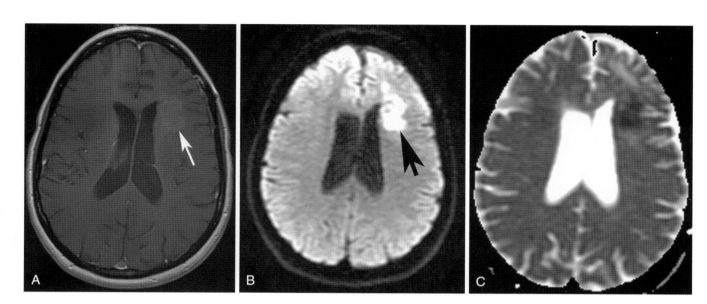

图 14-6　(A)T1W 轴位增强图像显示左侧放射冠区前部(白箭)局灶性强化灶,沿着多形性胶质母细胞瘤术腔下面。(B,C)DWI 高信号(B,黑箭)、ADC 图低信号与 T1W 增强后强化灶扩散受限是一致的。

诊断:复发性多形性胶质母细胞瘤。

讨论

　　许多不同的良性和恶性病变可以表现扩散受限。这些包括急性梗死、脓肿、肿瘤、脱髓鞘病、表皮样囊肿、肉芽肿、急性和亚急性晚期血肿及克雅病[6]。在原发性和转移性脑病变中,水的扩散变化从受限到不受限。当扩散受限时,据推测,这是由于细胞密度和高核浆比例增大,从而分别降低细胞外间隙和增加细胞内离子。

　　淋巴瘤是一种密集细胞肿瘤并且比其他肿瘤扩散受限表现出更强的均一性。

　　脑肿瘤常见诊断困难是区别治疗后改变与肿瘤切除后的复发或残余。本病例扩散受限的区域提示残余或肿瘤复发,在最近的手术中能够见到细胞毒性水肿(邻近小动脉损伤所致)。影像随访用于区别肿瘤切除后扩散受限是由肿瘤细胞过多还是由于细胞毒性水肿引起的[6]。

病例 7

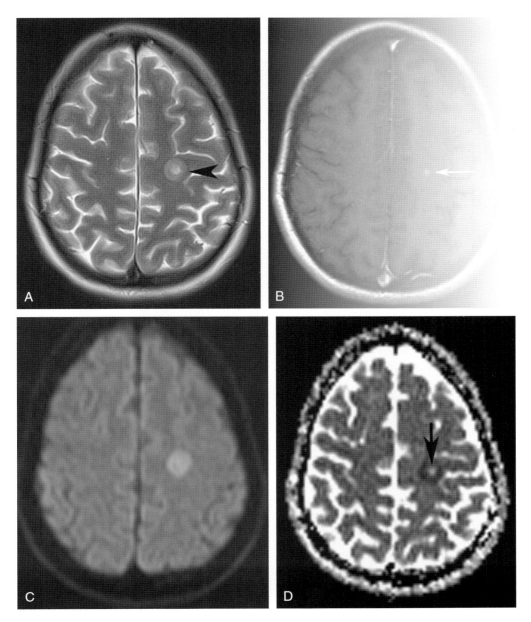

图 14-7 (A)T2W 图像显示左侧半卵圆中心(黑箭头)局灶性 T2 高信号伴周围环形低信号带。(B)增强后 T1W 图像显示较小的局灶性强化灶(白箭)与 T2W 图像上的病变一致。(C)DWI 图像示病变完全呈高信号。(D)ADC 图示中心高信号(黑箭)伴周围低信号环。病变中心 DWI 和 ADC 图均呈高信号最可能是由于 T2 透过效应,周围区域反映扩散受限的特点。

诊断:多发性硬化(MS)斑块。

讨论

这位患有 MS 的患者有许多其他病变在本图未显示。增强后可见强化灶(14-7B)提示活动性脱髓鞘。MS 斑块扩散信号各异。DWI 高信号大部分是由于 T2 穿透效应。但是,一般认为扩散受限代表着活动性病变,确切的病因尚不清楚。本例,扩散受限的更多外周区域代表了细胞毒性水肿或炎性细胞的浸润[6]。

病例 8 和 9:同类病例

病例 8

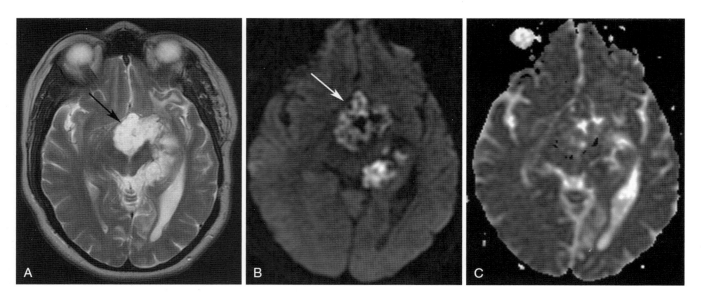

图 14-8 (A)T2W 轴位图像显示第三脑室(黑箭)T2WI 高信号的分叶状肿块。(B)DWI 显示病变周围呈高信号(白箭)。(C)ADC 图也呈高信号,略低,与周围脑实质相比并非真正扩散受限。增强后图像(未标出)未见强化。

诊断:表皮样囊肿。

病例 9

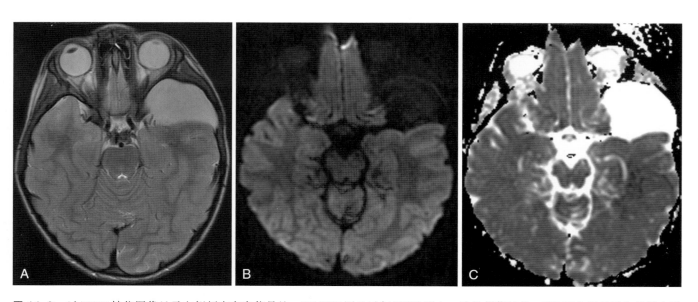

图 14-9 (A)T2W 轴位图像显示左侧颞中窝高信号灶。(B)DWI 图显示与 T2WI 图上一致的低信号灶。(C)ADC 图显示与扩散未受限一致的高信号。

诊断：蛛网膜囊肿。

讨论

表皮样囊肿与蛛网膜囊肿明显不同。常规 MRI 很难区别二者实性成分，DWI 可以作为一个特殊的诊断依据。如病例 8 和 9 所示，与脑脊液相比，表皮样囊肿在 DWI 图上呈高信号（扩散受限），源于含有内容物（碎片、角蛋白、胆固醇）。蛛网膜囊肿在所有序列上与脑脊液一致，包括 DWI 序列。

病例 10

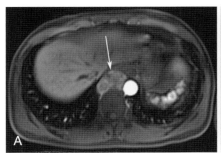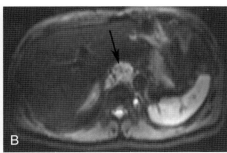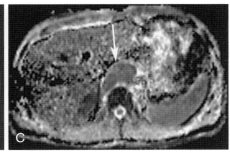

图 14-10 (A)VIBE 增强序列显示动脉期腹膜后淋巴结(白箭)。DWI(B)和 ADC(C)图显示腹膜后淋巴结扩散受限(B 黑箭,C 白箭)。

诊断：患者因肾细胞癌行左肾切除术，膈脚后间隙淋巴结考虑转移性病变。

讨论

腹部 MRI DWI 的作用有多大仍在研究中。DWI 序列在腹部的应用受限是由于技术因素。但是，随着回波平面序列的出现，此序列明显加快，其在腹部的应用仍有待观察。腹部器官的 ADC 值递减顺序是肾脏、肝脏、胰腺和脾脏。病例 10 很好地说明了 ADC 值的差异。肝脏的高 ADC 值在 DWI 图上呈相对低信号。脾脏 ADC 值较低，在 DWI 图上呈高信号，在 ADC 图呈低信号。目前，DWI 序列在腹部主要用于识别淋巴结的良恶性，淋巴结 ADC 值较低并在 DWI 图上呈高信号。DWI 高信号有时能够使不明显的淋巴结变得显而易见[8]。

病例 11 和 12:同类病例

病例 11

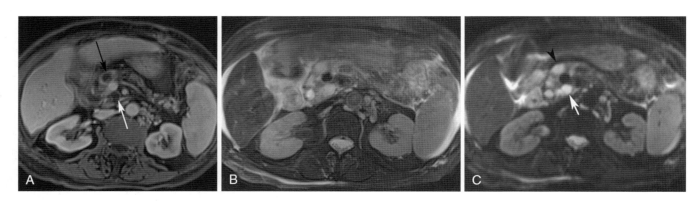

图 14-11 (A)轴位增强梯度回波序列 T1W 图像显示轻度强化肿块,内见中心性坏死(黑箭),远端胰管扩张不明显。胰腺钩突部另有一更低信号灶(白箭)。(B)T2W 轴位图像。A 图中胰腺两处病变在 T2W 图上仅表现轻度 T2 高信号,边界与周围信号很难区别。(C)轴位 DWI 图。胰腺颈部病变(黑箭头)和胰腺钩突病变(白箭)呈明亮高信号,很容易与周围胰腺区别。

诊断:胰腺颈部腺癌和钩突部分叶状囊性病变,代表导
管内乳头状黏液性肿瘤或黏液性囊性肿瘤。

病例 12

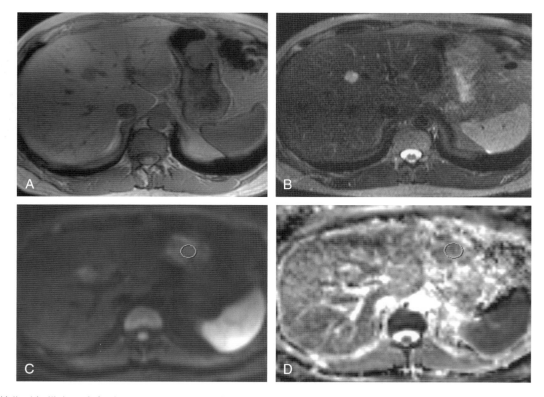

图 14-12 轴位平扫梯度回波序列 T1W(A)和 T2W 图像(B)。肝右叶见明亮信号小病变,诊断是什么? 相应的轴位 DWI(C)和 ADC 图(D)显示局灶性明亮的肝病变,为血管瘤。更重要的是,胃部大面积区域扩散受限。你在图 14-12A 和 14-12B 中注意到了吗?

诊断：胃腺癌和肝血管瘤。

讨论

　　DWI 在腹部病变的检测和筛选非常有帮助，尤其是在难以评价的部分如胃。病例 11，胰腺钩突部的腺癌和囊性病变在常规序列中可以显示；然而，DWI 图显示明亮高信号。病例 12，胃部肿块很难发现。如病例 11，肿块在常规序列可以显示，但胃在肝 MRI 阅片中容易被忽视。DWI 序列在本病例中起关键作用，大面积扩散受限不易漏诊。

病例 13

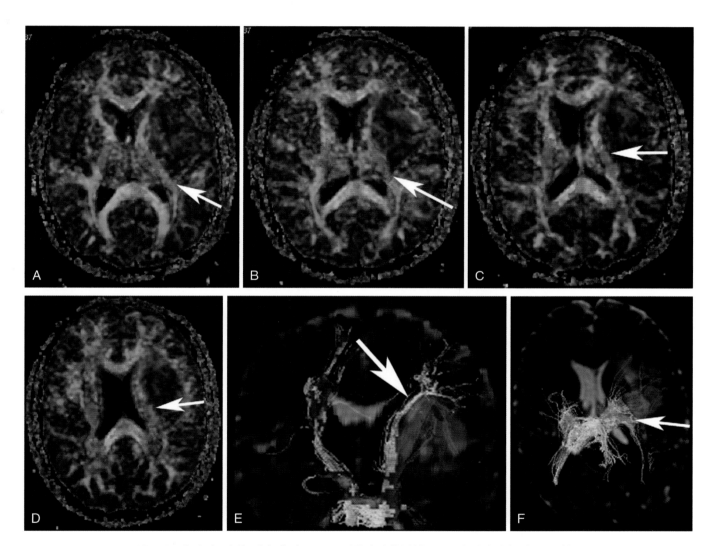

图 14-13　(A~D)FA 图显示左侧内囊(白箭)内侧偏移。(E,F)纤维束成像同样显示左侧内囊内侧偏移(白箭)，另见以基底节区为中心的高信号肿块所引起的偏移。

诊断：以基底节为中心的肿块导致左侧内囊内侧偏移。

讨论

　　本病例说明了 DTI 在临床上的作用。DTI 测量沿着白质纤维束(如本例中的左侧内囊)的部分各向异性扩散。术前明确白质纤维束与肿块的重要关系可能对外科医生有帮助。FA 图是彩色编码图，指明扩散方向取向。本例，内囊主要用蓝色表示，与沿 Z 轴方向是对应的。MRI 纤维束成像图像证实了 FA 图显示的结果，同时也划定了基于扩张方向的不同大脑区域之间的纤维连接。

机制探讨

ADC 值通常依赖于扩散敏感梯度场的方向。如果假设分子运动为各向同性（分子运动在各个方向上相同），服从高斯分布，则 ADC 值固定。本例，扩散距离有一个类似球体的空间分布。然而，一般为了优化精确 ADC 值，消除梯度场方向的依赖，需测量 3 个正交梯度值的平均值作为 ADC 值。

大脑部分区域，如轴突束的组织结构影响扩散方向。比如，分子更可能沿轴突的方向扩散而不是沿垂直的方向。这叫各向异性扩散(分子在各个方向上扩散并不一致)。各向异性扩散从球形、雪茄或椭球形改变了三维扩散分布。DTI 是一种能够测量各向异性扩散并因此得到方向信号的技术。与具有一个各向同性扩散相比，各向异性扩散有 6 个自由度。因此，相比于需要 2 个参数的 ADC 图，DTI 图需 6 个参数。DTI 的数学特性不在本书论述。但是，简单的术语，6 个非共线梯度编码方向充分描述了扩散椭球体（即向量的三本征）。特征向量的平均扩散系数(特征值)被称为扩散张量示踪。示踪图与 ADC 图非常相似，具有旋转不变性。

实际上，FA 值是最常用于反映扩散各向异性的特点。标量常数是通过每个像素的扩散张量特征值来计算并以图片的格式显示。然后获得彩色编码图指明纵行扩散方向的取向（即沿着最大特征向量的方向）。比如，红色代表扩散沿着 x 轴，蓝色代表扩散沿着 y 轴，绿色代表扩散沿着 z 轴。颜色的强度代表着部分各向异性。当轴突纤维排列在一个方向上，DTI 正常分布，但不适用于有纤维交叉的区域，因其不能同时分离多种扩散椭球体[9]。

随着大脑 DTI 技术成熟，MR 示踪图能勾画不同大脑区域的纤维连接。它可以从 DTI 或 MRS 获取方向信息并用不同的跟踪算法绘制出大脑的连接[9]。

本章要点

1.扩散加权成像(DWI)是基于水分子的布朗运动原理。

2.DWI 高信号主要是由于细胞毒性水肿(细胞肿胀)。

3.以 T2 成分为主的高信号，DWI 可表现为高信号，称为 T2 穿透效应。区别于 ADC 图扩散受限，如果 DWI 图上为高信号，ADC 图为低信号，证实为真正扩散受限。如果 ADC 图是高信号，则由 T2 穿透效应所致，可见于多种病变。

4.扩散加权序列的特点是 2 个大小相等、方向相反的脉冲各施加在 180°相位重聚脉冲的两侧。

5.ADC 图可以定性诊断，在老年性脑梗死中非常有帮助。

6.DWI 可鉴别蛛网膜囊肿与表皮样囊肿。

7.DWI 在腹部成像中，对检测淋巴结和病变非常有帮助。

8.DTI 是唯一能够显示白质纤维束并测量部分各向异性值的技术。

（葛文静　郁万江　译）

参考文献

1. Srinivasan A, Goyal M, Al Azri F, Lum C: State-of-the-art imaging of acute stroke. *RadioGraphics* 26(Suppl 1):S75-S95, 2005.
2. Stadnik TM, Luypaert R, Jager T, Osteaux M: Diffusion imaging: from basic physics to practical imaging. *RSNA EJ/RadioGraphics* April, 1999.
3. Bitar R, Leung G, Perng R, et al: MR pulse sequences: what every radiologist wants to know but is afraid to ask. *RadioGraphics* 26:513-537, 2006.
4. Schlaug G, Siewert B, Benfield A, et al: Time course of the apparent diffusion coefficient (ADC) abnormality in human stroke. *Neurology* 49:113-119, 1997.
5. Fiebach J, Jansen O, Schellinger P, et al: Serial analysis of the apparent diffusion coefficient time course in human stroke. *Neuroradiology* 44:294-298, 2002.
6. Stadnik TW, Demaerel P, Luypaert RR, et al: Imaging tutorial: differential diagnosis of bright lesions on diffusion-weighted MR images. *RadioGraphics* 23:e7, 2003.
7. Momjian-Mayor I, Baron J-C: The pathophysiology of watershed infarction in internal carotid artery disease: review of cerebral perfusion studies. *Stroke* 36:567-577, 2005.
8. Saremi F, Knoll AN, Bendavid OJ, et al: Characterization of genitourinary lesions with diffusion-weighted imaging. *RadioGraphics* 29:1295-1317, 2009.
9. Hagmann P, Jonasson L, Maeder P, et al: Understanding diffusion MR imaging techniques: from scalar diffusion-weighted imaging to diffusion tensor imaging and beyond. *RadioGraphics* 26(Suppl 1):S205-S223, 2006.

第 **15** 章
MR 灌注成像

Wells I. Mangrum, Mustafa R. Basher, Elmar M. Merkle, Allen W. Song, Michael J. Paldino

病例 1

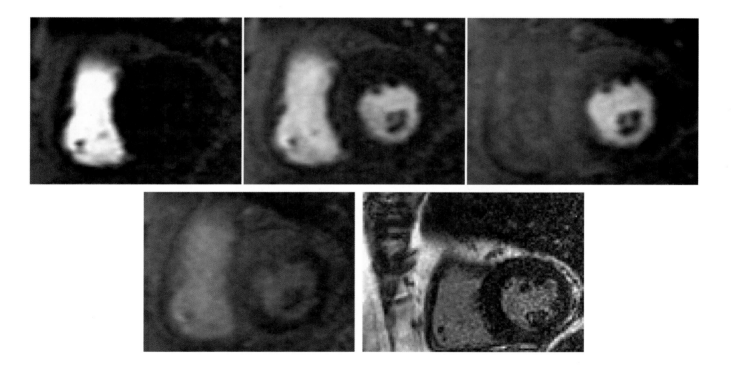

1.这是什么类型的研究？

2.注入对比剂后多久采集图集？

3.如果前 4 幅图像是在负荷状态下采集该如何诊断？

4.如果前 4 幅图像是在静息状态下采集该如何诊断？

5.患者曾做过什么手术？

病例 1 答案

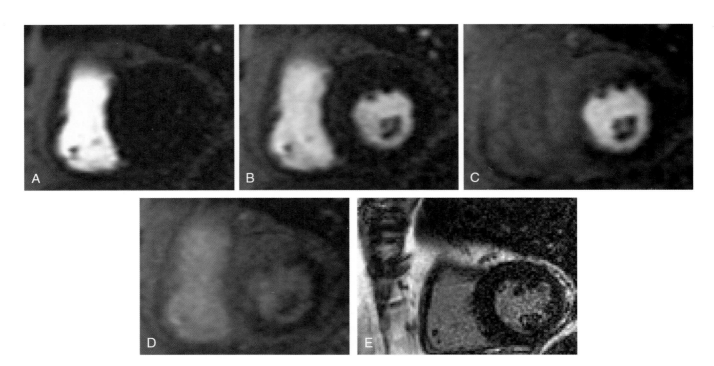

图 15-1　(A~D)心脏负荷灌注研究中获得的 4 幅心脏短轴位图像。图像是随着时间推移在同一轴位面采集的(A~D)。对比剂由右心室到左心室,然后灌注心肌,心肌对比剂团注增强,侧壁和下壁心内膜下未见灌注。(E)心肌延迟增强短轴位图像。心肌未见延迟增强。

1.前 4 幅图像是 MR 心肌灌注成像,最后 1 幅图像是延迟增强图像。

2.心肌灌注研究(图 15-1A~D)在注射对比剂后的第 1 分钟内采集。延迟图像(图 15-1E)是注射对比剂后 10 分钟内采集。

3.心肌侧壁和下壁的缺血性改变(见下文讨论部分)。

4.心肌侧壁和下壁的冬眠心肌现象(见下文讨论部分)。

5.胸骨线性磁敏感伪影来自前冠状动脉旁路移植术(CABG)。

诊断:侧壁和下壁缺血性心肌病。

讨论

疾病可改变器官的灌注状态,灌注图像主要用于观察是否存在缺血性改变(如图 15-1 所示),评估感兴趣组织的新陈代谢活动,评价相关血管的状态[1]。MR 技术是常用灌注技术之一。

心脏 MRI 灌注研究主要是用于评价心脏血管和心肌。这类似于核素心脏灌注研究。负荷 MR 心肌灌注研究使用的负荷药物通常与放射性核素灌注相同。心

肌缺血或梗死在负荷灌注图上表现为心内膜下未见强化区。但是,在延迟相,心肌梗死表现心内膜下延迟强化,因为纤维瘢痕可延迟强化。

静息态灌注图像有助于鉴别缺血性改变与冬眠心肌。冬眠心肌在静息状态血流量减少,区别于运动性缺血。因此,冬眠心肌在静息态灌注研究中无心内膜下强化,而缺血性心肌病在静息态则正常[3]。正常冬眠心肌与心肌梗死的区别在于:冬眠心肌延迟期不强化而心肌梗死强化。

MR 技术联合应用在心肌灌注成像中可最大限度地发现缺血性改变[1]。首先,反转恢复预脉冲应用有效翻转时间设置未强化心肌为无信号。获得心脏的多期增强短轴位图像。这些图像采用心电门控以减少心脏运动。快速梯度回波序列技术是在舒张期迅速采集心脏多幅图像。笔者认为,负荷心肌灌注首过显像期间,每个 R-R 间期从心底部到心尖部采集 3~4 个层面。重复首过灌注序列廓清大约需要 1 分钟。当看到电影模式图像时,钆对比剂由右心到左心,达到血池平衡。正常心肌造影剂是"快进快出"。

病例 2

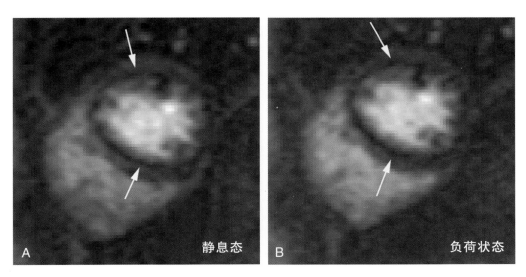

图 15-2　(A)负荷 MR 心肌灌注研究短轴位图像。低信号环(箭)沿着心内膜下呈圆形分布。(B)静息态 MR 心肌灌注研究短轴位图像。低信号环(箭)也是沿着心内膜下呈圆形分布。

诊断：环形伪影。

临床讨论

理论上,环形梗死也可呈这种表现。但如此均匀的累及整个心脏的梗死罕见。此外,临床表现、心肌运动及射血分数表现亦不同。

机制探讨

瞬间低信号伪影常沿心肌与血池交界处,类似于心内膜下的低灌注扩散。这种伪影表现为低信号环围绕心内膜下,并可能是由于血管内钆对比剂和邻近心肌的扩散磁化率产生的磁敏感效应。为区别伪影来自于低灌注,可采集静息态灌注图像。在静息态研究中,如果心内膜下瞬间低信号持续存在,则为伪影。由于心肌灌注图像是 T1W 图像,回波时间短并且与 T2* 序列相比,该序列敏感性较差(如大脑 T2*W 动态磁敏感灌注图像)[1]。但是,在心脏灌注成像中,磁敏感伪影仍然是一个问题,如本例所示。

病例 3

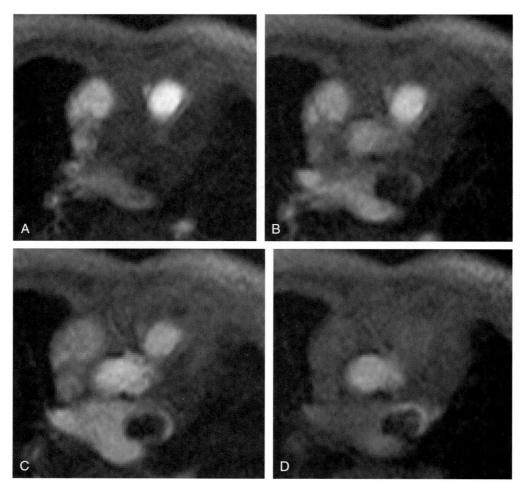

图 15-3   左心房水平轴位心肌灌注图像。图 A~D 为同一层面不同时间采集的图像。左心房后壁见低信号肿块。延迟灌注图像,肿块侧壁呈轻度强化。

诊断:胃腺癌转移瘤。

临床讨论

心房肿块的鉴别诊断包括血栓和肿瘤。如果肌肉受侵犯,则肿瘤可能性较大。另一个征象是心房黏液瘤常带蒂附着于卵圆窝。但是,在某些情况下,如本例,单纯基于结构特点很难诊断。灌注成像有助于诊断,因为除血栓外,病变增强。病变是来源于胃腺癌的转移瘤。在这些图像中,肿块未强化区域是否代表肿瘤坏死或癌性血栓不清楚。

机制探讨

心肌 MR 灌注定性分析意味着灌注原始数据的可视化分析和无定量分析。如本例,心房肿块灌注仅通过简单观察肿块信号随时间的改变来评价。在灌注定量分析中,单一计算图像代表灌注的数学模型。灌注定量分析的例子将在本章后续部分讲述。

MR 心肌灌注成像使用含钆结比剂作为灌注材料,并且在 T1W 图像上评估钆浓度,这是指动态对比增强扫描。在其他器官系统中应用其他方法获得 MR 灌注图像在本章后面简要探讨。

病例 4

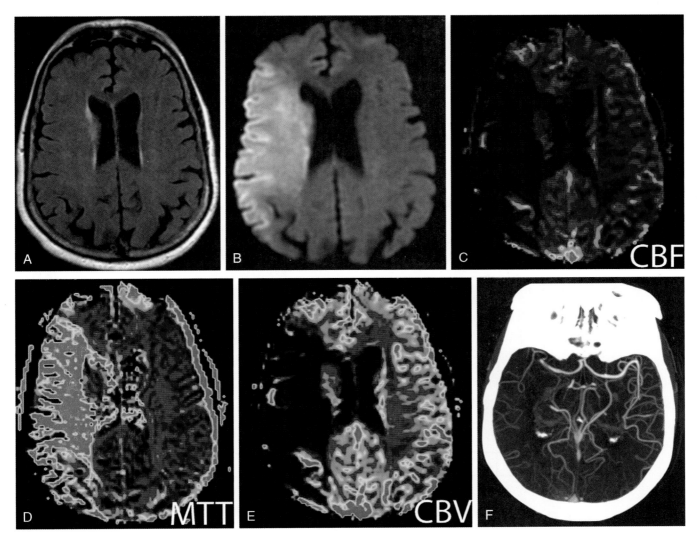

图 15-4　(A)大脑轴位 FLAIR 图像。脑室周围白质轻度 T2 高信号,右侧较左侧明显。(B)轴位 DWI 图像。右侧大脑中动脉供血区域额叶和顶叶弥散受限。(C)MR 灌注血流量图。右侧大脑中动脉供血区域血流量减低与弥散异常相匹配。(D)MR 灌注平均通过时间图。右侧大脑中动脉供血区域平均通过时间增加。(E)MR 灌注血容量图。右侧大脑中动脉供血区域血容量减低。(F)CT 血管造影最大密度投影。右侧 M1 段突然截断。右侧大脑中动脉供血区域微血流。

诊断:右侧大脑中动脉供血区域脑梗死不伴有缺血半暗带。

讨论

　　MR 灌注成像在大脑急性脑卒中成像中的应用众所周知。简要回顾脑卒中成像和治疗有助于解释当前灌注成像在脑卒中的作用。在缺血性脑卒中发作 3~4.5 小时给予静脉溶栓已被证实能改善临床结果[4,5]。4.5 小时后,静脉溶栓可能弊大于利[5]。

　　遗憾的是, 很多患者在出现症状的 4.5 小时内并未到达医院。然而,一些迟发症患者可能获益于溶栓治疗。如何确定哪些患者获益于溶栓?常规认为静脉溶栓对那些梗死中心有缺血半暗带包绕的患者, 即使超过 4.5 小时时间窗。缺血半暗带是指缺血脑组织有进展为脑梗死的危险,但有可能被挽救[2](线图 15-1)。如果没有半暗带, 理论上缺血组织不能被挽救并且溶栓治疗意义很小。相反,如果存在较大的半暗带,需要干预挽救未梗死的脑组织。

　　重要的是,MRI 或 CT 灌注能精确描述梗死中心和缺血半暗带。问题是,MRI 或 CT 还不能准确预测梗死

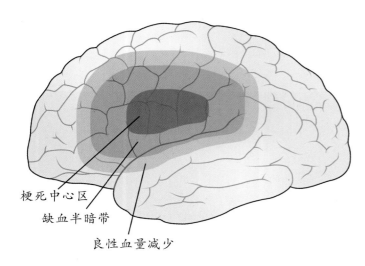

梗死中心区
缺血半暗带
良性血量减少

线图 15-1　描绘缺血半暗带的概念。动脉闭塞导致邻近脑组织发生不可逆性梗死。这些区域称中心区梗死，周围脑组织可能会梗死但还没有发展到不可逆损伤。这个单独的区域称为缺血半暗带[6]。最后，缺血半暗带周围 1/3 区域存在异常脑灌注，但不会发展为梗死；这一区域称为良性血量减少[7]。实验模型表明，半暗带可存活数小时；研究也表明，中央区梗死可逐步延伸至缺血半暗带[6,8]。早期干预缺血半暗带的再灌注可防止缺血组织进展为完全性梗死。

中心和缺血半暗带范围[7]。为了解释半暗带目前存在的问题，必须首先解释灌注图像的经典理论。

通常认为，梗死中心区是 MRI 上弥散受限的大脑区域，灌注减少且弥散正常则认为代表缺血半暗带[9]。弥散受限区域通过 MRI 即可证实。然而，灌注缺损的特征更为复杂。评估灌注的一种方法是分析原始数据，其描绘随时间变化的灌注特征。这种技术是定性分析，并且和本章前面提到的心肌灌注研究使用同样的方法。定性分析的主要优势是速度快[10]。

此外，灌注数据的定量分析为潜在的病理学基础提供更多信息。在定量分析中，灌注数据应用数学模型计算血流动力学参数，反映组织的生理特征。常用的灌注图像的血流动力学参数包括脑血容量（CBV）、平均通过时间（MTT）和脑血流量（CBF）。脑血容量是指存在于一定量大脑组织血管中的血容量。MTT 是指血液通过毛细血管床的时间。CBF 是指单位时间内流经一定量组织血管结构的血流量。通过 MTT、CBF 和 CBV 来评估缺血性脑卒中不同阶段的生理变化总结见线图 2[10]。

将经典缺血半暗带理论用于病例 4，可以发现右侧大脑中动脉供血区域灌注缺损（特征表现是 CBF 和 CBV 减少，MTT 增加）与弥散受限的区域相似。因此，如果患者没有缺血半暗带，那么理论上静脉溶栓治疗无效。

MTT	CBF	CBV	生理学
↑	▬	↑	保留自我调节能力
↑	↓	↑	自我调节能力受损
↑	↓	↓	丧失自我调节能力

线图 15-2　缺血性脑卒中 MTT，CBF 和 CBV 的生理变化总结。缺血的第一个补偿机制是通过自我调节的动脉扩张。首先，自我调节有效恢复正常 CBF，使其不变。CBV 和 MTT 上升是因为动脉扩张导致毛细血管微循环血容量的增加（第 1 行）[11]。最终，克服了自我调节机制的局限性，脑血流量下降（第 1 行）。CBV 继续升高，因为自我调节机制仍导致小动脉最大程度地扩张。最后，身体的自我调节能力被克服，自我调节失调导致血容量下降（第 3 行）。

病例 5

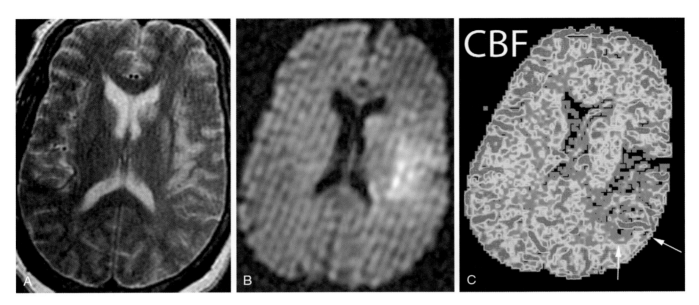

图 15-5　(A)轴位 T2W 图像。左侧尾状核、壳核和左侧外侧裂池皮层区 T2WI 高信号。(B)轴位 DWI 图像。左侧外侧裂区高信号代表弥散受限(ADC 图已证实,未标出)。同时可见本图有条形伪影(了解其他伪影详见第 9 章)。(C)血流量图。左侧外侧裂区血流量减少,并向后延伸到左后顶叶。血流量的减少稍大于弥散受限(白箭表明不匹配)。

MTT	CBF	CBV	生理学	变异性
↑	—	↑	保留自我调节能力	组织有无风险?
↑	↓	↑	自我调节能力受损	缺血半暗带?
↑	↓	↓	丧失自我调节能力	梗死中心区?

线图 15-3　使用 MTT、CBF、和 CBV 指标预测良性血流减少、缺血半暗带和中心区梗死的挑战性。有研究显示,CBF 比 MTT 和 CBV 能更好地代表最终梗死区(缺血半暗带+中心区梗死)[12,13]。MTT 灌注缺损可评估缺血半暗带的区域[7,12]。CBV 更能反映弥散受限的改变[10]。应用这些原则,可以得出结论:中心区梗死是 CBV 的下降和相关的弥散受限(第 3 行);缺血半暗带是 CBV 正常伴 CBF 减低(第 2 行);MTT 增加和 CBF 正常可能或不再继续梗死(第 1 行)。然而,由于患者个体化原则,这样的结论有时是不适用的。例如,弥散受限和 CBV 减低的大脑区域不总是发展为梗死[7,14]。此外,血流量的改变对发展为脑梗死区域的敏感性并不是 100%。上述理论还有一点看似矛盾,即 MTT 偶尔低估梗死进展[12]。因此,MRI 和 CT 不能明确反映缺血性脑卒中大脑缺血半暗带或者中心区梗死的特征。

诊断:左侧大脑中动脉供血区域、左侧外侧裂区梗死和左后顶叶缺血半暗带。

讨论

　　如果患者症状持续 5 小时且不符合排除标准,患者应该接受静脉内溶栓治疗吗?答案是有争议的,一部分原因是缺血半暗带理论假设存在一些问题(线图15-3),经验表明弥散受限区域有时可恢复正常[14]。因此,弥散受限并不总是意味着不可逆性梗死。其他研究表明,灌注缺损可能逆转,即使血管持续闭塞换言之,灌注成像可高估组织的风险[15]。

为什么这个问题存在争议,另外一个原因是随机对照试验结果各异。同时,一些早期试验表明,溶栓治

疗对于影像检查显示有缺血半暗带的迟发性患者有效[16],最近有更多的研究表明,与安慰剂组对比。类似患者接受静脉溶栓治疗症状并未改善,甚至有可能恶化[17]。

结论,伴有较大半暗带患者可能获益于静脉溶栓治疗,即使超过传统的时间窗。然而目前,临床中利用MRI半暗带影像指导治疗仍是一个有争论的问题。

病例 6

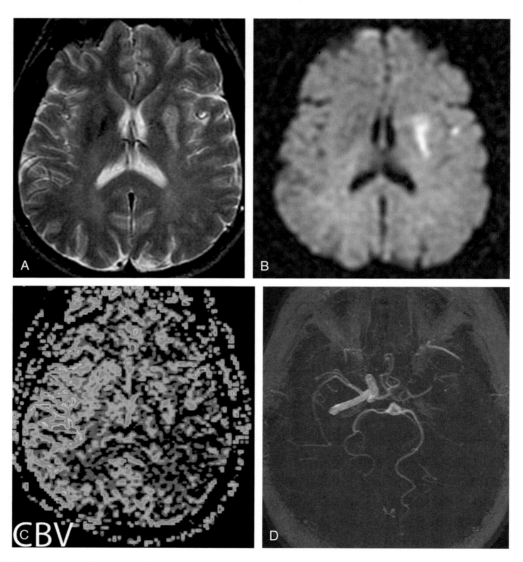

图 15-6　(A)轴位 FSE T2W 图像。左侧壳核 T2WI 高信号。(B)DWI 图像。左侧壳核和外侧裂区、左侧额叶弥散受限(ADC 图已证实,未标注)。(C)轴位血容量(CBV)图。左侧大脑中动脉供血区域累及左侧顶叶甚至左侧额叶 CBV 减低。(D)最大强度投影(MIP)时间-飞跃序列二维图像。左侧颈内动脉无血流。双侧大脑前动脉及左侧 M1 段有血流通过,可能来自脑底动脉环的侧支循环。左侧 M1 段血管突然中断。

诊断:左侧颈内动脉夹层导致左侧大脑中动脉供血区域缺血性卒中。

临床讨论

本病例,主要为左侧大脑中动脉供血区域后部显示 CBV 减低,但相对应的弥散受限相对较少。这与 CBV 和 DWI 图可交替代表中心区梗死的假说截然不同。(使用这一假设的例子是,没有 DWI 图像时,多采用 CBV 代表中心区梗死[7])。有人认为,CBV-DWI 不匹配是缺血半暗带存在的有力证据,并且这些患者对治疗获益最大[18]。本例患者采取保守治疗,恢复后长期后遗症相对较少。

机制探讨

MR 灌注常用两种方法:团注技术和动脉自旋标记。团注灌注技术包括动态磁敏感加权(DSC)和动态对比增强(DCE)MRI。团注技术提供生理信息,来评价不同时间通过组织微循环的钆对比剂浓度。这需要在对比剂前、后重复扫描感兴趣区,时间间隔约为 1s。

DSC-MRI 是基于注射对比剂后连续采集的 T2*加权像。钆对比剂通过血管或组织时,因其顺磁性引起局部磁场的不均匀性。局部磁场不均匀引起质子失相位,导致 T2* 时间缩短或信号减弱(第 2 章和第 8 章分别介绍 T2* 和磁敏感伪影)。由于钆对比剂分子数毫米处仍存在磁敏感效应(即毗邻血管),这种方法对于低血流量,如毛细血管床,存到的对比剂尤其敏感。线图 15-4 表示随时间推移钆对比剂对大脑内感兴趣区 T2*W 信号的影响。

由于信号强度随时间的变化反映对比剂的浓度随时间变化,浓度-时间曲线(CTC)可通过信号强度曲线计算[19](线图 15-5)。生理参数由 CTC 曲线计算如下:CTC 曲线下的面积估算 CBV;MTT 由对比剂团注的宽度评估;局部 CBF 应用中心容积理论计算:CBF=CBV/MTT。

CTC 曲线的形状受很多因素的影响,包括注射速度、心血管功能、血管狭窄。这些变量能消除导出参数的个体差异。解决问题的一种方法是测量附近大动脉对比剂浓度随时间的变化(动脉输入函数),并利用这些信息计算 CBF(线图 15-6)。这一过程称为去卷积算法,可评估探测到的每个像素的 CTC 曲线,前提是精确的弹丸式注射。通过控制某些变量,去卷积算法可以作为测量 CBF 绝对值基础[20]。病例 6,参考动脉血流提

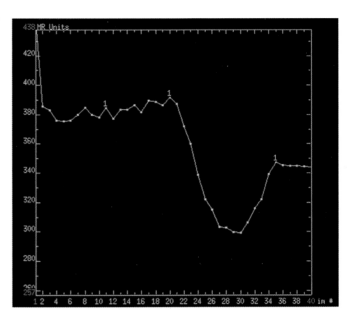

线图 15-4　DSC 灌注研究中大脑感兴趣区随时间—信号强度曲线。y 轴代表 T2* 加权像信号强度。x 轴代表图像数(本例 1 分钟内对感兴趣区采集 40 幅图像)。值得注意的是前 21 幅图像 T2* 加权像信号强度相对不变。对比剂进入感兴趣区,信号开始减低导致 T2* 时间缩短。当对比剂浓度达到最大时,T2* 信号突然下降。那么,当对比剂廓清,T2* 信号又开始升高。新的基准线比强化前要低,因为静脉内钆对比剂还没有完全从静脉池清除。

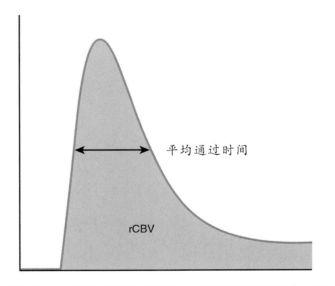

线图 15-5　浓度-时间曲线(CTC)。y 轴代表对比剂浓度;CTC 曲线是来自图 15-4 所示的信号强度曲线的数学推导。CBV 的评估根据曲线下的面积计算。MTT 是对比剂团注宽度。CBF 是由 CBV 除以 MTT 得到。

供的 CBV 图为"标准化",CBF 和 MTT 也可以用这种方式规范化[20]。

与 DSC-MRI 相比,DCE-MRI 应用 T1W 序列描述

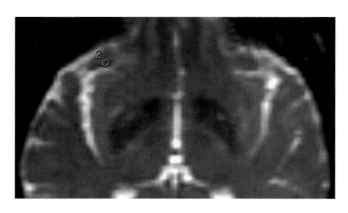

线图 15-6　右侧大脑中动脉感兴趣区计算动脉输入函数。各种参数反应动脉内信号随时间变化很难量化，比如心血管功能和对比剂团注技术。测量需 CBF、CBV 和 MTT 精确计算(见本文更详细讨论)。

CTC 曲线。在本章开头所示的心肌灌注病例便是采用 DCE-MRI 灌注。与敏感性相关信号损失比较，钆诱导 T1 缩短敏感性弱于血管外远程磁场的改变，导致有效半径缩短。因此，特别适用于血管内和血管外-细胞外间隙之间的对比剂的通道。有许多方法来描述 DCE-MRI 的 CTC，包括主观的，半定量方法及定量方法。虽然在技术上要求更高，药代动力学模型建模可以用于提取定量微循环生理信息。常用建模参数包括血浆容积分数、细胞外-血管外间隙容积分数及 K^{trans} (血管内与血管外间隙之间转运常数)。最后一个参数是关于血管渗透性，其尤其适用于评价原发性高级别脑肿瘤抗血管生成治疗疗效特点。

动脉自旋标记(ASL)灌注成像不需外源性对比剂，而使用射频脉冲自旋标记近端感兴趣的血液(如脑灌注成像标记颈部血流)。这些质子流入给定的体素，因此，导致信号强度减低。标记像可以从使用相同的 MR 序列但未标记获得的数据集中减去，结果得到组织灌注对比图像，这种技术完全无创、无需使用对比剂，因此特别适合于某些人群。因此，ASL 灌注成像技术有望发展成为临床常规应用。

病例 7

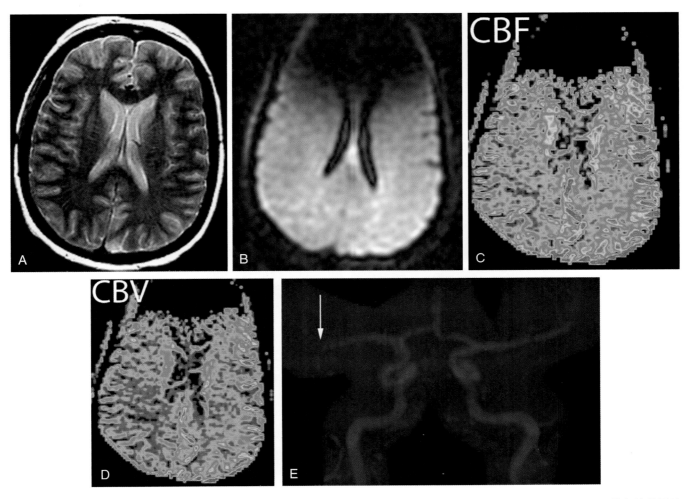

图 15-7　(A)脑轴位 FSE T2W 图像,未见明显异常。(B)轴位 DWI 图像。未见明显的扩散受限。(C,D)CBF 和 CBV 彩色编码图示右侧额叶和顶叶大面积灌注缺损。(E)前位 MR 血管造影最大密度投影图。左侧大脑中动脉不规则和不连续血流伴 M1 远端血流突然中断(箭)。

诊断:空气栓塞导致大面积缺血半暗带。

临床讨论

　　患者因支气管镜检查突发左侧肢体无力,然后紧急行 MR 检查,确诊为大面积缺血半暗带,推测由于纤维支气管镜检查引起空气栓子。患者接受高压氧舱治疗并完全恢复。

　　此外,本病例支持这一假设,灌注和 DWI 图像显示的缺血半暗带可预测有望被挽救的大脑区域。据推测,高压氧可缓解空气栓子,使缺血半暗带在梗死前再灌注。临床结果支持这一推定,患者经治疗后痊愈。

机制探讨

　　病例 7 显示在 MRI 灌注图上也存在磁敏感性伪影的潜在不良影响。大脑 MRI 灌注成像通常行回波-平面成像,利用该技术采集时间短的优点。然而,回波-平面序列对 T2* 效应高度敏感。虽然测量钆对比剂时 T2* 效应有用,但存在磁敏感性伪影时却有不良受影响。这例患者正畸牙套在脑灌注图导致双侧额叶信号的缺失。同样,DWI 也是以回波-平面序列为基础,表现相同区域信号缺失。快速自旋回波 T2WI 正常并没有任何磁敏感性伪影,180°重聚焦脉冲抵消了局部磁场的不均匀性引起的失相位(详见第 8 章)。

病例 8

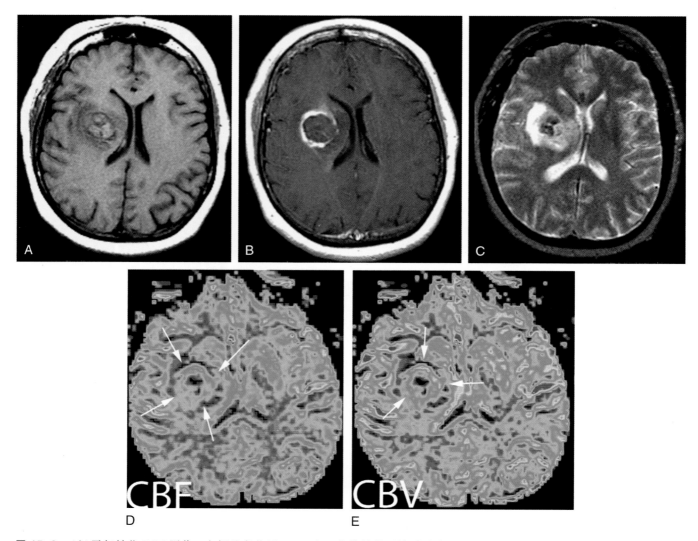

图 15-8 (A)平扫轴位 T1W 图像。右侧基底节区 T1WI 中心高信号的不均质肿块。(B)增强轴位 T1W 图像。肿块示环形强化。(C)轴位 T2W 图像。不均质肿块在 T2WI 表现高低混杂信号。(D,E)CBF 和 CBV 灌注图。肿块边缘 CBF 和 CBV 升高(箭)。

诊断:出血性多形性胶质母细胞瘤。

临床讨论

　　高血压性出血是成人脑实质最常见的自发性出血(非创伤性)。高血压脑出血的诊断一般根据出血部位和病史提示。本病例,图像显示右侧基底节区不均质病变,信号特点提示为出血。强化边缘光滑,一般认为脑出血所致。本病例中,邻近 CBF 增加是提示病变出血并非由高血压所致的唯一征象。尽管缺乏确切数据,最近系统病例评估确诊为高血压脑出血的脑血容量图:6例患者中 5 例同侧半球脑灌注减低;相关检查未显示患侧血流灌注增加[21]。病例 8 最终诊断为多形性胶质

母细胞瘤。

机制探讨

　　脑灌注成像主要用于评价脑缺血,也可用于非缺血性疾病,如显示肿瘤的特征[22]。例如,脑灌注成像可区分高血供、高分化肿瘤(相对高血容量)与低分化肿瘤(低血容量)[23],但并不总是适用(一些低分化肿瘤是高血容量值,并且临床上一些颅内良性肿瘤表现高血供,如脑膜瘤和脉络丛乳头状瘤)[23]。灌注成像也能区分肿瘤复发(高血容量)与放射性坏死(低血容量)[24]。这一提示非常有意义,因为肿瘤复发和放射性坏死在常规 MRI 上表现相似,显示肿块在连续 MRI 评价中表

现为周围不同程度的水肿和环形强化[24]。

有时,灌注成像用于评价颅内血管的状态。例如,它可以用来评价颅内外吻合术前后的全脑灌注情况[25]。灌注成像也用于评价邻近肿块周围脑血管特征,早于功能 MRI。在这种情况下,灌注成像能提示功能 MRI 上的假阴性结果,由肿瘤自我调节机制障碍引起(详见第 17 章)[27]。

病例 9

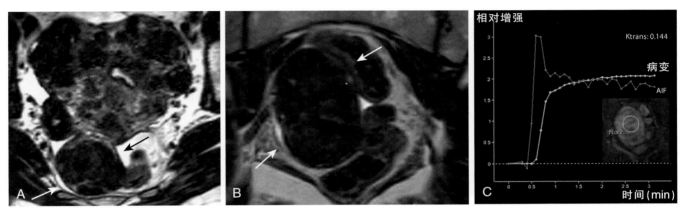

图 15-9　(A)盆腔轴位 SPACE T2W 重建图像。显示多发子宫肌瘤。此外,子宫后方见低信号肿块(箭),邻近子宫和直肠。(B)冠状位 SPACE T2W 重建图像示低信号肿块中心在盆腔前方。T2WI 低信号肿块呈卵圆形,并且周围有多个肠管包绕(箭)。(C)图中显示注射对比剂后相对增强的区域(白色曲线)。灰色曲线代表主动脉增强,为动脉输入函数或 AIF(注意,主动脉感兴趣区并未包含在图像中)。右下象限 T1W 动态冠状增强图像显示感兴趣区获取灌注信息。感兴趣区的 K^{trans} 为 0.144。

诊断:带蒂平滑肌瘤。

临床讨论

浆膜下带蒂子宫肌瘤和卵巢纤维瘤在常规 MRI 很难鉴别,因为它们在 T1、T2W 像图像上均表现为低信号。一项研究表明,动态对比增强可区分肿块。子宫平滑肌瘤最大强化程度和强化率明显高于卵巢纤维瘤[27]。病例 9,浆膜下子宫肌瘤特点是病变较轻,强化均匀,类似于患者的其他肌壁间肌瘤(未显示),在轴位图像上与子宫相邻(见图 15-9A)。

机制探讨

除了评价心脏和神经系统外,灌注成像也被用于研究泌尿生殖系统和胃肠道疾病,常使用 T1W 动态对比增强(在本章开始部分,此技术用于心脏)。静脉注射钆对比剂并随扫描时间延长获取多幅图像。然后生成描述感兴趣区相对增强的线图(见图 15-9C)。使用动脉输入函数,可以计算随时间推移的钆的浓度。

灌注定量分析也常用于体部成像。K^{trans} 作为定量参数而被测量。K^{trans} 反映血管内外间隙对比剂扩散率。K^{trans} 值与血流速度和渗透压均成正比[28]。随着血流量增加,更多的对比剂扩散到血管外间隙;如果血管"渗漏"(如肿瘤血管),更多对比剂会漏出到血管外间隙。K^{trans} 值在肿瘤学方面是一个有价值的定量参数。随着恶性肿瘤生长,它可以通过血管生成促进额外小血管的生长。异常的血管由肿瘤血管生成,这些血管脆性增加和更易"渗漏"。通过测量 K^{trans} 表达特性推断病变有价值的生理学诊断信息[28]。

病例 10

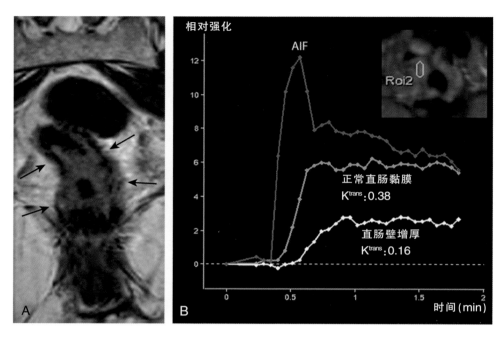

图 15-10　(A)盆腔冠状位 SPACE T2W 重建图像。T2WI 信号强度图中间显示的是环直肠壁增厚肿块样病变(箭)。(B)图像描述随时间变化的相对强度。暗灰色曲线代表动脉输入函数(AIF)。中间灰色曲线代表增厚的直肠壁肿块样病变的增强。白色曲线代表源自正常直肠黏膜中选择的感兴趣区(未显示)。右上角冠状位 T1W 动态对比增强图显示感兴趣区直肠壁增厚。定性分析上,肿块样病变较正常直肠黏膜强化明显,并且很快达到峰值。定量分析上,直肠壁增厚区域灌注增加。这一区域 K^{trans} 值为 0.38,正常直肠黏膜 K^{trans} 值为 0.16。

诊断:直肠癌。

讨论

　　炎性疾病,如憩室炎,也能引起结直肠肠壁增厚。然而,轻度异常改变,灌注表现不明显[29]。直肠癌由肿瘤血管供血。动态对比增强可用来预测直肠癌血管生成程度[30]。例如,一项研究表明,结肠癌和憩室炎可以使用灌注成像准确区分;仅通过解剖结构区分相对困难。结直肠癌有明显的高血流量、血容量和渗透性[29]。

病例 11

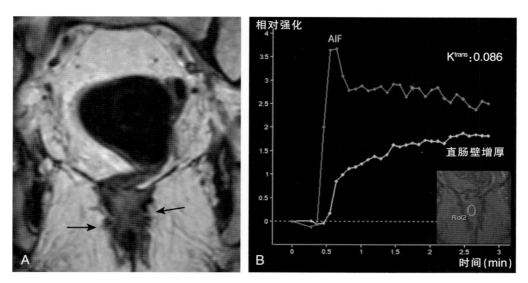

图 15-11　(A)盆腔冠状位 SPACE T2W 重建图像,患者曾接受直肠低前位切除术和结肠肛管吻合术。吻合处直肠壁增厚(箭)。(B)图像描述随时间变化的相对强度。灰色曲线代表动脉输入函数。白色曲线代表直肠壁增厚区域增强变化,右下象限冠状位 T1W 动态对比增强图显示感兴趣区曲线计算。定性上,增厚肠壁出现低灌注。这与定量数据异常区域 K^{trans} 值为 0.086 相一致(观点,直肠癌 K^{trans}<25%如病例 10 所示)。

诊断:既往手术直肠壁瘢痕。

讨论

　　该患者为直肠癌低前位切除术后。图 15-11A 显示直肠壁增厚常规图像很难区分,是手术瘢痕还是直肠肿瘤,因为两者实质强化和形态学表现相同。灌注成像可以通过增强模式特点进一步鉴别。一项研究表明,复发性肿瘤较瘢痕灌注增加[31]。研究明确发现伴有动脉输入函数的瘢痕增厚壁相对增强弱于肿瘤[31]。另外尚未证实但可能的特征为纤维强化曲线随时间增加而增加(如图 15-11B 所示),而肿瘤增强缓慢,随后廓清。

本章要点

灌注定义

1.器官的灌注是一个固有的生理参数,可以随疾病状态发生改变。灌注可由许多不同的技术测量,包括 MRI。

2. MRI 灌注主要包括两种技术:使用钆对比剂的团注技术和动脉自旋标记技术。

(1)T1W 动态对比增强技术常用于心脏灌注成像及全身灌注成像。

(2)动态磁敏感性对比是脑部灌注成像最常用的 T2*W 团注技术。

(3)动脉自旋标记不使用任何对比剂。使用射频脉冲标记血管内流动的质子。

心肌灌注显像

1.心脏灌注显像是评价应激性心肌缺血的有效工具。

2.增强后获取心电门控 T1W 图像。心脏灌注可定性分析:原始图像进行可视化分析。

3.有时,心脏灌注成像也有助于区分肿瘤与血栓。

脑灌注显像

1.缺血半暗带是缺血但未梗死的区域,可通过医疗干预挽救。

2. MRI 正致力于确定缺血半暗带。理论上,扩散缺损代表梗死中心区,灌注不足代表缺血区域,两者之间即代表缺血半暗带。

3.脑灌注分析采用定量技术。灌注参数如脑血流(CBF)、脑血容量(CBV)、平均通过时间(MTT),以一系列彩色编码图像显示。

(1)CBV 是指单位时间内流经一定量脑组织血管的血容量。

(2)MTT 是指对比剂通过毛细血管的时间。

(3)CBF=CBV/MTT。

4.脑灌注成像也可以用来预测肿瘤级别,区分放射性坏死与肿瘤,显示血供特点。

全身灌注成像

1.动态增强扫描可用于显示泌尿生殖系统和胃肠道系统的病变特征。

2.恶性肿瘤依赖肿瘤血管生成,造成血管脆弱和渗漏。这些血管可用灌注成像的定量参数 K^{trans} 来评价。

(葛文静 郁万江 译)

参考文献

1. Lee VS: *Cardiovascular MRI: Physical Principles to Practical Protocols.* Philadelphia: Lippincott Williams & Wilkins, 2006.
2. Kim RJ, Fieno DS, Parrish TB, et al: Relationship of MRI delayed contrast enhancement to irreversible injury, infarct age, and contractile function. *Circulation* 100:1992-2002, 1999.
3. Tadamura E, Yamamuro M, Kubo S, et al: Hibernating myocardium identified by cardiovascular magnetic resonance and positron emission tomography. *Circulation* 113: e158-e159, 2006.
4. The National Institute of Neurological Disorders and Stroke rt-PA Stroke Study Group: Tissue plasminogen activator for acute ischemic stroke. *N Engl J Med* 333:1581-1588, 1995.
5. Lees KR, Bluhmki E, von Kummer R, et al, for the ECASS, ATLANTIS, NINDS and EPITHET rt-PA Study Group Investigators: Time to treatment with intravenous alteplase and outcome in stroke: an updated pooled analysis of ECASS, ATLANTIS, NINDS, and EPITHET trials. *Lancet* 375:1695-1703, 2010.
6. Schlaug G, Benfield A, Baird AE, et al: The ischemic penumbra: operationally defined by diffusion and perfusion MRI. *Neurology* 53:1528, 1999.
7. Kidwell C, Alger J, Saver J: Evolving paradigms in neuroimaging of the ischemic penumbra. *Stroke* 35:2662-2665, 2004.
8. Heiss WD, Graf R, Wienhard K, et al: Dynamic penumbra demonstrated by sequential multitracer PET after middle cerebral artery occlusion in cats. *J Cereb Blood Flow Metab* 14:892-902, 1994.
9. Srinivasan A, Goyal M, Al Azri F, Lum C: State-of-the-art imaging of acute stroke. *RadioGraphics* 26(Suppl 1):S75-S95, 2006.
10. de Lucas ME, Sánchez E, Gutiérrez A, et al: CT protocol for acute stroke: tips and tricks for general radiologists. *RadioGraphics* 28:1673-1687, 2008.
11. Zaharchuk G, Mandeville J, Bogdanov A, et al: Cerebrovascular dynamics of autoregulation and hypoperfusion: an MRI study of CBF and changes in total and microvascular cerebral blood volume during hemorrhagic hypotension. *Stroke* 30:2197-2205, 1999.
12. Parsons M, Yang Q, Barber A, et al: Perfusion magnetic resonance imaging maps in hyperacute stroke. *Stroke* 32:1581-1587, 2000.
13. Rohl L, Ostergaard L, Simonsen C, et al: Viability thresholds of ischemic penumbra of hyperacute stroke defined by perfusion-weighted MRI and apparent diffusion coefficient. *Stroke* 32:1524-1628, 2001.
14. Kranz PG, Eastwood JD: Does diffusion-weighted imaging represent the ischemic core? An evidence-based systematic review. *AJNR Am J Neuroradiol* ajnr.A1547, 2009.
15. Kucinski T, Naumann D, Knab R, et al: Tissue at risk is overestimated in perfusion-weighted imaging: MR imaging in acute stroke patients without vessel recanalization. *AJNR Am J Neuroradiol* 26:815-819, 2005.
16. Hacke W, Albers G, Al-Rawi Y, et al: The Desmoteplase in Acute Ischemic Stroke Trial (DIAS): a Phase II MRI-based 9-hour window acute stroke thrombolysis trial with intravenous desmoteplase. *Stroke* 36:66-73, 2005.
17. Hacke W, Furlan AJ, Al-Rawi Y, et al: Intravenous desmoteplase in patients with acute ischaemic stroke selected by MRI perfusion-diffusion

weighted imaging or perfusion CT (DIAS-2): a prospective, randomised, double-blind, placebo-controlled study. *Lancet Neurol* 8:141-150, 2009.

18. Schaefer P, Hunter G, He J, et al: Predicting cerebral ischemic infarct volume with diffusion and perfusion MR imaging. *ANJR Am J Neuroradiol* 23:1785-1794, 2002.
19. Atlas SW: *Magnetic Resonance Imaging of the Brain and Spine*, 4th ed. Philadelphia: Lippincott Williams & Wilkins, 2009.
20. Rempp KA, Brix G, Wenz F, et al: Quantification of regional cerebral blood flow and volume with dynamic susceptibility contrast-enhanced MR imaging. *Radiology* 193:637-641, 1994.
21. Kidwell CS, Saver JL, Mattiello J, et al: Diffusion-perfusion MR evaluation of perihematomal injury in hyperacute intracerebral hemorrhage. *Neurology* 57:1611-1617, 2001.
22. Wintermark M, Sesay M, Barbier E, et al: Comparative overview of brain perfusion imaging techniques. *Stroke* 36:e83-e99, 2005.
23. Cha S, Knopp EA, Johnson G, et al: Intracranial mass lesions: dynamic contrast-enhanced susceptibility-weighted echo-planar perfusion MR imaging. *Radiology* 223:11-29, 2002.
24. Barajas RF, Chang JS, Segal MR, et al: Differentiation of recurrent glioblastoma multiforme from radiation necrosis after external beam radiation therapy with dynamic susceptibility-weighted contrast-enhanced perfusion MR imaging. *Radiology* 253:486-496, 2009.
25. Caramia F, Santoro A, Pantano P, et al: Cerebral hemodynamics on MR perfusion images before and after bypass surgery in patients with giant intracranial aneurysms. *AJNR Am J Neuroradiol* 22:1704-1710, 2001.
26. Hou BL, Bradbury M, Peck KK, et al: Effect of brain tumor neovasculature defined by rCBV on BOLD fMRI activation volume in the primary motor cortex. *Neuroimage* 32:489-497, 2006.
27. Thomassin-Naggara I, Daraï E, Nassar-Slaba J, et al: Value of dynamic enhanced magnetic resonance imaging for distinguishing between ovarian fibroma and subserous uterine leiomyoma. *J Comput Assist Tomogr* 31:236-242, 2007.
28. Yankeelov TE, Gore JC: Dynamic contrast enhanced magnetic resonance imaging in oncology: theory, data acquisition, analysis, and examples. *Curr Med Imaging Rev* 3:91-107, 2007.
29. Goh V, Halligan S, Taylor SA, et al: Differentiation between diverticulitis and colorectal cancer: quantitative CT perfusion measurements versus morphologic criteria—initial experience. *Radiology* 242:456-462, 2007.
30. Zhang XM, Yu D, Zhang HL, et al: 3D dynamic contrast-enhanced MRI of rectal carcinoma at 3T: correlation with microvascular density and vascular endothelial growth factor markers of tumor angiogenesis. *J Magn Reson Imaging* 27:1309-1316, 2008.
31. Dicle O, Obuz F, Cakmakci H: Differentiation of recurrent rectal cancer and scarring with dynamic MR imaging. *Br J Radiol* 72:1155-1159, 1999.

第 **16** 章

MR 波谱学

Wells I. Mangrum, Allen W. Song, Jeffrey R. Petrella

病例 1

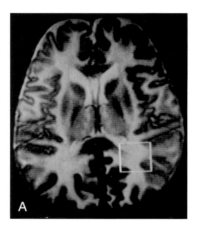

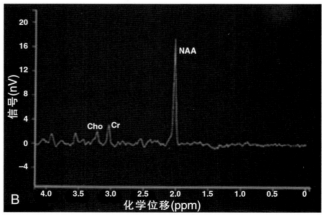

1.图 A 需要鉴别哪些疾病?

2.图 B 是什么类型的图片?

3.N–乙酰天冬氨酸(NAA)是什么?

4.如果场强增加至 3.0T,位于 2.0ppm 的 NAA 化学位移峰值是否会发生变化?

5.诊断是什么?

病例 1 答案

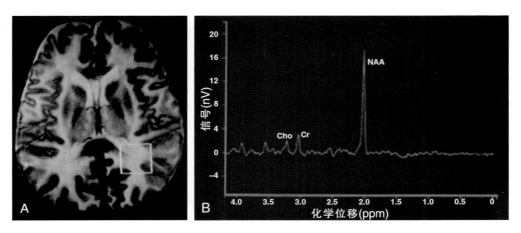

图 16-1 （A）轴位 T2W 图像。脑白质包括皮层下白质弥漫性 T2 信号增高。对左侧顶叶脑白质方框标记的区域进行波谱分析。（B）点分辨单体素波谱（PRESS）分析波形图（TE=30ms）。图中标示出 NAA 峰、胆碱（Cho）峰和肌酸（Cr）峰。相对于 Cho 峰和 Cr 峰，NAA 峰明显增高。

1.脑白质 T2 信号弥漫性增高。广泛的鉴别考虑包括髓鞘形成不良的疾病（亚历山大病、海绵状脑白质营养不良症、异染性脑白质营养不良）、脱髓鞘疾病（急性播散性脑脊髓炎或多发性硬化）、感染（人类免疫缺陷病毒）和毒性作用（化疗或放疗）。

2.这是一个波谱波形图。兴趣像素位于左侧顶叶，由方框标示出（见图 16-1A）。

3.NAA 是一种与神经元和轴突有关的分子，其功能现在尚不明确，现已用作神经元/轴突的一种标记。

4.化学位移不会因为场强的变化而变化。1.5T 和 3.0T 的场强下，NAA 在 2.0ppm 时产生化学位移。相似的，胆碱的化学位移位于 3.2ppm，乳酸的化学位移一般位于 1.33ppm。记录位移峰值是很有帮助，因为现在大部分图表并不标示出。（为了方便，我已列出表格）

5.海绵状脑白质营养不良症的波谱波形图很有特点。主要表现是 NAA 峰明显升高。海绵状脑白质营养不良症是导致 NAA 水平增高的少见病之一。NAA 水平升高的原因是髓鞘合成途径存在缺陷。

诊断：海绵状脑白质营养不良症。

临床讨论

海绵状脑白质营养不良症是一种常染色体隐性遗传的髓鞘形成不良的疾病，被认为是由于天冬氨酸酰酶缺陷造成的，导致脑、血清、尿液中 NAA 水平增高。患者在 1 岁内表现为巨头畸形和痉挛。出生后几年内便会死亡。影像表现包括大脑皮质下白质和深部白质弥漫性对称的 T2 信号增高。波谱学上 NAA 峰增高是海绵状脑白质营养不良症的特征性表现[1]。

机制探讨

MRS 不是生成图像，而是形成一个波形。这个波形代表了兴趣体素中质子的化学环境。了解这个化学环境对做出诊断很有帮助。

波谱学识别一个体素中化学物质的方法是通过测量这些化学物质对质子进动频率产生的效应来实现的。质子在纯自由水中以一个由 Larmour 方程确定的频率进动（1.5T 时，水中质子的进动频率约为 64MHz）。如果质子不在自由水中，而是在不同的化学分子中，如 NAA，那么质子的进动频率会发生轻微的变化。这种频率的变化以单位 Hz 计量，因此相对于水的进动频率（以 MHz 计量）以百万分之几（ppm）表示。例如，NAA 的化学位移为 2.02ppm。这是指 NAA 中的质子在磁体为 1.5T 时的进动频率相对于水的化学位移为 128Hz（64 000 000×2/1000 000=128）。

每个分子都有特定的化学位移：NAA 的化学位移是 2.02ppm，乳酸的化学位移是 1.33ppm，胆碱的化学位移是 3.22ppm 等。通过测量质子的进动频率，通过计算化学位移，我们能确定给定体素中分子的相对含量和类型。这种分子环境在图片中以波谱波形的形式表示。波形图的 x 轴代表化学位移，以 ppm 为单位。y 轴

表 16-1　常用的波谱学分子描述：化学位移、主要功能、基本联系

分子	化学位移	功能	基本联系（↑增高；↓降低）
脂类	0.8~1.5ppm	脂肪	↑皮下脂肪、板障间隙
乳酸	1.33ppm	无氧活动	↑缺血，梗死，癫痫，代谢紊乱，肿瘤坏死等
NAA	2.02ppm	神经元/轴突标记	↓脑白质营养不良，恶性肿瘤，多发性硬化，梗死等
			↑增加见于海绵状脑白质营养不良症
Cr	3.02ppm	代谢活动的标记	假如没有变化，通常用作计算比率（Cho:Cr 和 NAA:Cr）
			↓肿瘤
Cho	3.22ppm	细胞更新	↑增加见于肿瘤、炎症、感染、多发性硬化等
肌醇	3.56ppm	胶质细胞的标记	↑神经胶质增生，星形细胞增生，阿尔茨海默病

代表产生相应化学位移的质子的相对数量。每个峰值曲线下的面积代表兴趣区分子的相对浓度。

为了解读 MRS，我们需要理解被测量不同分子的功能（表 16-1）[2,3]。NAA 由神经元线粒体合成，其功能尚不明确。在临床上，NAA 用作神经元（包括白质内的神经元轴突）存在的标记。肌酸（Cr）在临床上用作能量代谢的标记。肌酸水平较低意味着兴趣区代谢活动旺盛。肌酸常常假定为稳定的，用作计算代谢比率（例如，Cho:Cr 和 NAA:Cr）。胆碱（Cho）存在于细胞膜上，其用作病灶细胞更新的标记。细胞生成增多的状态（如肿瘤中）和细胞分解的状态（如脑白质营养不良和多发性硬化）均会引起胆碱的增高。乳酸是无氧代谢的标记。通常情况下，脑内的乳酸水平非常低，在波谱学中并不能检测到。无氧代谢增加（例如伴有缺血或肿瘤坏死时）会产生乳酸峰。肌醇是一种糖，它不存在于神经元中，但是存在于神经胶质细胞内。其常用作神经胶质增生或者神经胶质体积增大的标记。脂类是脂肪的标记，见于皮下组织或颅盖的板障间隙内。

了解波谱学的一些局限性是很重要的。首先，化学分子水平往往缺乏特异性。例如，初学者在一个病灶中发现乳酸峰，用根据波谱学知识推断病变应该为梗死。虽然梗死时确实会出现乳酸峰，但是也有许多其他的疾病会出现乳酸峰，包括肿瘤、癫痫、代谢疾病、炎性疾病等[4]。相似的，胆碱水平升高时可能会让医生将讨论分析的病变推断为肿瘤。但是，胆碱水平增高在梗死、炎症、多发性硬化中也有报道[4]。因此，往往医生必须在了解疾病常规 MRI 表现的情况下解读 MRS 表现。

波谱学的第二个局限性是信噪比低，这是因为我们测量的化学物质浓度极低。为了克服低信噪比的局限性，需要选择较大的体素（比如，数厘米），但会导致空间分辨率降低。有时这会是临床应用中的一个限制因素，因为我们常常需要观察一些体积<1cm³的病灶。

病例 2

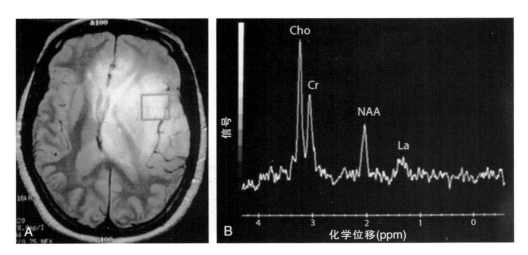

图 16-2　(A)颅脑轴位 FLAIR 图像。左侧额叶 T2 信号增高,并扩散至左基底节,通过胼胝体至右侧额叶及右侧基底节。正常的脑结构相对保留。可见轻度的肿块效应,表现为中线左向右移位。左外侧裂区的方框界定了相关波谱图中测量的单体素。(B)PRESS 波形图(TE=30ms)。波谱图显示 Cho:Cr 比率增高,NAA:Cr 比率降低。在 1.2~1.4ppm 可见一较小的不太明确的峰值,与乳酸峰一致。

诊断:大脑胶质瘤病;增多的胆碱和乳酸提示预后不良[5]。

临床讨论

大脑胶质瘤病是一种弥漫浸润性的肿瘤,预后较差,主要发生于中年人(40~50 岁)。MRI 通常表现为至少两个脑叶白质的弥漫、连续浸润,病变 T1W 呈等信号,T2W 呈高信号。肿瘤区域的脑结构保留。通常而言,病变通过胼胝体到达基底节,双侧大脑半球均受累[5,6]。

在波谱学上,大脑胶质瘤病 NAA 峰通常减低[5]。胆碱峰多变。有证据指出胆碱峰升高与患者预后呈负相关[5,7]。乳酸峰增高是另一相关的发现[5]。

机制探讨

为了认识一个峰值是否存在异常增高或降低,我们首先必须知道正常波谱图的表现。正常大脑波谱图主要由 NAA、肌酸、胆碱和肌醇峰组成。正常大脑中,这四种分子的峰值通常可画出一条直线连接。这条直线与 x 轴的夹角为 45°,这个角被称为"Hunter 角"。这个角度发生变化或一个峰值在这条直线外都需要引起注意(线图 16-1)。

Hunter 角能够帮助解读波谱波形图中分子峰值的变化。在病例 2 中,位于 3.2ppm 的胆碱峰高于位于 3.0ppm 的肌酸峰。假定肌酸没有变化,想到正常情况

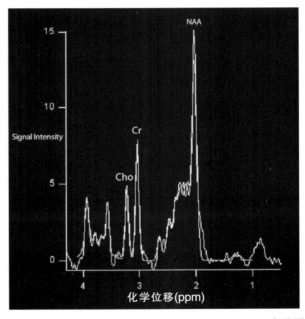

线图 16-1　正常颅脑的波谱波形图 (TE=135ms)。波形图在 2.02ppm 处可见一峰值,意味着兴趣区有丰富的 NAA;相反,在 1.33ppm 处可见一个波谷,这意味着兴趣区几乎不含有乳酸分子。值得注意的是,胆碱、肌酸、NAA 峰值可画一条直线连接,这条直线与 x 轴的夹角为 45°。这条直线形成的这个角被称为"Hunter 角"。

下胆碱低于肌酸(考虑到 Hunter 角),我们能得出这个病例胆碱增高的结论。相似的,我们能观察到 NAA 低于肌酸,这一相反的异常关系表示 NAA 水平降低。乳

酸峰常位于异常水平。

当初学者开始学习波谱学时，Hunter 角能对他们提供有用的、可视的帮助，但是，如同许多规则一样，也存在许多例外的情况，在应用时需要注意。Hunter 角一般用于激励回波采集模式（STEAM）且短 TE 获得的皮层图像。（STEAM 序列是 PRESS 序列中的一种，病例 3 中会进一步讨论。）这些因素中的任一因素发生变化，即使正常的颅脑中也会引起 Hunter 角的破坏[8]。

另一个使正常波谱学理解复杂化的因素是，正常的波谱常常并不相同。正常的波谱学随年龄发生变化（婴幼儿相比于成人）。出生时，NAA 水平较低，胆碱和肌醇水平较高。到 4 岁时，波谱倾向于成人的表现[3,9]。正常波谱在颅脑特定的区域是不同的。脑室上水平时，额叶胆碱水平高于顶叶，白质胆碱水平高于皮层。第三脑室以下水平，岛叶皮质、丘脑、下丘脑的胆碱水平增高[3,10]。

因为正常波谱随年龄、颅脑内的区域、影像技术发生变化，这使得我们很难预测其正常表现。鉴于这个原因，采集对侧正常大脑半球的波谱图以作对比常常是有价值的。幸运的是，正常人左、右侧大脑半球的代谢产物是高度对称的[11]。

病例 3

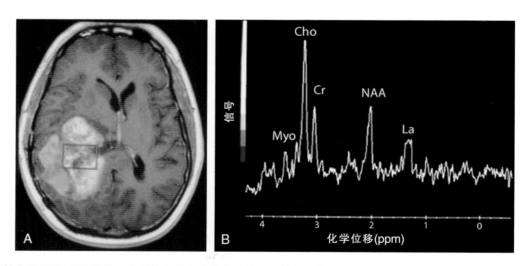

图 16-3　（A）轴位增强后 T1W 图像。右顶脑室旁白质中央可见一不均匀强化的肿块。可见相应的占位效应及中线结构轻度右向左移位。对右顶叶肿块内方框标示的区域进行波谱特征分析。（B）PRESS 波谱图（TE=30ms）。可见一较小的、但是异常的乳酸峰。NAA 水平减低，胆碱水平明显增高。肌醇水平也降低。

诊断：多形性胶质母细胞瘤（GBM）。

临床讨论

一般情况下，原发颅脑肿瘤的级别越高，Cho：NAA 和 Cho：Cr 的比率越高，肌醇水平越低[12,13]。这个 GBM 病例的胆碱水平明显增高，肌醇水平明显降低，这也支持波谱学分级的假设。但需要指出的是，一些低级别的肿瘤胆碱水平增高，一些高级别的肿瘤胆碱水平较低，因此很难单纯依靠波谱学对个体肿瘤划归一个级别[3]。但是，MRS 结合传统成像在鉴别高、低级别肿瘤时是非常有价值的[4]。

机制探讨

波谱学技术可分为单体素和多体素技术。在单体素技术中（之前所提病例中产生波形的技术），波谱由颅脑内一个单独的区域生成。用 3 个 90° 层面选择脉冲选择感兴趣区体积（见图 16-2）。这一技术称作"点分辨"单体素光谱分析（PRESS）。选择体素的大小一般为 8cm³（2cm×2cm×2cm）[3]。即使对感兴趣区体积进行了明确的选择，来自感兴趣区体积外的信号依然很明显。为了减小外面的噪声，常常会同时应用"毁损梯度（crusher gradients）"和"体积外抑制"脉冲[3]。

另一种能替代 PRESS 技术的是激励回波采集模

"点分辨"波谱

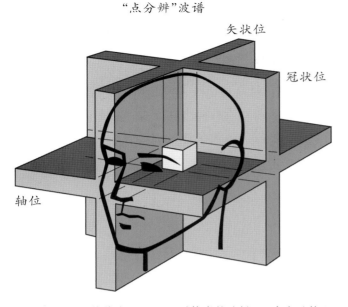

矢状位

冠状位

轴位

线图 16-2　图像代表了 PRESS 时体素的选择。3 个交叉的 90°
层面选择脉冲创建的方块确定了感兴趣区体积。

式(STEAM)技术。STEAM 序列用 3 个 90° 脉冲形成一个激励回波(这只能获取一半的可用信号),相对应的沿 3 个不同轴线的 3 个层面选择脉冲对感兴趣区体积进行定位。目前在临床实践中 STEAM 很少用到,在某种程度上是因为 PRESS 有更高的信噪比。

单体素技术的优势包括扫描时间短,在进行短回波时间研究时相对容易。单体素技术的主要缺点是只有一个体素被测量,限制了判断脑内不同区域代谢物浓度变化的能力。当然,可以进行多次单体素技术分析来获得不同空间的取样,但这常常超过了正常临床 MRI 检查的时间限制[3]。单体素技术另外的不足之处是体素较大。因为邻近区域的部分容积平均,如中心坏死肿瘤的环形强化,体素太大时难以从较小区域获得准确的波谱。

病例 4

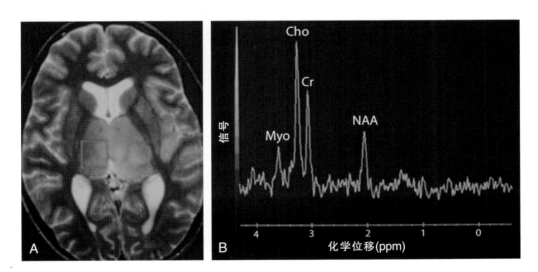

图 16-4　(A)轴位 FSE T2WI。可见累及双侧丘脑的高 T2 信号、肿块样扩大的病变。肿块边缘清晰,周围脑白质血管源性水肿相对较少。对方框标示的感兴趣区容积进行波谱特征分析。(B)PRESS 波形图(TE=30ms)。波谱图显示 NAA:Cr 比率减低,Cho:Cr 比率增高。对 3.6ppm 处的肌醇峰进行标记。

诊断:高分化星形细胞瘤。

临床讨论

波谱波形图支持病变为肿瘤的诊断,但是波谱学结果对肿瘤的分级并不明确。在高分化的星形细胞瘤中会看到肌醇:肌酸比率增高。例如,有研究发现肌醇:

肌酸比率平均值在低级别星形细胞瘤中为 0.8,在正常对照组为 0.5,在间变性星形细胞瘤为 0.3,在多形性胶质母细胞瘤为 0.15[13]。同时,缺乏乳酸峰不支持高级别肿瘤,如多形性胶质母细胞瘤。这个病例中模棱两可的波谱表现证明了一点,就是单独依靠波谱波形图辨别星形细胞瘤的级别非常困难,这些表现需要结合常规

MRI 图像表现的同时进行解读[14]。

机制探讨

磁共振波谱图随应用的场强和 TE 改变。随场强增高，信噪比增加，光谱分辨率提高。光谱分辨率提高直观的表现为分子峰值宽度变窄。这使得发生相似化学位移分子的分辨率提高。出于这些原因，波谱学最好用高场强的磁共振[3]。

MRS 波谱随 TE 发生变化，这是因为每种被测量化合物的 T2 时间不同。长回波时间（140~280ms）时，正常受检者只能检测到胆碱、肌酸、NAA。如果乳酸、丙氨酸或其他分子浓度异常增高时，可能会被检测到。T2 弛豫时间短的化合物，如肌醇、脂类，在长回波时间时不能显示。这是因为这些化合物的 T2 弛豫时间短，导致这些分子在长回波时间时丢失了所有的信号。短回波时间（35ms 或更短）时，前面提到的所有分子均可见[3]。根据波谱学诊断时需要想到这些 TE 效应。如果肌醇水平对于诊断非常重要，则需要用短 TE。如果只是关注NAA、胆碱、肌酸峰值，应当用长 TE，因为这可以消除短 T2 弛豫时间分子导致的噪声。

病例 5

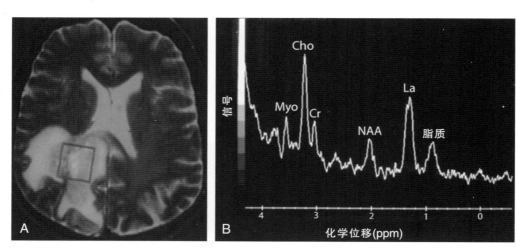

图 16-5　(A)颅脑轴位 FSE T2WI。右侧侧脑室旁白质中央区见肿块。周围白质 T2 信号延长。方框标示出感兴趣区体积。(B)PRESS波形图(TE=30ms)。乳酸峰增高，NAA 峰降低，胆碱峰增高，肌醇峰降低。

诊断：多形性胶质母细胞瘤。

临床讨论

患者患有多形性胶质母细胞瘤。乳酸峰的增高可能继发于肿瘤中心缺血和坏死。在正常情况下，颅脑内的乳酸水平很低，是检测不到的。但是，局部缺氧或缺血会导致颅脑的无氧代谢，从而产生乳酸。乳酸水平增高可见于颅脑肿瘤（如这一病例）、线粒体疾病、梗死以及其他疾病。

机制探讨

乳酸峰在 1.33ppm 时可见特征性的双峰。因为脂类的峰值范围为 0.8~1.55ppm，在外观上会与乳酸峰重叠，所以双峰是一个有用的标记。但是，脂类在1.33ppm 时很少见到类似的双峰。另一种区别乳酸峰与脂类峰的方式是改变 TE。脂类的 T2 弛豫时间短，只能在短 TE 时可见。如果用长 TE，脂类信号会被消除，只有乳酸峰被保留。有趣的是，如果选用中间的 TE（144ms），乳酸峰会沿 y 轴反转，从而产生负的双峰。乳酸峰反转的原因是乳酸分子甲基间的偶联[15]。

病例 6

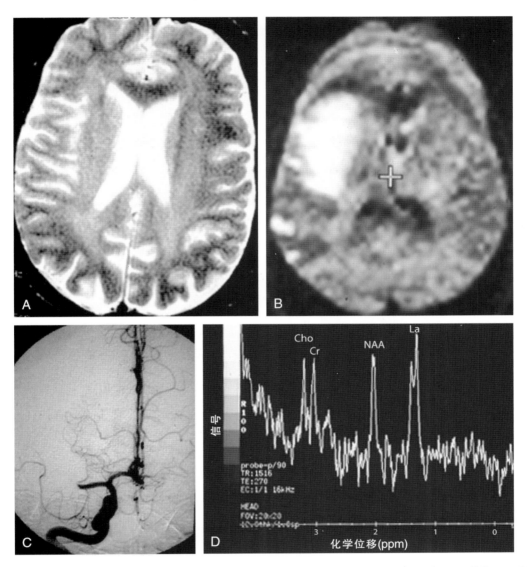

图 16-6 (A)轴位 FSE T2WI。右侧大脑中动脉供血区的右侧外侧裂皮层见边缘不清的 T2 信号增高。(B)轴位 DWI 图像。右侧大脑中动脉供血区的右侧基底节区、右额叶及顶叶可见弥散受限。(C)右侧颈内动脉造影图。右侧大脑中动脉 M1 段可见突然中断。(D) PRESS 波形图(TE=270ms)。乳酸双峰为优势峰。同时可见 Cho:Cr 比率轻度增高，NAA:Cr 比率减低。

诊断：右侧大脑中动脉供血区梗死。

临床讨论

MRI 和血管造影术诊断为急性脑梗死。MRS 波谱显示急性脑梗死改变。因为神经元损伤导致 NAA 降低，因为无氧代谢增加导致乳酸水平增高。(注意，TE=270ms，乳酸双峰现在为正值，请见病例 5 关于乳酸峰在中间 TE 值时反转的讨论。)胆碱水平在缺血梗死时缺乏预测性[16]。虽然乳酸峰增高时也见于高级别肿瘤（如之前的病例），但是乳酸峰在梗死时更加明显[2]，可以注意到在这个病例中乳酸峰成为波谱的优势峰。

病例 7

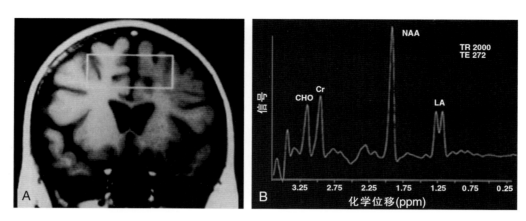

图 16-7　（A）用作波谱体积定位的标准冠状位 T1WI 图像。方框标示出感兴趣区体积。（B）PRESS 波形图（TE=272ms）。可见显著的乳酸峰。NAA:Cr 和 Cho:Cr 比率正常。

诊断：乳酸峰异常增高。

讨论

　　该患者患有一种罕见的线粒体疾病（Kearns-Sayre 综合征）。这一疾病的典型 MRI 表现是皮质下白质、脑干、苍白球、丘脑的 T2 信号增高。乳酸峰的异常增高可能继发于线粒体的功能障碍导致的有氧代谢损伤。一系列研究在经验上证实在这种情况下乳酸峰改变先于 T2 信号异常，提示代谢障碍先于实质损伤。

病例 8

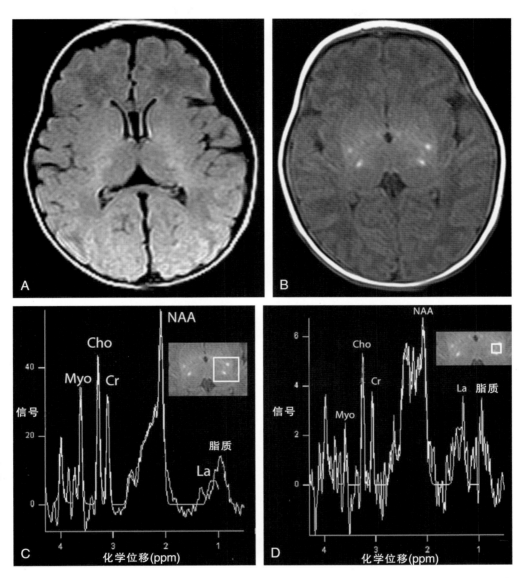

图 16-8　(A)轴位 FLAIR 图像。正常颅脑。(B)轴位 T1WI 平扫。双侧丘脑、壳核区可见 T1 信号增高。(C)PRESS 波形图(TE=30ms)。右上角轴位 T1WI 图中左基底节区方框标示出波形图的感兴趣区体积。NAA:Cho 比率降低。可见小的乳酸峰。(D)用较小的感兴趣区体积(左基底节区方框)重新获得 PRESS 波形图。TE=30ms。再一次可见 NAA:Cho 比率降低。在 1.33ppm 时的峰值可能代表乳酸峰。值得注意的是,整体对比前一波谱研究,可见波形波动增加。

诊断:缺氧缺血性脑病。

临床讨论

　　新生儿缺氧缺血性脑病(HIE)是一种由于脑灌注和有氧代谢降低造成的获得性疾病,早产儿和足月儿均可见。传统成像中 HIE 的一个典型征象是基底节区、丘脑、内囊后肢的灶状 T1 信号增高。梗死在 DWI 时显示最佳。FLAIR 序列和增强扫描对 HIE 的敏感性较低。波谱学有时会用于尝试显示 HIE 的严重程度[19]。低 NAA:Cr 比率和低 NAA:Cho 比率被认为预后不良[20]。另外,乳酸水平增高被认为预示预后不良[21]。

机制探讨

　　这一病例也证实了波谱波形图中体积大小的效

应。较大的体积使得信噪比增高，产生较平滑的波谱图。但是体积较大时空间分辨率减低。在这个病例中，选取较小感兴趣区体积应用 MRI 技术重复 PRESS 序列，以更好地获得左侧丘脑和壳核区灶状 T1 信号增高

小区域的分子变化。较小体素能更清晰地显示乳酸峰，可能由于部分容积平均降低。然而，较小体素也导致波形噪声显著增加，表现为波形不规则。

病例 9

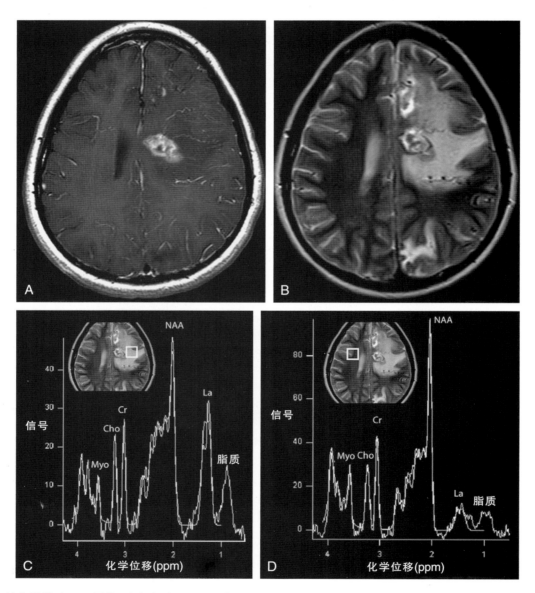

图 16-9 （A）轴位增强后 T1W 图像。左侧额叶见环形强化肿块。周围见低 T1 信号。左侧顶叶内侧可见孤立的低 T1 信号灶。（B）轴位 T2W 图像。环形强化的肿块 T2WI 信号不均匀，可见高、低信号。左侧额叶白质区病变周围 T2 信号延长。病变后方左侧顶叶区可见孤立的 T2 高信号区。（C）PRESS 波形图（TE=30ms）。轴位 T2W 图像上，白色方框所示为感兴趣区体素。感兴趣区体素位于左额叶病变周围脑白质的 T2 信号增高区。乳酸峰增高。其他分子水平在正常范围内。（D）对侧大脑半球的 PRESS 波形图（TE=30ms）。乳酸峰可能增高，否则，波谱在正常范围内。

诊断：活检证实为原发性中枢神经系统血管炎（PACNS）。

临床讨论

　　PACNS 是一种病因不明的累及大脑动脉及静脉的血管炎。尽管 PACNS 在常规 MRI 上表现多样，但是最常见的表现为伴有周围水肿的多发强化肿块。在波谱学上，强化的病变区和水肿区可能存在乳酸峰增高[22]。但是，波谱学诊断的真正价值在于不存在异常增高的胆碱峰。大多数肿瘤胆碱水平增高，因此正常的胆碱水平（如这个病例所示）至少能提高这个强化的病变不是肿瘤的可能性[22]。

病例 10

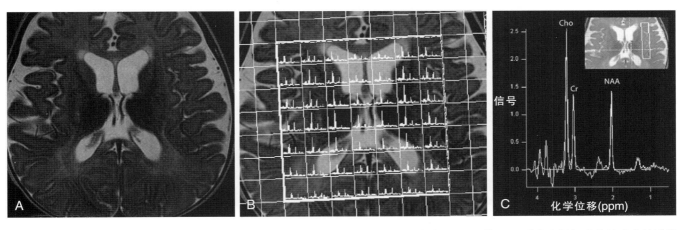

图 16-10　(A)正常颅脑的轴位 T2W 图像。(B)来自多体素技术网格的正常颅脑轴位 T2WI 图像。(C)联合左侧额叶多体素的波谱学数据。Cho:Cr 升高，NAA:Cr 降低。肌醇轻度增加。

诊断：克拉伯病。

临床讨论

　　克拉伯病是一种由溶酶体酶半乳糖脑苷脂酶缺乏造成的脑白质营养不良的疾病。常规 MRI 典型表现为双侧大脑半球脑白质区对称分布的异常 T2 信号。波谱学表现为胆碱和肌醇增高，NAA 降低。认为这些波谱学表现与脱髓鞘区域的胶质增生和神经轴突损伤有关[23]。

机制探讨

　　波谱学技术也能够用多体素技术获取（又称为化学位移图像）。在这种技术中，同时采集来自多体素的数据。这是通过相位编码梯度来确定空间信息(2 个相位编码梯度确定二维波谱图像，3 个相位编码梯度确定三维波谱图像)。即使在多体素波谱学的病例中，兴趣区体积通常仍然应用 PRESS 序列进行选择。首先用 PRESS 序列选择一个大的区域，然后用相位编码梯度实现兴趣区内多体素数据采集。(在病例 10 中，PRESS 选择的区域为图 16-10B 中大方框所示，而每一兴趣区体积为图 16-10B 中小方框所示的区域，请注意每一小方框各有其波谱图）多体素技术主要的优势在于可以同时获得多个样本数据[3,24]。它常常可以缓解在波谱采集前病变区域精确定位单个体素的要求。另外，多体素波谱成像技术可以获取更小的体素，这就减小了部分容积效应(见病例 8 原理讨论)。多体素技术的一个不足之处在于采集时间更长。

病例 11

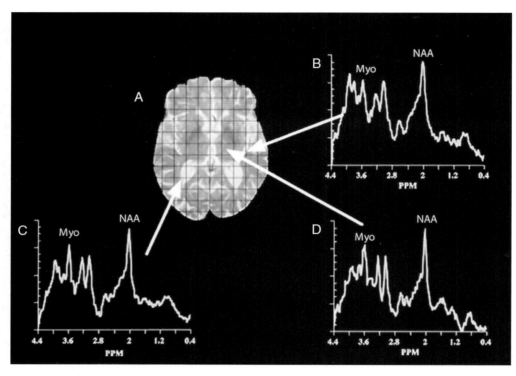

图 16-11　(A)轴位 FSE T2WI 图像。覆盖的网格说明通过多体素波谱学获取体素。(B)左外侧裂区皮层单个体素的 MRS 频谱表现。肌醇水平增高。(C)右侧顶叶白质单个体素的波谱图。肌醇水平增高。(D)左侧丘脑区单个体素的波谱图。肌醇水平增高。(病例 11 由 Cecil Charles，PhD 提供）。

诊断：肌醇水平增高，NAA 水平轻度降低。

临床讨论

　　该患者患有阿尔茨海默病。阿尔茨海默病的常规 MRI 成像显示累及额叶、颞叶、顶叶以及边缘系统整体或局部的萎缩。海马和内嗅皮层的容积研究已经用于评估患者是否存在轻度的、会进展为阿尔茨海默病的认知损害，但是尚不能明确容积研究是否比常规认知测试更可靠[25]。阿尔茨海默病的波谱学显示 NAA 水平降低，肌醇水平增高[3]。这些改变最常见于颞叶内侧、海马、顶颞区、额叶及枕叶。假定这些波谱学改变与已知的神经元损伤(NAA 降低)和胶质增生（肌醇增高）病理改变有关。尽管磁共振波谱学和容积测量研究有许多进展，在临床实践中阿尔茨海默病仍是一种临床诊断。但是新的诊断标准已经被提出，在这个新的标准中容积测量和分子成像技术可能在早期诊断和治疗评估中会占到核心地位[26]。

本章要点

1.MRS 测量给定体素中的分子的相对含量。

2.化学位移:不同分子引起邻近质子进动频率发生以 ppm 为单位的变化,称为化学位移。每一种分子有其特定的化学位移。

3.MRS 频谱:x 轴代表以 ppm 为单位测量的化学位移,y 轴为测量的每一化学位移的相对分子数量。

4.Hunter 角:正常颅脑的波谱图中,主要分子的峰值可由一条直线连接,这条直线与 x 轴产生一个正的锐角,称作 Hunter 角。

5.波谱波形图中描绘的常见分子:

(1)NAA:神经元标记;

(2)胆碱:细胞更新;

(3)肌酸:参考分子;

(4)肌醇:胶质增生的标记;

(5)乳酸:无氧代谢。

6. MRS 临床应用不足之处:

(1)特异性较低;

(2)空间分辨力较低。

7.波谱学中 TE 的效应:脂类、肌醇及一些氨基酸的 T2 时间短,在长 TE 时会丢失信号,图像中不可见。在中度 TE(14ms)时,乳酸双峰会发生反转。

8.单体素波谱学:3 个 90°的层面选择脉冲中选定一个感兴趣区体积,优势包括应用短 TE 扫描采集时扫描时间短,相对简单。

9.多体素波谱学:用多个相位编码梯度同时获得感兴趣区平面(2D)或体积(3D)的多个体素的数据,这在以较高的空间分辨力获得颅脑多个区域异常时非常有价值。

(李春梅　郁万江　译)

参考文献

1. Michel SJ, Given CA: Case 99: Canavan disease. *Radiology* 241:310-324, 2006.
2. Soares DP, Law M: Magnetic resonance spectroscopy of the brain: review of metabolites and clinical applications. *Clin Radiol* 64:12-21, 2009.
3. Barker P, Bizzi A, Stefano N, et al: *Clinical MR Spectroscopy*. New York: Cambridge University Press, 2010.
4. Hollingworth W, Medina LS, Lenkinski RE, et al: A systematic literature review of magnetic resonance spectroscopy for the characterization of brain tumors. *AJNR Am J Neuroradiol* 27:1404-1411, 2006.
5. Guzman-de-Villoria JA, Sanchez-Gonzalez J, Munoz L, et al: ^{1}H MR spectroscopy in the assessment of gliomatosis cerebri. *AJR Am J Roentgenol* 188:710-714, 2007.
6. del Carpio-O'Donovan R, Korah I, Salazar A, Melancon D: Gliomatosis cerebri. *Radiology* 198:831-835, 1996.
7. Bendszus M, Warmuth-Metz M, Klein R, et al: MR spectroscopy in gliomatosis cerebri. *AJNR Am J Neuroradiol* 21:375-380, 2000.
8. Lin A, Ross BD, Harris K, Wong W: Efficacy of proton magnetic resonance spectroscopy in neurological diagnosis and neurotherapeutic decision making. *Neuroradiology* 2:197-214, 2005.
9. Kreis R, Ernst T, Ross BD: Development of the human brain: *in vivo* quantification of metabolite and water content with proton magnetic resonance spectroscopy. *Magn Reson Med* 30:424-437, 1993.
10. Pouwels PJW, Frahm J: Regional metabolite concentrations in human brain as determined by quantitative localized proton MRS. *Magn Reson Med* 39:53-60, 1998.
11. Nagae-Poetscher LM, Bonekamp D, Barker PB, et al: Asymmetry and gender effect in functionally lateralized cortical regions: a proton MRS imaging study. *J Magn Reson Imaging* 19:27-33, 2004.
12. Law M, Yang S, Wang H, et al: Glioma grading: sensitivity, specificity, and predictive values of perfusion MR imaging and proton MR spectroscopic imaging compared with conventional MR imaging. *AJNR Am J Neuroradiol* 24:1989-1998, 2003.
13. Castillo M, Smith JK, Kwock L: Correlation of myo-inositol levels and grading of cerebral astrocytomas. *AJNR Am J Neuroradiol* 21:1645-1649, 2000.
14. Panigrahy A, Krieger MD, Gonzalez-Gomez I, et al: Quantitative short echo time ^{1}H-MR spectroscopy of untreated pediatric brain tumors: preoperative diagnosis and characterization. *AJNR Am J Neuroradiol* 27:560-572, 2006.
15. Lange T, Dydak U, Roberts TPL, et al: Pitfalls in lactate measurements at 3T. *AJNR Am J Neuroradiol* 27:895-901, 2006.
16. Saunders DE: MR spectroscopy in stroke. *Br Med Bull* 56:334-345, 2000.
17. Chu BC, Terae S, Takahashi C, et al: MRI of the brain in the Kearns-Sayre syndrome: report of four cases and a review. *Neuroradiology* 41:759-764, 1999.
18. Kapeller P, Offenbacher H, Stollberger R, et al: Magnetic resonance imaging and spectroscopy of progressive cerebral involvement in Kearns Sayre syndrome. *J Neurol Sci* 135:126-130, 1996.
19. Liauw L, van der Grond J, van den Berg-Huysmans AA, et al: Hypoxic-ischemic encephalopathy: diagnostic value of conventional MR imaging pulse sequences in term-born neonates. *Radiology* 247:204-212, 2008.
20. Graham SH, Meyerhoff DJ, Bayne L, et al: Magnetic resonance spectroscopy of N-acetylaspartate in hypoxic-ischemic encephalopathy. *Ann Neurol* 35:490-494, 1994.
21. Malik GK, Pandey M, Kumar R, et al: MR imaging and in vivo proton spectroscopy of the brain in neonates with hypoxic ischemic encephalopathy. *Eur J Radiol* 43:6-13, 2002.
22. Panchal NJ, Niku S, Imbesi SG: Lymphocytic vasculitis mimicking aggressive multifocal cerebral neoplasm: MR imaging and MR spectroscopic appearance. *AJNR Am J Neuroradiol* 26:642-645, 2005.
23. Zarifi MK, Tzika AA, Astrakas LG, et al: Magnetic resonance spectroscopy and magnetic resonance imaging findings in Krabbe's disease. *J Child Neurol* 16:522-526, 2001.
24. Atlas SW: *Magnetic Resonance Imaging of the Brain and Spine*, 4th ed. Philadelphia: Lippincott Williams & Wilkins, 2009.
25. Fleisher AS, Sun S, Taylor C, et al: Volumetric MRI vs clinical predictors of Alzheimer disease in mild cognitive impairment. *Neurology* 70:191-199, 2008.
26. Dubois B, Feldman HH, Jacova C, et al: Research criteria for the diagnosis of Alzheimer's disease: revising the NINCDS-ADRDA criteria. *LANEUR* 6:734-746, 2007.

第 **17** 章
功能性磁共振成像

Wells I. Mangrum, Chirstopher J. Roth, Allen W. Song, James T. Voyvodic, Jeffrey R. Petrella

病例 1

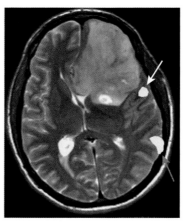

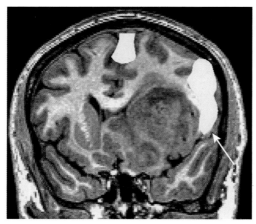
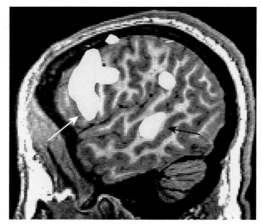

1.患者的何种任务在"语言映射"中会有特定表现？

2.当特定的大脑区域被刺激或活动时,局部血流如何变化？

3.氧合血红蛋白和去氧血红蛋白在 T2*WI 呈何种影像表现？

4.大脑功能活动区在 T2*WI 是呈高信号？或是呈低信号？

5.不同的箭所指的是哪些大脑皮质区？

病例 1 答案

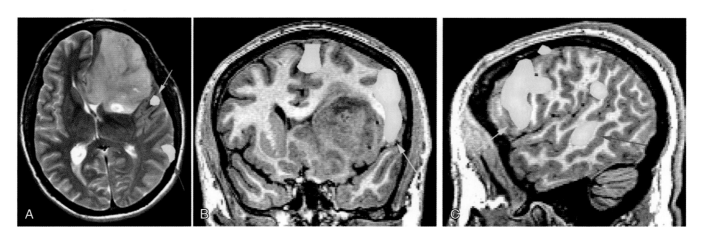

图 17-1　在语言映射过程中获得功能性磁共振成像(fMRI)数据。将 fMRI 获得的彩色编码统计数据与同一解剖位置的轴位(A)、冠状位(B)、矢状位(C)的 T1W 及 T2W 图像融合。左侧额叶见一巨大肿块(活检证实为多形性胶质母细胞瘤)。刺激活动的左额下回(黄箭)与优势语言表达区域相一致。其位于左侧额叶肿块后外侧边缘 1cm 范围内。激活的左侧后上部脑回(红箭)与优势语言接收区域相一致,由外侧裂与肿块分隔开。

1.语言任务的模式有许多种。一种常用的方法是要求受测试者读一个不完整的句子,并自己完成这个句子。另一种常用的方法包括动词生成模式和图片命名模式(图片命名模式尤其适用于儿童受测试者)。

2.大脑血流增加区域就是脑的功能活动区。

3.在 T2*W 图像上,去氧血红蛋白的信号强度低于氧合血红蛋白。这是由于去氧血红蛋白具有顺磁性,因此影响了磁场的均匀度,从而产生信号减低。

4.大脑的功能活动区血流增加,导致去氧血红蛋白减少。所以大脑的功能活动区在功能性磁共振成像 T2*W 图像上呈较高信号。

5.白箭示语言表达皮层;灰箭示语言接收皮层。

诊断:语言表达区域和语言接收区域均为左侧优势。语言表达皮层区位于左侧额叶胶质母细胞瘤边缘 1cm 范围以内。

临床讨论

术中皮层映射证实了之前的发现,语言表达区域位于额下回上部,紧邻肿块。对肿块的前部及中部进行了有限的切除。患者术后没有明显的神经学缺陷表现。

机制探讨

fMRI 用来识别在完成特定的感觉运动或认知任务过程中大脑的功能活动区域。在临床工作中,fMRI 常用作语言功能区的解剖定位。语言功能区包括如感觉和运动皮层、语言区域(Wernick 区,Broca 区)、视觉和听觉皮层(线图 17-1)。对于颅内肿瘤靠近语言中枢的患者需要对语言中枢进行精确定位以防止术后神经学缺陷的发生,文献指出,就这一点而言,fMRI 已经影响了神经外科的治疗方案[1,2]。

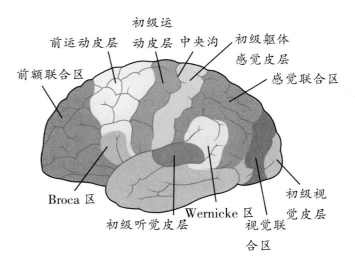

线图 17-1　功能皮层区域的经典解剖部位图。语言表达区(Broca 区)一般位于额下回(额下回后部和三角部)。语言接收区(Wernic 区)一般位于颞上回的后部。对于大多数患者,语言表达区和语言接收区位于左侧大脑半球,但是也有例外。主要的运动和感觉皮层区位于中央沟的前后。位于枕叶的视觉区域是附加功能活动皮层区,在 fMRI 中也是经常可见被刺激的区域。

可供选择的 fMRI 包括 Wada 测试和术中皮层刺激。Wada 测试是指经一侧颈内动脉注入巴比妥类药物,引起暂时性的麻痹和相应颈内动脉供应的大脑半球的大部分的功能缺失。然后要求患者完成包含语言或记忆的简单任务。Wada 测试有助于确定患者记忆和语言功能以哪一侧为主导。因为 fMRI 几乎无创伤性,而且可以给出病变和语言/记忆区域的立体信息,所以 fMRI 更具优势[3,4]。

术中皮层刺激是神经外科医生在患者局部麻醉后,于唤醒开颅术中进行的。首先要求患者重复进行简单的任务,如抬腿、放下。然后神经外科医生用探针电刺激皮层。神经外科医生用神经刺激器持续向下刺激皮层直至患者突然不能再抬腿。如果患者此时不能再抬腿,便可以认为刚才刺激的那部分大脑位于大脑的腿部运动皮层区。电刺激导致局部神经元超过负荷,引起局部神经元暂时失去功能。术中皮层刺激是局部皮层功能测试实验中的金标准。虽然 fMRI 由于空间定位尚不够精确而不能取代术中皮层映射,但是在术前方案制订和降低颅脑手术的时限和范围方面有一定价值。另外,有时 fMRI 可以补充皮层映射的研究,显示术中皮层映射中未显示的皮层活动。

fMRI 原理是基于氧合血红蛋白和去氧血红蛋白的不同。氧合血红蛋白不含有不成对的电子,本质上没有磁场活动。相反,去氧血红蛋白含有不成对的电子,从而产生有意义的磁场活动。由于其显著的顺磁性,去氧血红蛋白破坏了邻近磁场的均匀性并导致周围横向磁化快速衰减(也就是破坏性增加的结果)。此时,紧邻区域即刻在 T2*WI 上表现为较低信号。这种在 MRI 图像上由于氧气水平产生的效应叫做血氧水平依赖(BOLD)效应[5]。

人们可能直观地认为,脑的功能活动区会产生更多的去氧血红蛋白,从而在 fMRI 图像上呈低信号。但是,在 fMRI 图像上功能活动区呈高信号。看似矛盾的这一点可以解释为脑对增加的功能需求做出的反应。神经元功能活动增加导致需氧量增加。机体对这种氧气需求量增加的反应性变化是小动脉扩张,从而提高氧合血红蛋白的供应。这种血管扩张的反应,也称为血流动力学反应,导致脑活动区动脉血流量过度增加,氧含量净增加、去氧血红蛋白减少(见线图 17-2)。最终结果为脑功能活动区在 fMRI 图像上整体信号增加。

彩色编码 fMRI 图像是 fMRI 数据的统计表述。fMRI 数据多由 GRE 为基础的 EPI 序列获得,这一序列对去氧血红蛋白的 T2* 效应特别敏感。然后在 EPI

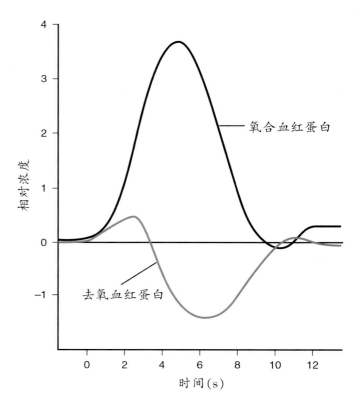

线图 17-2　随神经元活动时,氧合及去氧血红蛋白比率变化图。有趣的是,最开始去氧血红蛋白含量在基线以上出现一过性增高。但是血流动力学对刺激迅速反应并快速增加血流量,去氧血红蛋白含量下降。去氧血红蛋白水平的降低引起 MRI 信号的增加,从而产生 BOLD 效应。(图形中的数据来自一项以高分辨光学成像测量猫的视觉皮层氧合血红蛋白和去氧血红蛋白的水平的研究。)(Adapted from Huettel SA, Song AW, McCarthy G: *Functional Magnetic Resonance Imaging*, 2nd ed. Sunderland, MA: Sinauer Associates, Inc., 2009.)

图像应用一个统计模型确定,相对于静息状态,在任务过程中哪个像素的信号增加超过了选定的有意义的阈值。BOLD 效应在 3mm×3mm×3mm 体素上产生的信号变化在 1.5T MR 上一般可超过基线 3%,在 3.0T MR 上一般可超过基线 6%[8]。这种信号变化可以用多种统计方法获得。然后对这些像素根据信号增高的统计数据级别进行彩色编码。最后,将彩色编码图像覆盖于高分辨的解剖序列(如 FSE T2W)图像上。

因为最终的 fMRI 图像空间分辨率低,需要与解剖 MRI 参照图像融合。fMRI 图像空间分辨率低的原因是 BOLD 效应使 SNR 降低,因为 BOLD 效应需要较高的时间分辨率。较大像素往往对应较低的空间分辨率。空间分辨率可能也受血管系统及血流动力学反应的影响,因为大脑灌注增加的区域空间分辨率常常大于大脑神经元活动的区域[6]。

病例 2

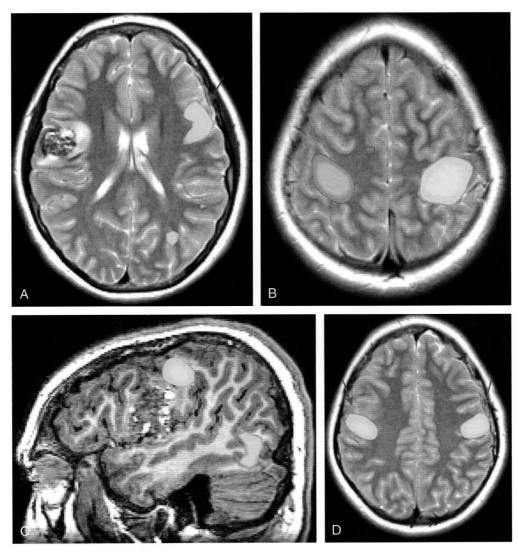

图 17-2　(A)叠加在轴位 T2W 图像上的语言映射 fMRI。位于左侧额叶下方(蓝箭)的活动区代表 Broca 区语言表达区。右侧额叶下部脑回中央区见一海绵状血管瘤,该部位对侧便是语言表达区。(B)叠加在轴位 T2W 图像上的手运动映射 fMRI。脑活动区(红箭)与手运动和感觉皮层相关。(C,D)叠加在矢状位 T1W 图像上(C)和轴位 T2W 图像上(D)的嘴运动映射 fMRI。口运动区(紫箭)位于手运动区的外侧及下方。右侧额叶的口运动区在海绵状血管瘤边缘 1cm 范围内。

诊断:语言中枢左侧优势;口运动皮层紧邻海绵状血管瘤。

临床讨论

　　由于反复的、进展性的癫痫,fMRI 检查后立刻对海绵状血管瘤进行了手术切除。术中皮层刺激证实脸部运动皮层确实位于海绵状血管瘤的后方。术中细心注意不伤及脸皮层区的情况下,对海绵状血管瘤进行了完整切除。随访 2 年,患者未出现癫痫症状,未发生

运动缺陷。

机制探讨

　　fMRI 检查时可以通过让患者完成不同的任务刺激不同部分的脑皮层。语言映射可以通过多种模式完成[3]。如之前提到的,一种常用的方法是要求患者阅读一个不完整的句子,然后自己将句子补充完整。阅读和理解句子可以刺激语言接收区域,而患者自己完成这个句子可以刺激语言表达区域。要求患者交替握紧两

只手是手运动任务的一个模式。我们注意到握紧手可以同时刺激感觉和运动皮层(如图 17-2 所示),因为手可以感觉到握紧这个行为。在这个例子中,为了诱发口运动功能,要求患者重复嘬嘴。对于不能配合的患者(瘫痪或昏迷患者),常用羽毛摩擦患者的手来确定感觉皮层。一般而言,沿着中央沟感觉皮层与运动区域同源一致。根据不同程度的临床应用,已存在语言功能区的其他区域的功能模型,包括记忆皮层、视觉皮层[8]。

病例 3

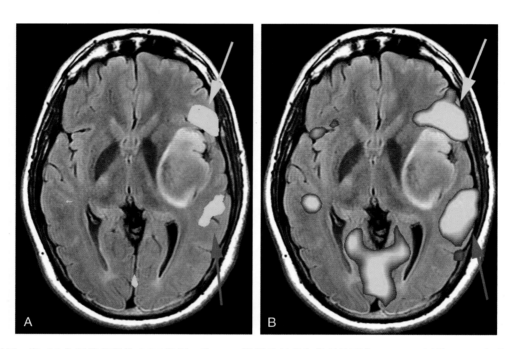

图 17-3 (A)采用 t 值>6.0 为阈值获得的 fMRI 数据。将 fMRI 数据进行彩色编码并覆盖于 FLAIR 图像上。左侧壳核中央区见一肿块。优势语言表达区(黄箭)和语言接收区(红箭)已标注。(B)采用一个较低的阈值(t 值>3.0)重新计算的 fMRI 数据,覆盖于同一解剖层面的 FLAIR 图像上。虽然计算的阈值变化了,图 3A 和图 3B 的数据都是有统计学意义的(P<0.005)。应用较低的阈值时,优势语言表达区(黄箭)和语言接收区(红箭)范围较大,更靠近肿块。

诊断:语言中枢左侧优势;分化良好的星形细胞瘤(Ⅱ级)靠近优势侧语言运动和接收区域[8]。

临床讨论

对患者行唤醒开颅术切除肿瘤。当切除肿瘤后缘时,患者讲话缓慢。特别是患者出现理解问题困难。此时停止切除。临床随访患者未出现语言障碍。

讨论

在 fMRI 成像中,fMRI 数据统计分析是关键的部分。通过计算 t 值,统计相对于静息状态下每个像素语言活动状态下 BOLD 信号的差异,从而生成脑功能活动图。脑功能活动图只显示超过统计意义水平(阈值)的像素。在图 17-3A 和 B 中,t 值阈值分别为 6.0 和 3.0。这两个水平的阈值都有统计学意义,但是,阈值设置较高时只能显示意义较大的像素,却可能丢失一部分靠近病变的、有脑功能活动的像素。阈值设置太低时,于脑功能活动图会包含一些几乎无脑功能活动的像素,此时 BOLD 信号可能不能直接与语言功能区相匹配。没有一种推理方法可以确定最佳阈值,因为激活信号的统计依赖于任务的持续时间、患者的注意力水平、BOLD 信号的振幅,以及生理性噪声水平等,而所有这些都是高度可变的。实际工作中,阈值的调整通常由一名有经验的用户依据相对整体的 fMRI 信号强度以及对任务属性和相关的脑功能解剖的认识来实现。

病例 4

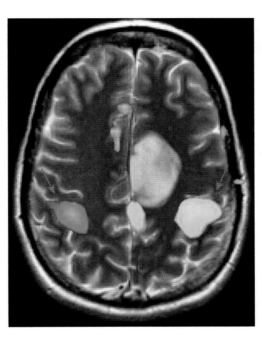

图 17-4　在手运动映射过程中获得 fMRI 数据并覆盖于轴位 T2W 图像上。沿左侧额叶内侧见一肿块(活检证实为间变性星形细胞瘤)。手的运动和感觉皮层由红箭标示。另外,在肿块的上内缘(蓝箭)可见斑点状的脑皮层活动区,这可能是左侧一处辅助的运动区域。

诊断:间变性星形细胞瘤与左侧大脑半球的运动皮层间隔较近,这个肿块紧邻左侧一处辅助的运动区域。

临床讨论

对患者行唤醒开颅术。术中皮层映射证实为沿暴露的大脑的后下方的皮质带。然后切除肿瘤直到呼唤患者姓名,其应答变慢。就这一点,外科医生知道已经邻近或立刻邻近辅助的运动区域。然后终止手术切除。

讨论

这个病例说明了皮层功能的复杂性。第 1 运动皮质带在运动功能中起到关键性作用。但是,大脑的其他区域在运动功能中也会被用到,这些其他区域可能造成、也可能不会造成运动功能的缺失。在这个病例中,从中央前回分离出的一部分脑皮质在 fMRI 中被激活。

因为这一区域在运动任务中被激活,这就暗示这一区域对运动功能的完成起到作用。在这个病例中,这一另外激活的区域代表了辅助运动区域。辅助运动区域用于完成诸如运动功能的计划和准备之类的更高级别的运动功能。

fMRI 在证实辅助运动区域中具有特别的价值[9],因为术中皮层激发往往不能成功地从辅助运动区域诱发反应[10]。所以,如果只是应用术中皮层刺激,辅助运动区域可能会被误切,至少造成暂时性的瘫痪。

在这个特别的病例中,术中皮层映射不能反映辅助运动区域的位置。但是,当辅助运动区域靠近手术切开区时出现症状这一现象,可以证实 fMRI 图像上出现的这一区域确实存在。

诊断:颅内少突胶质细胞瘤紧邻左额眼区,极为贴近左侧大脑半球手运动皮层和辅助运动区。

病例 5

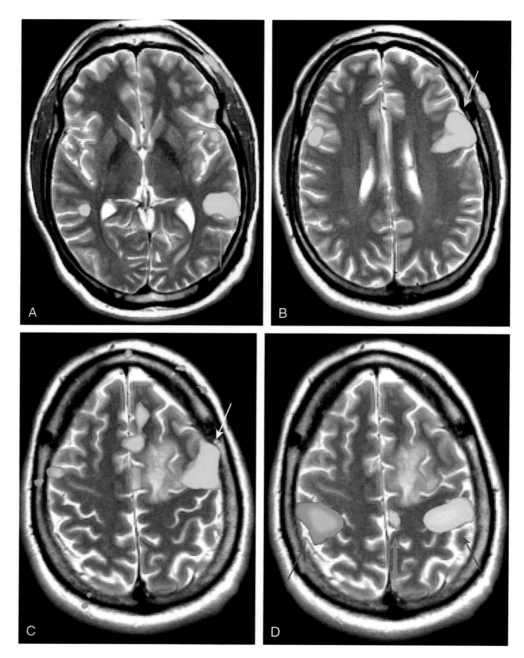

图 17-5　(A~C)在语言映射研究中获得 fMRI 数据并覆盖于轴位 T2W 图像上。左侧额叶内侧顶部见长 T2 信号肿块(活检证实为少突神经胶质细胞瘤)。左颞上回后面、额下回分别可见语言接收区域(绿箭,A)和语言表达区域(黄箭,B)。另外,所示的左侧额叶活动区较对侧优势(白箭,C),这与左额眼区一致。这一活动区紧邻左侧额叶肿瘤。(D)将手运动映射 fMRI 数据并叠加于轴位 T2W 图像上。左侧大脑半球的手运动和感觉皮层(蓝箭)位于肿块后外侧 1cm 范围内。另外,在左侧额叶肿块内后方可见运动辅助区域(红箭)。

临床讨论

对患者行唤醒开颅术。皮层刺激显示了第 1 运动区的位置。皮层刺激显示手术区未见语言中心。然后避开运动区对肿瘤进行手术切除。随访显示,患者未产生运动和神经病学的缺陷,癫痫症状得到缓解。

讨论

这个病例也证实了 fMRI 皮层映射的复杂性。fMRI 的解读需要联合皮层功能的预期位置及实际 fMRI 数据。fMRI 解读者需要知道预期的皮层功能图(见线图 17-1)。在病例 5 中,我们可见语言表达区在预期的额下回。这一活动区延续于偏上和偏后方的左侧额叶活动区。但是,这个后上区域并不是预期的语言表达区,而是额眼区的预期位置,当患者读一个句子时这一区域也活动。这一类的区域被认为在语言任务中起到"参与性",但并不是基本的语言功能区。只有当联合 fMRI 数据获得的信息和理想化的皮层功能映射联合,放射科医生才能正确地解读出哪一部分局部氧合血红蛋白水平升高与任务相关。

病例 6

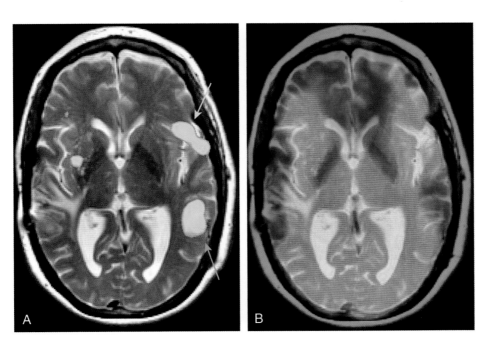

图 17-6 (A)将语言映射 fMRI 数据叠加于轴位 T2W 图像上。右侧颞叶及顶叶可见部分边缘不清的长 T2 信号肿块。左侧大脑半球见优势语言表达区(黄箭)和语言接收区(绿箭)。(B)覆盖于轴位 T2W 图像上的原始 fMRI EPI 图像。在原始数据中,靠近开颅翼点位置的右侧额叶及顶叶皮层可见信号缺失。

诊断:语言中枢左侧优势;右翼点开颅后产生的磁敏感性伪影限制了右颞上回的评估。

临床讨论

这个患者的临床病史高度相关。这个患者是个左撇子。这增加了患者右侧语言优势或双侧共同优势的相关性。另外,患者最初相关表现是语言障碍。在进行 fMRI 检查时,患者已进行了右侧顶叶的多形性胶质母细胞瘤部分切除术,计划再次进行手术。fMRI 检查的目的是在手术之前帮助确定语言功能区的位置。

fMRI 检查后,对患者进行唤醒开颅术,并在术中对患者进行皮层激发。外科医生刺激了右侧颞叶肿瘤邻近的区域,并未找到能引起患者不能读出自己名字的区域。然后对肿瘤进行了切除。患者未产生术后语言缺陷。

机制探讨

这个病例说明磁敏感伪影如何对 fMRI 检查产生不确定性。fMRI 序列对去氧血红蛋白和氧合血红蛋白的 T2*效应特别敏感。梯度重聚 EPI 序列即为磁敏感性-敏感序列。这有助于区别氧合血红蛋白与去氧血红蛋白,但是另一方面增加了对人为磁化率效应的敏感性。这一敏感性在邻近含气额窦的额叶和邻近乳突气房、岩骨嵴的颞叶普遍存在。颅内出血的患者或者术后金属植入的患者也会产生显著的磁化率效应。

　　在这个病例中，来自右翼点开颅术的金属和血液制品产生的磁化率诱发右侧颞叶的信号丢失。原始EPI图像更是有力的证据。这种信号缺失掩盖了所有相关的活动。因此，即使未发现活动区域，读片的放射科医生也不能排除语言接收区域位于右侧颞叶的可能性。当解读fMRI图像时，读片的放射科医生应该注意到任何可能影响fMRI数据的磁化率效应，或者指导技术员应用合适的磁场补偿策略(例如z轴匀场)来恢复原始EPI图像中丢失的这些信号[12]。

病例 7

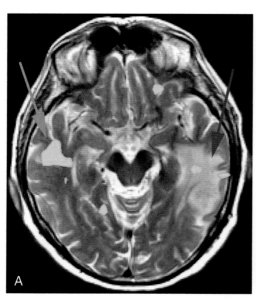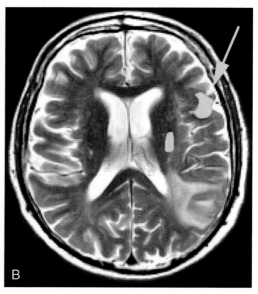

图 17-7　彩色编码语言映射fMRI数据叠加于轴位T2W图像上。左侧颞叶中央区见长T2信号肿块(活检证实为多形性胶质母细胞瘤)。左侧额下回下方的脑活动区(黄箭，**B**)与语言表达区域一致。右侧颞上回的脑活动区(绿箭，**A**)与右侧语言接收区域高度一致。左侧颞叶上方(蓝箭，**A**)斑点状脑活动区位于异常的T2信号病灶内及边缘。

诊断:fMRI显示语言表达区左侧优势，语言接收区域右侧优势。

临床讨论

　　患者存在唤词困难。术前要求患者进行fMRI检查。对患者实行唤醒开颅术，并在术中对患者进行皮层激发，证实语言区域位于左侧颞中回上方。然后对颞中回小心手术，完成对多形性胶质母细胞瘤的切除(避开了语言区域)。

机制探讨

　　手术时的术中皮层映射证实语言接收区域位于左侧颞中回上方。回顾分析图像，这一区域fMRI图像可见微弱的活动(图17-7A，蓝箭)。但是，这种水平的活动并不能预先报告出，而且目前仍不清楚fMRI图像上这些小点状活动区域是否与术中皮层映射定义的语言接收区域直接相关。

　　为了理解这些可能为阴性结果的原始数据，首先需要回忆之前对血流动力学反应的讨论。功能活动皮层组织通常会通过自身调节小动脉扩张得到额外的血流供应。增多的血流使去氧血红蛋白水平下降，使得fMRI信号增高。肿瘤能够破坏正常的血流自身调节。结果，位于肿瘤旁的脑功能活动区可能不能通过自我调节增加血流供应，因此在fMRI图像上不能表现为高信号。富血供肿瘤更易引起自我调节不良。这类肿瘤很具有侵袭性，可以汇聚血流，即使在静息状态下，也可以引起邻近小血管最大程度扩张。当邻近肿瘤的皮层确实活动时，由于小血管扩张已达到最大程度，该区域不能再做出相应的血流动力学反应。肿瘤级别越高[13]，fMRI假阴性结果越常见，大概因为这类肿瘤与血管自身调节不良有关[14]。肿瘤会降低 fMRI 敏感性的另一个原因，或者说一个附加的原因是肿瘤的肿块效应。这种肿块效应可能破坏或转移了静脉回流，从而影响血流动力学反应[14]。

研究发现，脑血管疾病、血管畸形也是引起 fMRI 假阴性的原因。这些血管疾病也能破坏脑的自身调节能力，限制血流动力学反应，降低或消除神经元活动过程中的 BOLD 效应[8]。对于这类患有脑血管疾病的年龄较大患者或者动静脉畸形患者原始数据研究呈假阴性，一个评估策略是应用 MRI 灌注成像。如果存在脑灌注降低的一个区域，那么这一区域皮层活动的 fMRI 敏感性将会降低，图像解读时应该指出这个局限性[8]。

病例 8

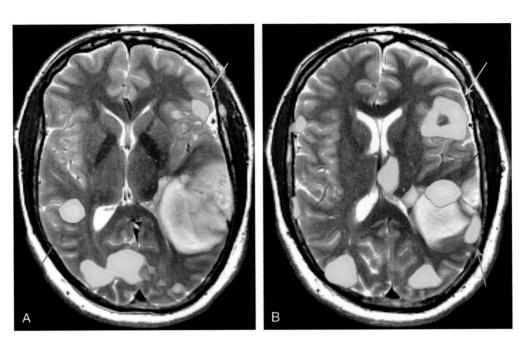

图 17-8 彩色编码语言映射 fMRI 数据叠加于轴位 FSE T2W 图像上。左侧颞叶中央部见巨大长 T2 信号肿块（活检证实为间变性星形细胞瘤）。左侧额下回下方的脑活动区（黄箭）与优势语言表达区相一致。左后上颞回（绿箭和蓝箭，B）的脑活动区围绕肿瘤的前、上、侧边缘分布。这与被肿块扭曲的优势语言接收区域相一致。右侧颞上回的脑活动区（红箭）与附属语言接收区域活动中心相一致。

诊断：语言接收区域围绕肿瘤的前、上、侧边缘分布。

临床讨论

对患者实行唤醒开颅术，并在术中对患者进行皮层刺激。术中皮层刺激显示在肿块的上方、后方见语言区域（很可能是图 17-8B 中绿箭所示区域）。随后进行的手术切除中小心避开该区域。平脑室水平切除肿瘤。当外科医生手术靠近肿瘤的前面时（侧脑室旁），患者确实出现了语言错误（很可能是图 17-8B 中蓝箭所示区域）。在这一区域停止切除。

机制探讨

肿瘤可以破坏自身调节，引起假阴性表现，但是并不是所有病例都有此表现。在高级别肿瘤中这一现象更常见，如多形性胶质母细胞瘤[13]。这一病例中，即使肿瘤密切累及优势语言接收区域，该区域皮层仍维持其血流动力学反应，在 fMRI 仍表现为高信号。

病例 9

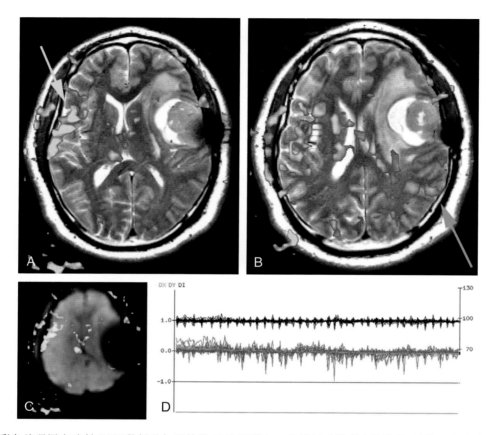

图 17-9 (A,B)彩色编码语言映射 fMRI 数据叠加于轴位 T2W 图像上。左侧额叶见囊实性肿块(活检证实为多形性黄色星形细胞瘤)。脑活动区标示于脑外,视野内见明显的运动伪影。这些伪影使得不能切的标示语言表达区和语言接收区。右侧额下回的脑活动区(黄箭,A)可能代表了语言表达区。左侧颞上回的脑活动区(绿箭,B)可能代表了语言接收区。(C)彩色编码语言映射 fMRI 数据叠加于轴位 EPI 图像上。因之前开颅术产生磁敏感性伪影使得左侧额叶和颞叶出现大片信号缺失。磁敏感性伪影可能遮盖左侧额叶和颞叶的脑活动区。(D)图表显示运动矫正后颅脑在三个平面上的运动。y 轴代表颅脑运动的距离(以 cm 为单位)。绿色和红色线代表颅脑在 x 平面和 y 平面的运动。黑线代表这段时间的信号强度。患者打嗝造成有节律的运动。

诊断:运动伪影和磁敏感性伪影严重限制了这一研究。可能语言表达区为右侧优势,语言接收区为左侧优势。

临床讨论

对患者实行唤醒开颅术,并在术中对患者进行皮层激发。电子刺激显示患者的语言表达区域正好位于肿瘤的前面。肿瘤切除过程中小心避免伤及语言区域。患者术后未产生语言问题。

机制探讨

这一病例说明 fMRI 有很多局限性。运动常常是这一研究中很值得注意的一个局限性。运动矫正算法用来尝试减少这一效应,但是这些算法也有其自身的局限性。这一病例中,即使在运动修正后,在脑外仍可见不能配准的活动区域。

另外,这也是说明磁敏感性伪影造成 fMRI 研究局限性的另一个病例,左侧额叶磁敏感性伪影使左侧额叶信号消失产生假阴性的一个病例。术中皮层映射显示优势语言表达区域恰好位于左侧额叶肿块的前方。

本章要点

1. fMRI 是用于探测脑皮层功能活动的 MRI 技术。

2. fMRI 的替代选择：

（1）Wada 测试：经一侧颈内动脉注入巴比妥类药物，引起相应颈内动脉供应的大脑半球的麻痹。功能的丧失说明这一动脉供应相应皮层。

（2）术中皮层激发：于唤醒开颅术中，神经外科医生直接电刺激大脑皮层。功能丧失说明这一功能需要相应神经元刺激。术中皮层映射是金标准。

3. fMRI 原理

（1）血流动力学反应：神经元活动导致局部小动脉扩张和局部去氧血红蛋白含量降低。

（2）BOLD 效应：去氧血红蛋白具有顺磁性，在 T2* 序列呈低信号。所以，去氧血红蛋白含量降低（血流动力学反应所致）导致 T2*W 信号增加。

（3）统计分析：彩色图像是 fMRI 数据的统计表现。信号越亮说明功能活动越多。因为其空间分辨率低，为了提高解剖定位，需要将彩色图像叠加于解剖清晰的序列。

4. 常用的刺激皮层的临床技术

（1）运动：紧握手，噘嘴。

（2）语言映射：要求患者读或听以评估语言接收功能；要求患者说或想词语以评估语言表达功能。

5. fMRI 局限性

（1）运动。

（2）磁敏感性伪影：T2*W 对 BOLD 效应敏感，但其也容易受磁敏感伪影影响。

（3）靠近肿瘤：邻近肿瘤（特别是高级别肿瘤）能破坏血管的自我调节能力，使血流动力学反应消失，导致假阴性结果。

（4）脑血管病：脑血管疾病能破坏血管自身调节，引起 fMRI 假阴性结果。

（李春梅　郁万江　译）

参考文献

1. Medina LS, Bernal B, Dunoyer C, et al: Seizure disorders: functional MR imaging for diagnostic evaluation and surgical treatment—prospective study. *Radiology* 236:247-253, 2005.
2. Petrella JR, Shah LM, Harris KM, et al: Preoperative functional MR imaging localization of language and motor areas: effect on therapeutic decision making in patients with potentially resectable brain tumors. *Radiology* 240:793-802, 2006.
3. Smits M, Visch-Brink E, Schraa-Tam CK, et al: Functional MR imaging of language processing: an overview of easy-to-implement paradigms for patient care and clinical research. *RadioGraphics* 26(Suppl 1):S145-S158, 2006.
4. Klöppel S, Büchel C: Alternatives to the Wada test: a critical view of functional magnetic resonance imaging in preoperative use. *Curr Opin Neurol* 18:418-423, 2005.
5. Ogawa S, Lee TM, Kay AR, Tank DW: Brain magnetic resonance imaging with contrast dependent on blood oxygenation. *Proc Natl Acad Sci USA* 87:9868-9872, 1990.
6. Huettel SA, Song AW, McCarthy G: *Functional Magnetic Resonance Imaging*, 2nd ed. Sunderland, MA: Sinauer Associates, Inc., 2009.
7. Malonek D, Grinvald A: Interactions between electrical activity and cortical microcirculation revealed by imaging spectroscopy: implications for functional brain mapping. *Science* 272:551-554, 1996.
8. Atlas SW: *Magnetic Resonance Imaging of the Brain and Spine*, 4th ed. Philadelphia: Lippincott Williams & Wilkins, 2009.
9. Wilkinson ID, Romanowski CAJ, Jellinek DA, et al: Motor functional MRI for pre-operative and intraoperative neurosurgical guidance. *Br J Radiol* 76:98-103, 2003.
10. Fandino J, Kollias SS, Wieser HG, et al: Intraoperative validation of functional magnetic resonance imaging and cortical reorganization patterns in patients with brain tumors involving the primary motor cortex. *J Neurosurg* 91:238-250, 1999.
11. Ojemann JG, Akbudak E, Snyder AZ, et al: Anatomic localization and quantitative analysis of gradient refocused echo-planar fMRI susceptibility artifacts. *Neuroimage* 6:156-167, 1997.
12. Song AW: Single-shot EPI with signal recovery from the susceptibility-induced losses. *Magn Reson Med* 46:407-411, 2001.
13. Bizzi A, Blasi V, Falini A, et al: Presurgical functional MR imaging of language and motor functions: validation with intraoperative electrocortical mapping. *Radiology* 248:579-589, 2008.
14. Holodny AI, Schulder M, Liu W-C, et al: The effect of brain tumors on BOLD functional MR imaging activation in the adjacent motor cortex: implications for image-guided neurosurgery. *AJNR Am J Neuroradiol* 21:1415-1422, 2000.

索 引